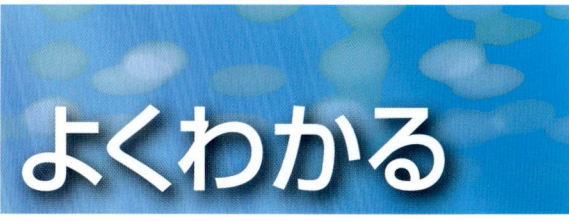

よくわかる
リウマチ治療薬の選び方・使い方

症例でわかる
抗リウマチ薬・生物学的製剤の使い分け

編集●松原 司
松原メイフラワー病院院長

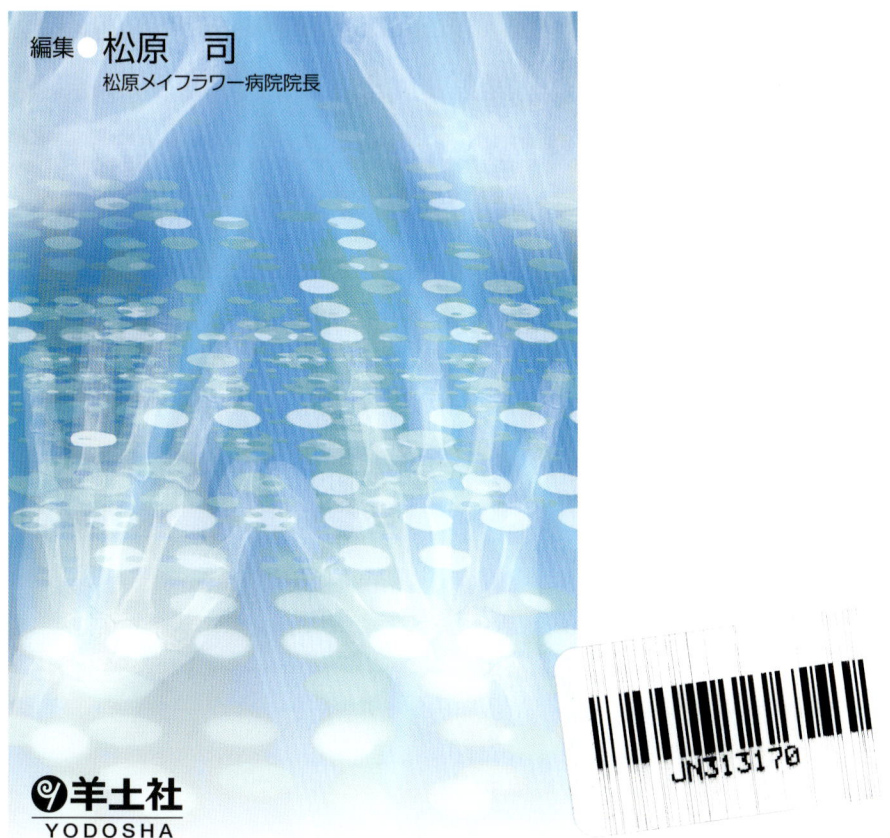

羊土社
YODOSHA

謹告

　本書に記載されている診断法・治療法に関しては，発行時点における最新の情報に基づき，正確を期するよう，著者ならびに出版社はそれぞれ最善の努力を払っております．しかし，医学，医療の進歩により，記載された内容が正確かつ完全ではなくなる場合もございます．

　したがって，実際の診断法・治療法で，熟知していない，あるいは汎用されていない新薬をはじめとする医薬品の使用，検査の実施および判読にあたっては，まず医薬品添付文書や機器および試薬の説明書で確認され，また診療技術に関しては十分考慮されたうえで，常に細心の注意を払われるようお願いいたします．

　本書記載の診断法・治療法・医薬品・検査法・疾患への適応などが，その後の医学研究ならびに医療の進歩により本書発行後に変更された場合，その診断法・治療法・医薬品・検査法・疾患への適応などによる不測の事故に対して，著者ならびに出版社はその責を負いかねますのでご了承ください．

序

　関節リウマチ（RA）において早期診断と早期治療が重要であることは言うまでもない．RA治療には疾患修飾性抗リウマチ薬（DMARD）が中心となるが，近年本邦においても複数の生物学的製剤が認可され，RA治療の戦略と治療ゴールの設定に大きな変化が生じてきている．RAの治療指針については2002年に米国リウマチ学会（ACR）から刊行され，それを改変したものが本邦においても治療ガイドラインとして用いられてきた．2008年，DMARDや生物学的製剤を含めた種々の薬剤の安全性や効果についてのエビデンスをもとに治療指針を整理し，リコメンデーションとして新たに刊行された．このリコメンデーションにはDMARDのみの使い分けで行う場合とDMARDと生物製剤との併用で使い分ける場合とに分類されている．米国と日本とでは使用できるDMARDや生物学的製剤に若干の差があるが，本年に入ってRA治療におけるアンカードラッグであるメトトレキサート（MTX）の用量が週16ｍｇまで使用可能となったことは日本におけるRA治療戦略に大きく寄与するものと考えられる．

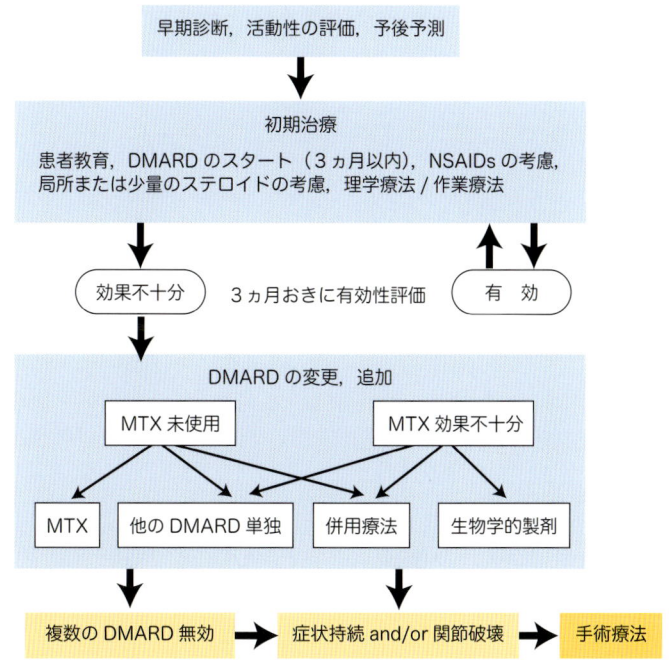

関節リウマチ治療のガイドライン（ACR, 2002年）

(Arthritis Rheum, 39：713, 2002)

treat to target（T to T）の概念

　また2010年にはtreat to target（T to T）の概念が提唱された．これはRA患者のQOLを長期にわたって改善させることを目的とし，治療ゴールを寛解あるいは低疾患活動性におき，そのために1〜3ヵ月ごとに治療効果を判定・適正化していくことが重要と述べている．

　本書はRA治療にこれから携わる医師を対象とし，治療薬の選び方や使い方をわかりやすく理解いただくために，できるだけ実地症例も多く加えながら解説した．各項目の執筆者はリウマチ学に造詣が深いばかりではなく，臨床経験も豊富な諸先生方である．よって，本書には実地臨床におけるRA治療薬の選択や使い方，コツやポイントが豊富に盛り込まれている．

　ぜひ，本書をRA治療の傍らに置いて，RA治療薬の上手な使い方をマスターしていただければ幸甚である．

2011年2月

松原　司

Contents

よくわかる
リウマチ治療薬の選び方・使い方

症例でわかる
抗リウマチ薬・生物学的製剤の使い分け

序 .... 松原　司

カラーアトラス

第1章　ステロイド　　　　　　　　　　　　　　　　　　　　　　鈴木　登

1．ステロイドの特徴と分類 12
2．ステロイドの作用機序 15
3．ステロイド投与の実際 18
4．副作用と投与時の留意事項 22
Case 症例でわかるステロイドの使い方 25

第2章　NSAIDs（非ステロイド性抗炎症鎮痛薬）　　　佐野　統，東　直人

1．NSAIDsの特徴と分類 34
2．NSAIDsの作用機序 37
3．NSAIDsの選び方・使い方 43
4．副作用と投与時の留意事項 46
Case 症例でわかるNSAIDsの使い方 52

第3章　DMARDs（疾患修飾性抗リウマチ薬）　　　岡田正人

1. DMARDsの特徴と分類 …… 62
2. DMARDsの作用機序 …… 66
3. DMARDsの選び方・使い方 …… 68
4. 副作用と投与時の留意事項 …… 75

Case 症例でわかるDMARDsの使い方 …… 83

第4章　生物学的製剤

§1　インフリキシマブ　　　萩原敬史

1. インフリキシマブの分類 …… 92
2. インフリキシマブの特徴 …… 95
3. インフリキシマブの作用機序 …… 100
4. インフリキシマブはこんな時に使う …… 101
5. インフリキシマブの実際の使い方 …… 107
6. 副作用と投与時の留意事項 …… 109

Case 症例でわかるインフリキシマブの使い方 …… 113

§2　エタネルセプト　　　佐野　統，西岡亜紀，関口昌弘，北野将康

1. エタネルセプトの特徴 …… 118
2. エタネルセプトの作用機序 …… 123
3. エタネルセプトを有用に使うために …… 124
4. エタネルセプトの使い方 …… 128
5. 副作用と投与時の留意事項 …… 130

Case 症例でわかるエタネルセプトの使い方 …… 132

Contents

§3　アダリムマブ　　金子敦史

1. アダリムマブの特徴と作用機序 …… 138
2. 処方・投与法と注意点 …… 140
3. 自己注射普及への試み …… 141
4. アダリムマブのベストユース …… 144
5. アダリムマブの問題点と対処法 …… 147

Case 症例でわかるアダリムマブの使い方 …… 152

§4　トシリズマブ　　舟橋恵子，松原　司

1. トシリズマブの特徴 …… 161
2. トシリズマブの作用機序 …… 164
3. トシリズマブの使い方 …… 167
4. 副作用と投与時の留意事項 …… 171

Case 症例でわかるトシリズマブの使い方 …… 173

§5　アバタセプト　　江本夏伯，松原　司

1. アバタセプトの特徴・分類および作用機序 …… 179
2. アバタセプトの実際の使い方 …… 181
3. 副作用と投与時の留意事項 …… 183

Case 症例でわかるアバタセプトの使い方 …… 185

§6　周術期における生物学的製剤　　奥田康介

1. 生物学的製剤と整形外科的手術の関係 …… 190
2. 生物学的製剤投与時の周術期管理の方法 …… 191
3. 周術期における生物学的製剤使用の問題点 …… 192

Case 症例でわかる周術期における生物学的製剤の使い方 …… 195

資　料　[SteinblockerのClass分類／SteinblockerのStage分類／mHAQ／DAS28／RA寛解基準／mTSS／日本で市販されているRAに対する生物学的製剤] …… 200

索　引 …… 203

Color Atlas

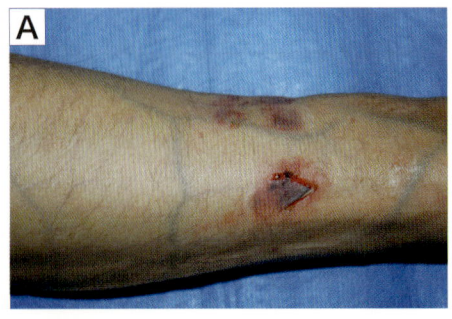
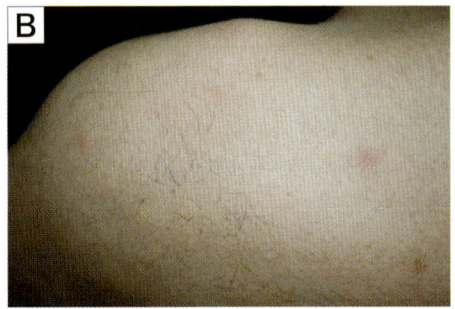
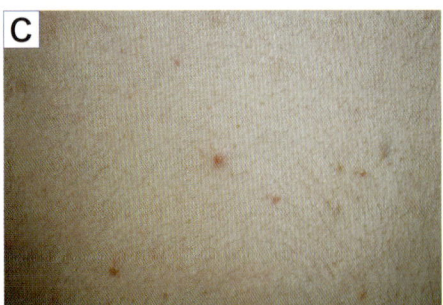

atlas1 ステロイド(プレドニゾロン換算で5mg)を長期内服している59歳の男性患者(p23参照)

A) 前腕の写真.ステロイドによる皮膚の菲薄化のために少しの外力で弁状創となり,創を保護するために絆創膏を貼ったところが内出血となっている
B) ステロイドによる背部の多毛
C) ステロイドによる毛囊炎

(島根大学医学部皮膚科学 金子栄博士より提供)

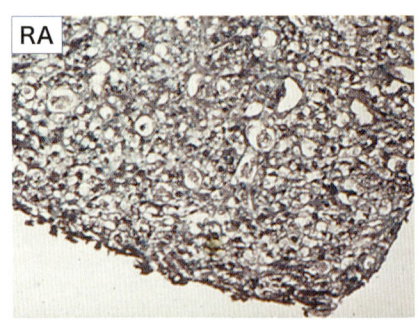
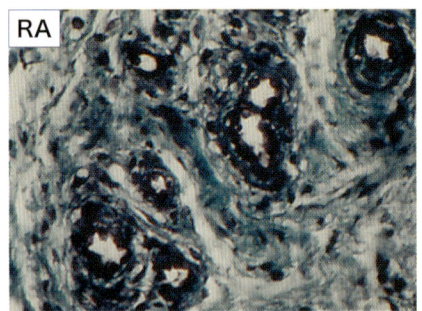
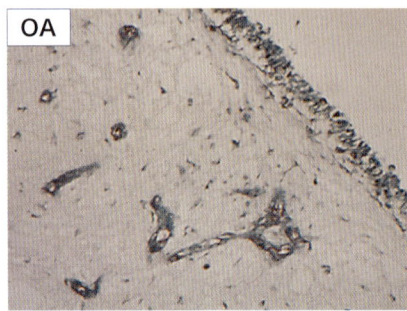
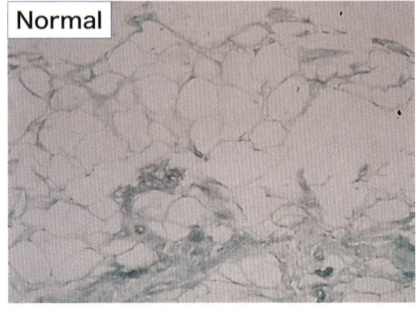

atlas2 関節リウマチ(RA),変形性関節症(OA),正常滑膜(normal)におけるCOXの発現(p42参照)

(RA, OAはSano H, et al.: J Clin Invest, 89:p99, Fig2, 1992より転載)

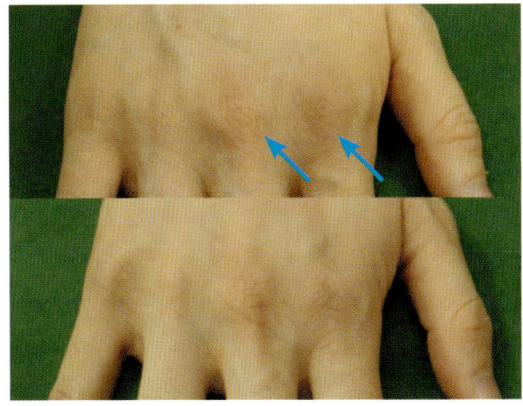

atlas3 アザルフィジン®EN治療後の所見（p83参照）

治療前の右手のMCP腫脹が治療2週間後には消失している

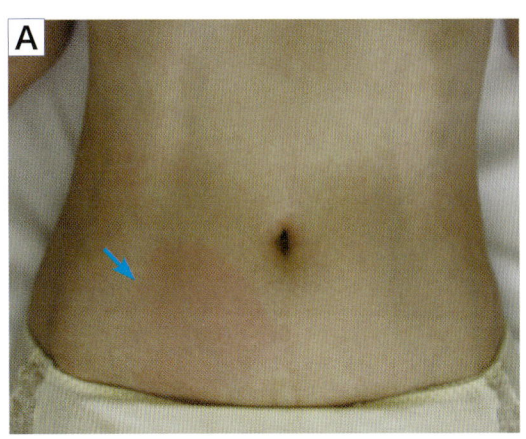
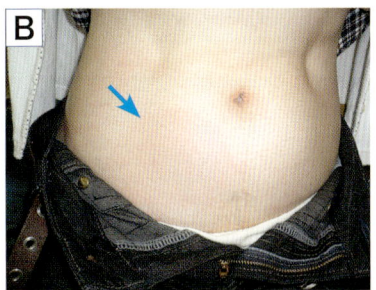
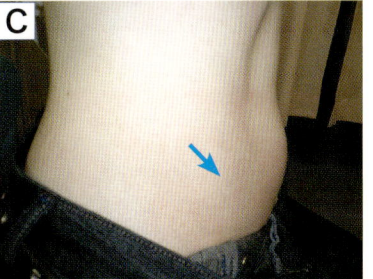

atlas4 アダリムマブ初回投与後にみられた広範囲の薬疹（p159参照）

アダリムマブ初回投与後10日目に注射部位を中心に右腹部から腰部にかけて浮腫性紅斑が出現

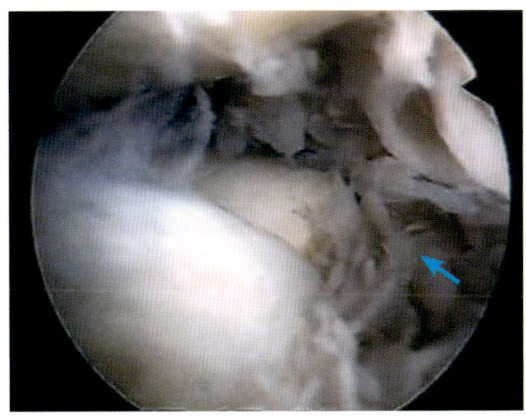

atlas5 右膝，関節鏡視下所見（p198参照）

絨毛状滑膜の著明な増生を認める

執筆者一覧

編 集

| 松原　司 | Tsukasa MATSUBARA | 松原メイフラワー病院 院長 |

執筆者（掲載順）

松原　司	Tsukasa MATSUBARAI	松原メイフラワー病院
鈴木　登	Noboru SUZUKI	聖マリアンナ医科大学難病治療研究センター
佐野　統	Hajime SANO	兵庫医科大学内科学講座リウマチ・膠原病科
東　直人	Naoto AZUMA	兵庫医科大学内科学講座リウマチ・膠原病科
岡田正人	Masato OKADA	聖路加国際病院アレルギー膠原病科（成人・小児）
萩原敬史	Takafumi HAGIWARA	松原メイフラワー病院内科
西岡亜紀	Aki NISHIOKA	兵庫医科大学内科学講座リウマチ・膠原病科
関口昌弘	Masahiro SEKIGUCHI	兵庫医科大学内科学講座リウマチ・膠原病科
北野将康	Masayasu KITANO	兵庫医科大学内科学講座リウマチ・膠原病科
金子敦史	Atsushi KANEKO	国立病院機構名古屋医療センター整形外科・リウマチ科
舟橋恵子	Keiko FUNAHASHI	松原メイフラワー病院臨床研究部
江本夏伯	Kahaku EMOTO	ブリストルマイヤーズ株式会社
奥田康介	Kosuke OKUDA	松原メイフラワー病院整形外科

第1章
ステロイド

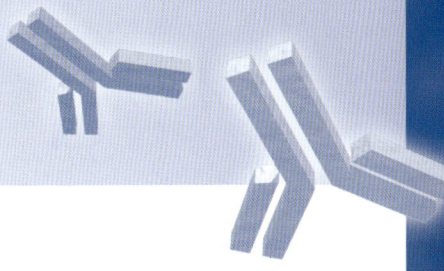

鈴木　登

第1章 ステロイド

1. ステロイドの特徴と分類

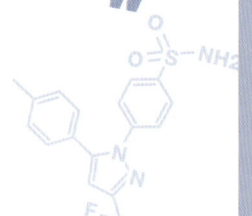

使用頻度の高い薬剤

分類	一般名	商品名	剤形	販売元
中時間作用	プレドニゾロン	プレドニゾロン	錠1・5 mg	各社
		プレドニン	錠5 mg	塩野義
長時間作用	ベタメサゾン	リンデロン	錠0.5 mg	塩野義
	デキサメタゾン	デカドロン	錠0.5 mg	万有
注射薬（パルス療法）	コハク酸メチルプレドニゾロン	ソル・メドロール	静注用40・125 mg等	ファイザー
注射薬	パルミチン酸デキサメタゾン	リメタゾン	静注2.5 mg	田辺三菱

RA治療におけるステロイド

　ステロイドは優れた抗炎症作用を示すが，同時に多岐にわたる生理作用や薬理作用をもつため，それらが副作用をもたらす．関節リウマチ患者では高齢者も多く存在し，それに伴い高血圧，糖尿病，脂質代謝異常，骨粗鬆症などの様々な病態が併存していることが多い．そのため，ステロイドの使用は慎重に行い，可能な限り減量・中止を心がける必要がある．

　悪性関節リウマチ等の絶対的な適応はよいとしても，相対的な適応の場合にはステロイド使用には明確な使用の根拠があることが望ましいが，経験的に使用される場合も多い．

　肺や肝臓・腎臓に高度な機能障害があり，抗リウマチ薬（以下DMARDs）やNSAIDsが十分に使えない場合にはステロイドは数少ない使える薬剤のひとつである．これら以外にも，DMARDsなどリウマチの治療薬で起きた間質性肺炎やネフローゼ症候群など重篤な副作用がみられた時もステロイドを多量に使うが，これは関節リウマチ自体への使用というよりもむしろ，合併した臓器障害の治療にステロイドを使っていることになる．

　生物学的製剤やDMARDsが使えないあるいは効かない患者にとっては，いまでもステロイド剤の使用は不可欠と思われる．こういった場合は，用量を調節しながら，副作用の少ない最低用量で使用する．

　一般的な（通常の）関節リウマチ患者に対するステロイドの使用には昔から様々な意見がある．現在の理解としては，**少量のステロイドを早期のリウマチ患者に2年程度DMARDsと併用することで関節破壊の抑制が期待できる．**少なくとも1～2年間のプレドニゾロン相当量換算で5～7.5 mg/日のステロイド療法がRAの関節破壊を阻害することは認められると思われる．また，ステロイドが無効またはむしろ悪かったとする報告が存在するが，これらは5年以上の長期ステロイド療法の成績であった．すなわち，リウマチの強い炎症症状を有する早期例には，ステロイドを補助的に使うことは利点もあるが，**必ず抗リウマチ薬を基礎治療として使うべきである．**また，たとえステロイドが有用であったとしても，極力2

年以内に中止を目指すのがよい．

　様々な状況のリウマチ患者に臨床医がステロイドを用いる場合にはその多面的な作用機序を考慮し，「関節リウマチという病気」のみに対してではなく，「関節リウマチを病む患者」に対する得失を総合的に考慮して慎重に使用する必要がある．

ステロイドの特徴と分類（表1）

- ステロイドはその原型としてコルチゾール（ヒドロコルチゾン）が存在する．これとの対比で，他のステロイドを分類できる．ヒドロコルチゾンは内因性ステロイドであり，副腎不全の補充療法やショックに用いられるが，リウマチに用いられることはあまりない．
- プレドニゾロン，メチルプレドニゾロンは血中半減期が150分程度で比較的使いやすいため，臨床では多用されている．プレドニゾロンはコルチゾールに比べて鉱質コルチコイド作用が弱いため，腎臓の尿細管でのNa$^+$再吸収の促進作用も弱い．すなわち体液貯留も起こりにくく，高血圧や心不全の悪化を起こす可能性は低い．メチルプレドニゾロンは電解質への影響は少なくステロイドパルス療法などの大量投与が可能である．
- ベタメサゾンとデキサメタゾンは，血中半減期が200分以上と長めであり，糖質コルチコイド作用が強い．プレドニゾロンが効かない場合でもデキサメタゾンやベタメサゾンが有効な場合もある．

表2に作用時間による分類を示す．

表1　代表的なステロイドの血中半減期と剤形

	一般名	商品名	血中半減期 (t1/2)（時間）	1錠（mg）/ 1バイアル (mg)	色	販売元
経口薬	ヒドロコルチゾン	コートリル	1.2	10	白色	ファイザー
	プレドニゾロン	プレドニゾロン	2.5	5および1	白色	各社
		プレドニン		5	うすいだいだい色	塩野義
	メチルプレドニゾロン	メドロール	2.8	2および4	淡紅（2）と白（4）	ファイザー
	デキサメタゾン	デカドロン	3.5	0.5	白色	万有
	ベタメサゾン	リンデロン	3.3	0.5	白色	塩野義
注射剤	コハク酸ヒドロコルチゾンナトリウム	ソル・コーテフ	1.5	100等	白色の結晶性の粉末で，バイアル上下部を混和し溶かした注射液は無色または微黄色澄明	ファイザー
	パルミチン酸デキサメタゾン	リメタゾン	5*	2.5*	白色のわずかに粘性のある乳濁液	田辺三菱
	コハク酸メチルプレドニゾロン	ソル・メドロール	3	40・125・500・1,000	本剤は白色の結晶性の粉末で，添付溶解用液で溶かした注射液は無色または微黄色澄明	ファイザー
外用剤	ファルネシル酸プレドニゾロン	ファルネゾンゲル				大鵬薬品工業

*デキサメタゾンとして

表2 ステロイドの作用時間による分類

	薬品名 （　）内は商品名	糖質コルチコイド 作用力価比[*1]	鉱質コルチコイド 作用力価比[*2]	生物活性 半減期	特徴
短時間 作用	ヒドロコルチゾン（コートリル）	1	1	8〜12 時間	電解質代謝の副作用があり，効果が弱く一般にはあまり使用されない． しかしショックや喘息重責発作時は他のステロイドよりも優れている．
	コルチゾン酢酸エステル （コートン）	0.8	0.8		
中時間 作用	プレドニゾロン（プレドニゾロン，プレドニン）	4	0.8	12〜36 時間	コルチゾールよりも電解質副作用がなく，高血圧，心不全などの誘発が少ない．
	メチルプレドニゾロン（メドロール）	5	0.5	12〜36 時間	
	トリアムシノロン（レダコート） トリアムシノロンアセトニド （ケナコルト-A）	5	0	24〜48 時間	
長時間 作用	デキサメタゾン（デカドロン）	25	0	36〜54 時間	これらはもっとも強力なステロイドで，プレドニゾロンが効かない時でも効果が期待できる．しかし，副腎の萎縮をもたらす作用も強い．
	ベタメタゾン（リンデロン）				

*1　糖代謝に与える効果
*2　NaClなどの電解質に与える効果

第1章 ステロイド

2. ステロイドの作用機序

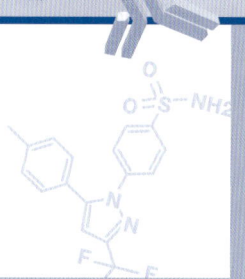

ステロイドの薬理作用

ステロイドの薬理作用を表3に示す．

関節リウマチでのステロイド使用では**抗炎症作用が最も重要**で，プロスタグランジン（PGE_2）や，ロイコトリエン（LT）の生成を抑制し，ライソゾーム膜（リソゾーム膜）を安定化させ，白血球の遊走を抑制し，抗炎症作用を示す．さらにサイトカイン産生抑制作用をもつ．免疫抑制作用は抗炎症作用よりも多量のステロイドを必要とし，通常の関節リウマチ患者で免疫抑制効果を期待してステロイドを用いることはほとんどない．

表3に示した多彩な薬理作用が原因となりステロイドの副作用を引き起こす．

表3 ステロイドの薬理作用

糖代謝	・末梢組織の糖利用低下 ・肝臓での糖新生増加 ・グリコーゲン合成増加 ・耐糖能力低下	循環器	・心筋収縮力増強 ・心拍数増加 ・血管収縮増強
タンパク代謝	・末梢でのタンパク同化低下 ・肝臓酵素誘導 ・血清と尿のアミノ酸増加 ・クレアチニン増加 ・尿酸排泄増加	消化器	・胃液分泌増加
脂質代謝	・血中脂肪酸上昇 ・ケトン体上昇 ・プロスタグランジンE合成酵素低下 ・ホスホリパーゼA_2低下	内分泌系	・インスリン分泌増加 ・ACTH，成長ホルモン，甲状腺刺激ホルモンなど低下
電解質代謝	・血清Na上昇 ・血清K低下 ・アルカローシス傾向	結合組織	・皮膚軟骨のコラーゲン産生低下 ・ムコ多糖類合成低下
血液	・総白血球数増加 ・好酸球，好塩基球，リンパ球減少 ・赤血球，好中球増加 ・血清タンパク上昇	免疫	・サイトカイン，抗体産生，細胞性免疫の抑制 ・リンパ節重量減少
神経	・中枢神経興奮 ・うつ状態悪化 ・味覚と嗅覚低下	炎症反応	・白血球遊走阻止 ・血管透過性低下 ・炎症性サイトカイン抑制 ・肉芽腫形性低下

作用機序（図1）

　ステロイドはステロイド骨格を持ち，親水性の性質と親油性の性質を有する（両親媒性）ため，細胞膜を透過しやすく，血中から末端組織・細胞内に容易に移行する．細胞質に存在する特異的なステロイド受容体（細胞質内ステロイド受容体）であるグルココルチコイド受容体（GRα：glucocorticoid receptor α）は，通常 heat shock protein 90（HSP90）と結合して生体内のグルココルチコイドと結合しやすい構造を保持している．ステロイドは，細胞内に入った後，GRαと結合する．グルココルチコイドの結合によりHSP90が受容体から解離し，GRαは二量体を形成し，核内に移行する．GRα二量体は遺伝子のプロモーター/エンハンサー領域の特定のDNA配列（glucocorticoid responsive element：GRE）と相互作用する転写因子としての性質を示す．そこでは抗炎症性遺伝子のスイッチをオンにするか（転写促進），または炎症性遺伝子のスイッチをオフにする（転写抑制）．グルココルチコイドは，リポコルチン-1およびIL-10等の抗炎症性タンパク質をコードする遺伝子の転写を増加させる．同時に，複数の炎症性タンパク（サイトカイン，酵素，受容体，および接着分子）の産生を阻害する．

　GRαはほとんど全ての組織や細胞に存在するため，ステロイド（グルココルチコイド）の生理作用や薬理作用は多岐にわたる．ステロイド-GR複合体は直接には遺伝子に結合せず，NF-κBやAP-1といった転写因子と直接結合することにより，それらの作用を阻害することで，ステロイドの主作用である抗炎症，抗免疫作用を示すこともできる．

　転写活性化による作用は，遺伝子を介するため，作用発現までに30分から2時間程度の時間を要するので，**ステロイドの作用の発現には，投与後4時間ぐらいを必要とする．**

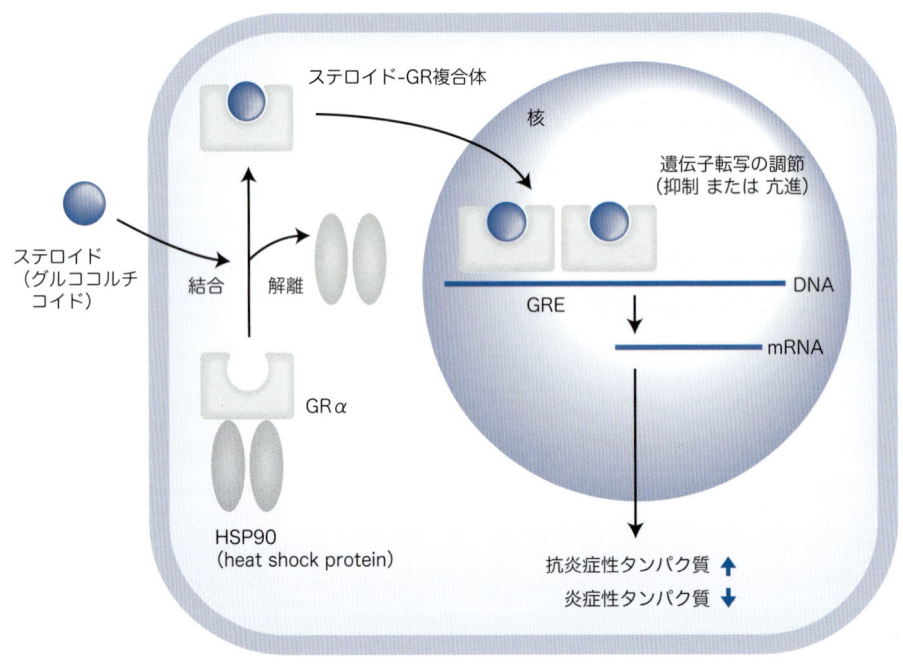

図1 ステロイドの作用機序

抗炎症作用

ステロイドはリポコルチンを誘導して，ホスホリパーゼA_2（PLA_2）を抑制し，アラキドン酸カスケードを抑制する．炎症部位で誘導されてくるCOX-2（シクロオキシゲナーゼ-2）の誘導を抑制することで，プロスタグランジン類による血管拡張，血管透過性亢進から起こる白血球の遊走→炎症反応やブラジキニン増強作用による痛みを抑制する（図2）．

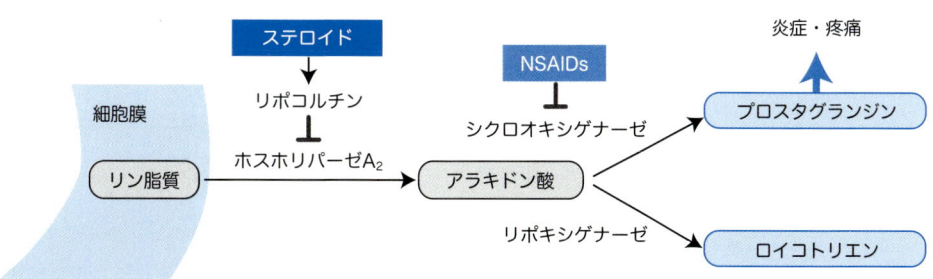

図2 アラキドン酸代謝に関連する酵素と抗炎症薬の阻害部位

骨に対する作用

コルチゾールは，骨芽細胞のアポトーシスを誘導するとともに，骨芽細胞の寿命の短縮，機能の抑制を引き起こし骨形成能が低下させる．実際，骨代謝マーカーであるオステオカルシン，アルカリホスファターゼ，I型プロコラーゲンC末端ペプチドも低下する．さらに，腸管からのカルシウム吸収を抑制し体内のカルシウム量を減少させ，尿中への排泄を促進することで，骨粗鬆症を引き起こす．

免疫抑制作用

ステロイド-GR複合体は，CBP〔cAMP responsive element binding protein(CREB) binding protein〕と結合して，CBPの相対的な減少をもたらし，転写因子AP-1との結合を阻害して炎症性サイトカイン産生を抑制する．同様に転写因子NF-κBに直接結合して転写活性を失わせる，もしくはIκBを合成し，再びNF-κBと結合させることでNF-κBを不活性状態に戻し炎症性サイトカイン産生を抑制する．

これらの作用の結果として，マクロファージの産生するIL-1を抑制，Tリンパ球のIL-2産生を抑制することにより，T細胞やB細胞の機能分化を抑制し免疫抑制効果を示す．

第1章　ステロイド

3. ステロイド投与の実際

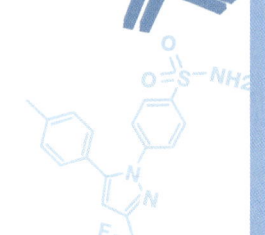

こんな時に使う

- ステロイドの絶対的適応としては悪性関節リウマチ，臓器病変を伴う重症の関節リウマチがある．多くの関節外症状は一般的なDMARDsに不応性であることが多く，生命予後に影響する可能性があり，ステロイドの絶対的適応である．
- リウマチの発症あるいは悪化に伴い発熱や強い全身症状がある場合，あるいは全身の多関節に激しい滑膜炎を有する場合にもステロイドの適応となる．
- 妊娠時や副作用のためにNSAIDsやDMARDsが使用できない場合もステロイドでの対応する場合が多い．
- さらに標準的なDMARDs投与とNASAIDsを併用しても疾患活動性のコントロールが十分でなく，患者の苦痛や骨破壊が進行する場合にもステロイドを使用する場合が多い．ただしその場合でもMTXやその他のリウマチ薬が効いてくるまでのつなぎ，または不十分な場合の補完的な使用にとどめる方が望ましい．

絶対的適応

①血管炎や臓器病変をともなう重症の関節リウマチや悪性関節リウマチ
②発熱などの全身症状や多関節の激しい滑膜炎を有する関節リウマチ（急速進行型関節リウマチ）

相対的適応

①妊娠や副作用などでNSAIDs，DMARDsが使用不可能な場合
②NSAIDsもしくはDMARDsの使用によっても疾患の活動性のコントロールが不良で骨破壊が進行し，患者の苦痛も強い場合
③社会的，経済的理由で仕事（家事労働や職場勤務など）を続ける必要があり，DMARDsの効果が出現するまでステロイドを使用しなければそれが不可能な場合
④仕事・趣味・娯楽，家庭的・社会的活動を含めて患者にとって生きがいとなる生活を行うためや，患者の一定以上のQOLを維持するために必要な時

禁忌あるいは慎重投与

以下の患者では原則は投与禁忌と考えるが，慎重に投与する場合もある．

①種々の感染症　　⑥高血圧症
②消化性潰瘍　　　⑦電解質異常
③精神病　　　　　⑧血栓症
④単純疱疹性角膜炎　⑨最近行った内臓の手術創のある患者
⑤緑内障・白内障　　⑩急性心筋梗塞

関節リウマチでの少量の使用であっても，ことに初回のステロイド投与開始時には感染症や血栓症の有無，高血圧患者では血圧や電解質，高血糖患者では血糖やHbA$_{1c}$などを測定し，その使用が安全かを考える必要がある．

処方の実際

＜相対的適応の場合＞

Rp プレドニン® 錠 1回量 5 mg，1日1回朝

生理的なステロイドホルモンの日内変動を乱さないことが望ましいので朝1回投与とする．あるいは朝のこわばりが強く，不眠の訴えがない場合にはプレドニン® 1回量 2.5 mg，1日2回朝夕も有用である．

相対的な適応の場合で，NSAIDsやDMARDsを併用できる場合はなるべく併用を行うことが原則．プレドニゾロンで10 mg/日以下できれば5 mg/日程度を目処に必要最小限の量とする．

実際にはDMARDsの効果を確認して（数ヵ月後）さらに減量して2～1 mg/日や生物学的製剤を併用するなどの工夫を加えれば最終的には中止できる場合もある．

Rp プレドニン® 錠 1回量 5 mg，1日2回朝昼（1日10 mg）

一方，妊娠や副作用のためNSAIDsやDMARDsを併用できない場合においては，プレドニゾロンが胎盤を通らない特性を持つので，プレドニゾロンを使用して10 mg/日程度で維持できれば望ましいし，さらに減量が可能であれば減量する．**ベタメタゾンは胎盤を通過するので妊娠時には使用しない．** ステロイドでコントロールがつきにくい症例では妊娠時にはエンブレル®などの生物学的製剤との併用を考慮する場合も多い．

＜絶対的適応の場合＞

Rp プレドニン® 錠 1日量 60 mg，1日2回（朝 40 mg 昼 20 mg）

絶対的な適応の場合，全身性の血管炎や急性の間質性肺炎にはプレドニゾロンで1 mg/kg体重の大量投与が必要とされる．胸膜炎，強膜炎や皮膚血管炎には中等量のプレドニゾロン（0.5 mg/kg体重）投与を行う．通常2～4週程度は初期量を維持する．改善が見られれば2週間に10％程度ずつ減量していく．患者の活動性にもよるが20～15 mg/日程度からの減量は慎重に行う．不用意な減量は原疾患の再燃を引き起こす．可能であれば5～10 mg/日まで減量し維持量とする．

ステロイドパルス療法

> **Rp** メチルプレドニゾロン（ソル・メドロール®）1,000 mg/日　朝 点滴投与　3日間

　悪性関節リウマチ等に用いるステロイドを静脈より短期間（通常は3日くらい）に大量に投与する治療法．一般的にはメチルプレドニゾロン（mPSL1,000 mg/日）を3日間投与し，後療法として静脈注射にてプレドニゾロン（PSL）の大量療法（60〜30 mg/日）を行い，その後徐々にプレドニゾロンを減量していく．減量は原疾患の活動性が十分に抑え込まれるまで行わず，**減量する場合も原疾患の再燃を起こさず，かつ離脱症状を起こさない速度で行っていく**．ステロイドを大量に内服する治療とは完全に違うメカニズムで作用する．一般にはソル・メドロール®という短期間作用型の薬剤が使用される．

　大量に投与しても比較的に副作用は出にくい．不整脈を予防する意味を含めて輸液製剤200 mL程度に混注し1〜2時間以上で投与することが多い．ステロイドは免疫抑制薬に比較して効果発現が早いことが知られている．そのため，初期治療や臓器障害がある場合は一般的にはまずはステロイドパルス療法を行う．

ステロイド関節内注入

> **Rp** デポ・メドロール®水懸注　20 mg

　関節リウマチのステロイド治療には少量を関節へ直接注入する場合がある．ただし関節の骨や軟骨に対する影響と局所の感染性が副作用としてあげられる．**少なくとも2週から1ヵ月以上間隔をあける，清潔操作を厳重に行う等の配慮が必要である**．

　少数の関節のみ炎症が強く日常生活が障害されている場合や，局所の痛みが強い場合に行うが，速効性があり有効性も高い．

ターゲット製剤

> **Rp** リメタゾン®（デキサメタゾンパルミチン酸エステル）1回4 mg 静脈注射 2週に1回

　デキサメタゾンをパルミチン酸エステルとして脂溶性を高め，ダイズ油に溶解した乳濁性注射剤（リポ化製剤）で選択的に高濃度で病巣へ移行するため，副作用を軽減させて効果を維持できる．通常，2週間に1回そのまま静脈内に注射する．

> **Rp** ファルネゾン®ゲル（プレドニゾロンファルネシル酸エステルゲル剤）

　経皮吸収型浸透性外用剤．関節リウマチによる指，手，肘関節の腫脹・疼痛の緩解に用いられる場合がある．

同種・類似薬との使い分けポイント

- ステロイド薬には錠剤として，プレドニン®（5 mg），メドロール®（4 mg），リンデロン®（0.5 mg），デカドロン®（0.5 mg）などがあり，それぞれ作用持続時間および作用強度が異なるが，1錠の強さは大体同じである．
- プレドニゾロン（プレドニン®）は中間的な持続時間・強度を示し，臨床現場では汎用されている．
- デキサメタゾン（デカドロン®）は鉱質コルチコイド作用が極めて少ないため浮腫は起りにくいが，半減期が長いものは副腎抑制が強いと考えられている．**ステロイドからの離脱を考える場合には使用しない．**メドロールは，プレドニゾロンを使用した患者で効果が不十分であったり副作用が目立つ場合に使用されることが多い．
- 半減期は薬効に関係することがある．ステロイド代謝が亢進した場合，半減期の短いものでは効果が不十分であるが，同力価の半減期の長いものに変更すると十分な抗炎症作用が得られることもある．具体的にはプレドニン® 1錠（5 mg）では効果がないが，リンデロン® 1錠（0.5 mg）で効果が得られる場合がある．
- プレドニゾロンは胎盤を通らないがベタメタゾン（リンデロン®）は胎盤を通過する．通常**妊婦にステロイドを投与する場合は胎児への影響を考えてプレドニゾロンを選択する．**
- ステロイドによって怒りやすくなることや，不安，気分不快，不眠などの軽度の精神症状は医師が思う以上に患者にとっては重要な副作用である．これらもステロイドの種類を変えることで軽快あるいは悪化する場合があるので慎重に薬剤を選択する．

第1章　ステロイド

4. 副作用と投与時の留意事項

主な副作用と対応

　ステロイドは抗炎症作用以外にも多彩な作用をもつ（p15, 表3参照）．この多面性が同時に多彩な副作用をもたらす（表4）．リウマチにおいては抗炎症以外の作用は，糖尿病や高脂血症，骨粗鬆症，高血圧，免疫機能低下といった副作用につながる．ステロイドの副作用の発現はその種類，用量，投与期間さらに患者のそのものの体質，遺伝素因に関連する．
　通常リウマチ患者にはステロイドとしてプレドニゾロン換算で5〜10 mg/日以下である場合が多い．このような用量では重大な副作用が起こる可能性は低い．ただし高齢者やステロイドの長期投与症例では無視できない副作用が起こる可能性は常に念頭に置く．

- **易感染性**：易感染症は大きな問題で，ステロイド使用により免疫力が低下し，細菌やウイルスに感染しやすくなる．肺炎，腎盂炎，結核なども起こりやすいため，早期発見に努める．通常関節リウマチで用いるプレドニゾロン単剤で5 mg/日程度では，大きな感染症をみることは珍しいが，**他のDMARDsや生物学的製剤とステロイドの併用の場合は慎重に投与量を減らす**．最近では生物学的製剤使用時の易感染性は併用するステロイドの影響が大きいとされている．
- **糖尿病**：ステロイド使用中の糖尿病には可能な限りステロイドを減量することが必要で，それでも悪化する糖尿病にはインスリンを使用するなどの処置が必要となる．
- **胃潰瘍や十二指腸潰瘍**：最もよく起こる副作用のひとつだが，これはH_2ブロッカーやプロトンポンプインヒビターを一緒に服用することでコントロールできる．
- **精神的な症状**：また患者によってはプレドニゾロン5 mg/日程度の量であっても，いらいらするとか，怒りっぽくなる等の精神的な症状を訴える方もおり，ステロイドの変更や減量・中止を考える．

表4　ステロイドの副作用

特に注意すべき重症副作用	中等症副作用
・感染症の誘発，悪化 ・消化性潰瘍，消化管出血 ・副腎不全，離脱症候群 　（ステロイドの欠乏によるショックなど） ・糖尿病の誘発，悪化 ・動脈硬化促進 ・精神障害（精神変調，うつ状態，痙攣） ・骨粗鬆症，骨折，骨頭無菌性壊死 ・うっ血性心不全	・白内障，緑内障，眼球突出，失明 ・中心性漿液性網脈絡膜炎 ・ステロイド筋症 ・肝機能異常 ・高脂血症 ・尿路結石
	高頻度の軽度副作用
	・多毛，皮膚萎縮，皮下出血 ・月経異常（無月経，過多，過小）

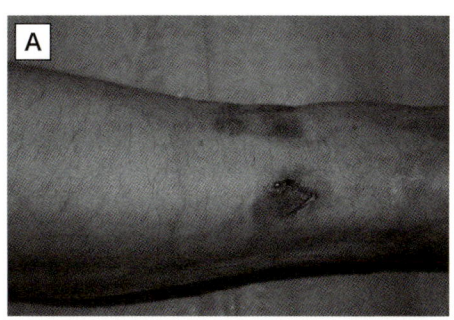
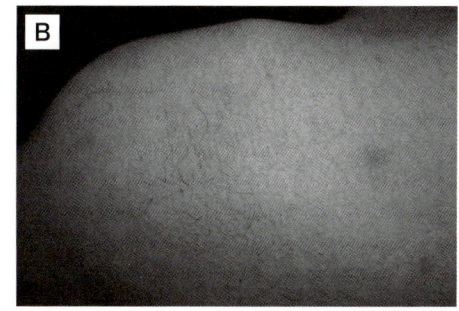
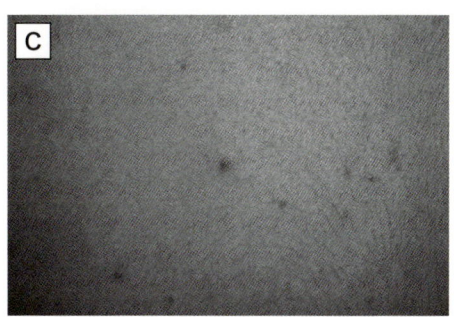

図3 ステロイド（プレドニゾロン換算で5 mg）を長期内服している59歳の男性患者

A）前腕の写真．ステロイドによる皮膚の菲薄化のために少しの外力で弁状創となり，創を保護するために絆創膏を貼ったところが内出血となっている
B）ステロイドによる背部の多毛
C）ステロイドによる毛囊炎

（島根大学医学部皮膚科学 金子栄博士より提供）
〔カラーアトラス参照〕

- **静脈硬化**：ステロイド本来のホルモンの働きで顔が丸くなったり，太ったり，高血圧症になりやすくなり，血糖も上昇しやすくなり，これらの結果動脈硬化が進む．
- **骨粗鬆症**：閉経後の女性での少量であってもステロイド長期使用の場合，骨粗鬆症対策としてビタミンD製剤やビスホスホネート製剤の使用が望まれる．
- **白内障，緑内障**：比較的現れやすい副作用であり，ステロイドを可能な限り減量して使用することになる．どうしても減量・中止できない場合には眼科的な手術が必要になる場合もある．
- **皮膚症状**：口の周囲などのうぶ毛が濃くなる，ニキビ・吹き出物ができる，紫斑の増加などがある（図3）．

副腎不全，ステロイド離脱症候群

　ステロイドの内服により副腎皮質のステロイドホルモン分泌能が抑制され，長期間ステロイド治療された後では副腎皮質が萎縮・機能低下する．これにより，特に急激な投与中止後に体内のステロイドホルモン不足による症状が見られることがある．これは**副腎不全，ステロイド離脱症候群**と呼ばれ，強い倦怠感，吐き気，頭痛，血圧低下などの症状が起こる．このためステロイドの離脱に際しては，急激な中止・減量を避け，症状を考慮しながら少量ずつ段階的に減量するなどの注意が必要である．コルチゾール不足を疑った場合は，採血で血液中コルチゾール値を測定して過不足を確認する．突然の内服中止，手術時，少量服薬時の減量には特に注意が必要である．

　生理的糖質コルチコイドの分泌量はプレドニゾロン換算で2.5〜5 mg程度といわれている．そしてプレドニゾロン10 mg/日以上を続けると，ストレス時の糖質コルチコイドの追

加分泌は不可能となる．そのため，副腎抑制となっている場合には感染症などのストレスを引き金に副腎不全が生じることもある．プレドニゾロン5 mg/日前後に減量する時に副腎不全を疑う症状が出現することが多く，その場合，プレドニゾロンを0.5〜1.0 mg/2週といったゆっくりとしたペースで減量し，さらに生理的な分泌に合わせ，朝の内服量を多くするといった微調整が必要となる．

　急性副腎不全は突然の内服中止などで起こる場合が多い．意識障害や痙攣とともに血圧の低下が起こり，ショック症状を示す．輸液や昇圧薬の反応に乏しくステロイドを投与しないと改善しない．Na貯留作用もあるハイドロコルチゾンを100 mg〜200 mgを6時間ごとに投与するのが一般的である．

　一方，慢性副腎不全はだるさ，全身倦怠感などが主症状となり，特異的な所見に欠ける．食欲不振，嘔気，便秘など消化器症状，やる気のなさ，うつ状態といった精神症状を訴える場合もある．感染症などの重大なストレスがなければステロイド増量で対処できる．

投与時の留意事項

- リウマチで使用する程度の少量投与の場合は朝1回とする．健康者においては生体ではステロイド分泌には日内変動があり，朝方ステロイド分泌が多いので，そのリズムを維持するためである．**ことに高齢者では夕・就寝前の服薬は，不眠を招くため，できるだけ避ける．**
- リウマチに関しても隔日投与や間欠投与は副作用を軽減させると考えられるが，非投与日に疼痛・関節痛が悪化するため，あまり用いられない．
- **ステロイドカバー**：長期のステロイド使用患者では手術時にステロイドカバーを行うことがある．小手術ならば術前にハイドロコルチゾン100 mgを静注する．大手術ならばハイドロコルチゾン100 mgを4〜6時間ごとに静注し経口摂取可能となるまで静注を続ける．数日で減量し，元の服薬量に戻すのが一般的である．高血圧や心不全が認められる場合はデキサメサゾンに変更し，繰り返す場合は8時間ごとにする．これらは手術の侵襲に合わせて増減させる．

第1章 ステロイド

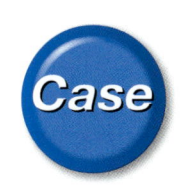

Case 症例でわかるステロイドの使い方

悪性関節リウマチや内臓病変を伴う症例ではステロイドが絶対適応になることは述べた．関節リウマチの治療にはDMARDsを使用するのが通常であるが，合併症のあるリウマチ患者ではDMARDsを使用できないあるいは，使用しにくい症例がある．それらにもステロイドを使用する場合が多い．

症例1　悪性関節リウマチBywaters型の一例

関節リウマチとして通院中の62歳女性患者．両手・手関節主体の関節炎で発症した．アザルフィジン500 mg/日の内服で治療し安定した状態であった．翌年冬になり両足第2，3指先に紫斑，痛みを伴う知覚異常，直径5 mmから10mm程度の比較的浅い潰瘍形成を認めたため，受診．喫煙歴なし．関節炎自体の悪化は穏やかで，体温36.3度．WBC 9,800，Hb 10.2 g/dL，CRP 1.3 mg/dL，RA test2＋，ANF（−），ANCA（−）．血管撮影と生検は行われていない．

行われた治療法と投与された薬剤

治療法：悪性RAへの中等量のステロイド投与
使用薬剤：プレドニン®錠5 mg
　　　　　　リプル®注10μg＋生理食塩液100 mL/日

▶この症例での薬物選択のポイント

着目ポイント
①関節リウマチで通院中
②両足指の紫斑，痛みを伴う知覚異常，潰瘍形成
③その他の膠原病・血管炎症候群の否定

▶その薬剤を選択した理由

①悪性関節リウマチの診断が確定すれば，Bywaters型としては中等量のステロイド投与は標準的な治療法であり，その選択となった
②悪性関節リウマチではDMARDsのほとんどは，血管炎には有効ではないので，適応にならない
③難治性・全身性の場合にはシクロホスファミドを含め免疫抑制薬の使用も考慮するが，第一選択は即効性のあるステロイドである

▶具体的な投与スケジュール

Rp プレドニン® 20 mg/日　1日2回　朝15 mg　昼5 mg　2〜4週
リプル®　10μg＋生理食塩液100mL/日　点滴投与週3回

局所所見の改善を確認しながら減量

Rp プレドニン® 15 mg/日　1日2回　朝10 mg　昼5 mg　2〜4週
リプル®　10μg＋生理食塩液100mL/日　点滴投与週3〜1回
※あわせてリプル投与も減量する

Rp プレドニン® 10 mg/日　1日2回　朝7.5 mg　昼2.5 mg　2〜4週
リプル®　10μg＋生理食塩液100mL/日　点滴投与週3〜1回
※あわせてリプル投与も減量する

その後は状況を見ながら維持量間で減量．ただし，副作用を避ける意味では迅速な減量が望ましいが，現病の活動性をしっかり抑制することも重要である．

▶この症例で注意すべきこと

提示した症例は，魚屋さんで冬でも冷水を大量に使用していた．プレドニン®20 mg/日内服投与とリプル®10μgの点滴投与週3回，さらに冷水の使用禁止（実際には退職）で順調に軽快し，潰瘍も比較的容易に治癒した．

悪性関節リウマチは，血管炎をはじめとする関節外症状を合併し，難治性もしくは重篤な臨床病態を伴う関節リウマチで，ステロイドの絶対的適応である．

悪性関節リウマチは血管炎型と非血管炎型に大別され，さらに血管炎型を**全身性動脈炎型（Bevans型）**と**末梢性動脈炎型（Bywaters型）**に分類される．非血管炎型の主要な病態は肺臓炎型である．

悪性関節リウマチは通常の抗リウマチ薬のみでは改善せず，強力な抗炎症療法，免疫抑制療法が必要である．現時点ではステロイド薬の大量投与（パルス療法を含む）が標準的治療である．しばしば免疫抑制薬としてシクロホスファミドやアザチオプリンの併用が行われる．

初期のステロイド薬の投与量は**Bevans型ではプレドニン®で60 mg/日，Bywaters型では30 mg/日が標準的**であるが，患者の背景（体格や腎機能，合併症など），疾患の重症度・活動性などによって変更が必要である．

▶この処方でうまくいかなかった時

初回投与量に反応しない場合は50％の増量を試みる．病態に応じてメチルプレドニゾロン500〜1,000 mg/日点滴静注を3日間連続投与する**ステロイドパルス療法**（p20参照）を行う．あるいは免疫抑制薬の併用を考える．

▶患者への説明

末梢型の悪性関節リウマチで，通常の関節リウマチと同様には治療できないことを伝える．ステロイドは20 mg程度でもmoon faceなどの女性が嫌う副作用が出ることを説明する．活動性にもよるがBywaters型であれば生命に対する予後は悪くないことを説明する．

症例2　肺線維症を合併した関節リウマチ症例

61歳，女性．両手，両肩，両肘，両膝，両足関節の関節炎で当科初診．複数の関節で骨びらんを認める．これまでは一般内科で痛み止めを処方されていたとのこと．来院時WBC 9,800，Hb 10.0g/dL，PLT 49.1万，GOT 20，GPT 16，LDH 343，CRP 6.35 mg/dL，ESR 86mm/時間，MMP3　371，RF 198，ANF x10240 speckled.

当初，関節炎に対してDMARDs投与を考えていたが，聴診上でいわゆるベルクロラ音を両肺背部で聴取した．胸部X線検査・CT検査でUIPパターンの間質性肺炎を認めた（図4，5）．

行われた治療法と投与された薬剤

治療法　：肺線維症を合併したRAへのステロイド投与
使用薬剤：プレドニゾロン錠5 mg
　　　　　　ワンアルファ®錠0.5 μg（骨粗鬆症対策のため）
　　　　　　ロキソニン®錠60 mg
　　　　　　ムコスタ®錠100 mg（胃潰瘍対策のため）

▶この症例での薬剤選択のポイント

着目ポイント　①活動性の高い多発関節炎，②広範な間質性肺炎

▶この薬剤を選択した理由

関節炎の程度からはMTX（リウマトレックス®）を選択したい症例であった．CT検査後にリウマトレックス®，リマチル®を含めてDMARDs全般のリスクを説明したところ，危険性のある治療法は希望しないとの意向を示された．プログラフ®は慎重投与〔関節リウマ

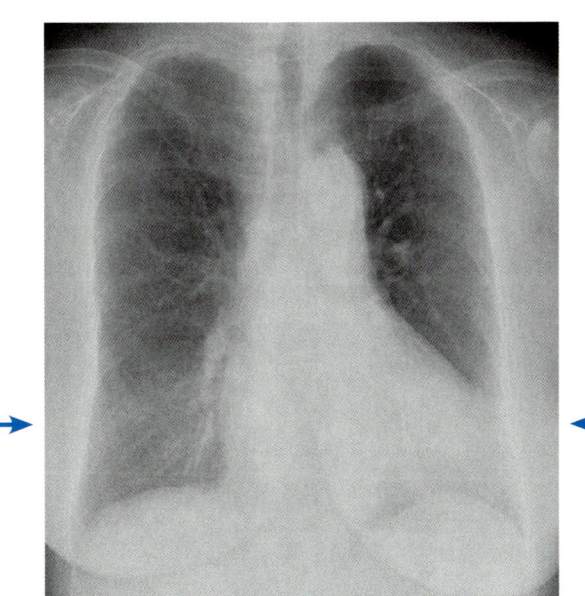

図4　胸部X線写真
両肺の線維化が目立つ

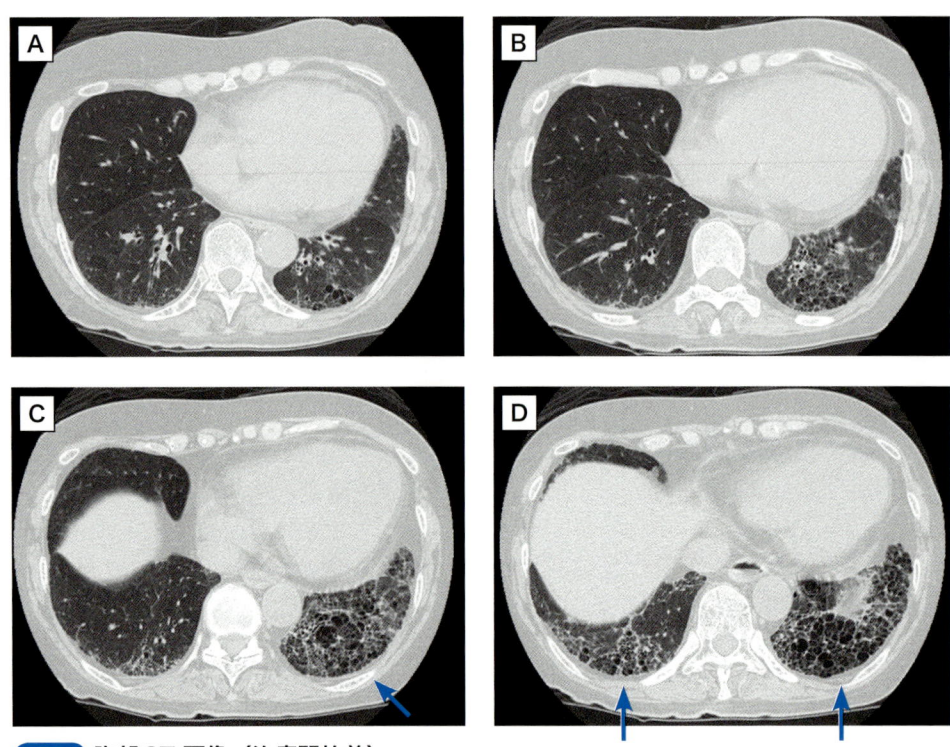

図5 胸部CT画像（治療開始前）
両側肺の下部を中心に蜂窩肺になっている

チに間質性肺炎を合併している患者（間質性肺炎が悪化する可能性がある）〕ではあるものの，このような症例に使用できる場合もあり，使用を考慮したが，医療費負担の問題を含めて使用を希望されなかった．

　長期的に投与した場合の骨粗鬆症等の副作用は懸念されるが，短期的には最も安全で，一定の効果が期待できる薬剤としてプレドニゾロンを選択した．

▶具体的な投与スケジュール

> **Rp** プレドニゾロン錠 10mg/日　1回5 mg 1日2回（朝昼）
> 　　ワンアルファ® 錠　1回0.5μg 1日1回
> 　　ロキソニン® 錠　1回60 mg 1日3回
> 　　ムコスタ® 錠　1回100 mg 1日3回

▶この症例で注意すべきこと

　何らかの理由でDMARDsを使用できない症例は一定数は存在する．この症例は広範な間質性肺炎のためステロイドを選択したが，**肺炎を含む感染症には十分な注意を払う**．うがい，手洗い，マスク使用に加えて，咳や風邪などの症状出現時には必ず医師の診察を受けるように指示する．消化器症状のためこの症例では使用していないが，**骨粗鬆症に対してビスホスホネート製剤の併用が望ましい**．

▶この処方でうまくいかなかった時

全身の関節炎が非常に激しい場合には15mg/日（症例によっては20 mg/日）程度のプレドニゾロン使用が必要な場合もあるが，なるべく短期間の使用に努めてプレドニゾロンの減量を試みる．同時にステロイドの関節注射やシップ剤使用あるいは理学療法等を組み合わせて**関節炎のコントロール**を試みる．

▶患者への説明

ステロイド使用でリウマチ疼痛の軽快が得られても本質的な改善は望めないことを説明する．実際，この症例は骨変形・骨病変が進行し整形外科的な治療が必要になってきている．骨粗鬆症，易感染性，高血圧，動脈硬化など副作用の説明を行い，これらへの対応の必要性に理解を求める．

▶補足

いわゆる「**リウマチ肺（RA lung）**」と呼ばれる病態があり，通常はRA自体に合併する**間質性肺障害**を示してきた．リウマチ肺で実際に最も多いのは，慢性に緩徐に進行する**肺線維症**で，肺機能もさほど障害されず増悪もしないうえに自覚症状も乏しい．このような症例では通常観察のみでよい．一方，稀ではあるがRA自体に合併した間質性肺炎が進行性でステロイドパルス療法を要する場合もある．パルス療法などで回復する症例も多いが，一部の進行性間質性肺炎の合併症例では予後不良となる場合もある．

さて，既存の間質性障害は一部のDMARDsによる肺障害の危険背景因子であると考えられる．実際，もともと間質性肺炎を持つ患者をDMARDsで治療中に間質性肺炎が急性あるいは亜急性に増悪する症例が見られる．この場合にリウマチ肺の自然経過なのか，DMARDsが間質性肺炎の増悪をもたらしたのか，あるいはDMARDs自体の薬剤性肺障害なのかを鑑別するのは難しい．進行した間質性肺障害を持つ症例ではMTX等のDMARDsを投与することがためらわれる場合も多く，長いリウマチの経過の中ではステロイド投与を選ばざるを得ない場合もある．その場合でもできればプレドニゾロン5〜10 mg/日程度の投与でコントロールするように努める．しかしどうしても15〜20mg/日程度が必要な場合もある．

症例3　肝炎・肝障害合併リウマチ

48歳，男性．大酒家．頸部，両手，両肩，両肘，両膝，両足関節の関節炎で当科受診中．
WBC 13,000, Hb 15.3, Plt 66.9万, CRP 1.2 mg/dL, GOT 35, GPT 42, LDH 183, ALP 366, γ-GTP 339, HBAg(−), HCVAb(+), HCV-RNA 6.8, RF 147, KL-6 551, MMP3 449．

すでに20年以上の長い治療歴を持つ症例．関節炎に対してプログラフ®投与を開始したが，高カリウム血症を起こし中止した．1日4合程度の飲酒をしており，禁酒に対する同意は得られない．腹部超音波検査と腹部CTでは軽度の脂肪肝のみ認められた（図6）．

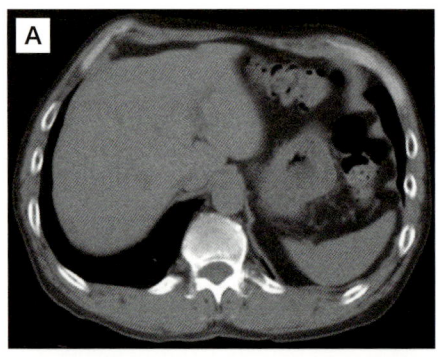
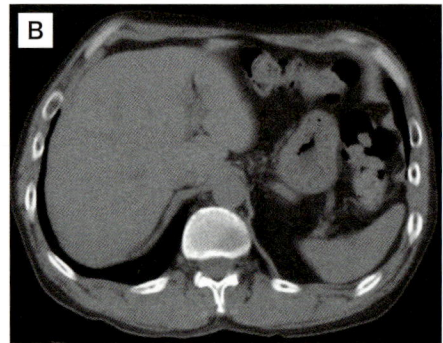
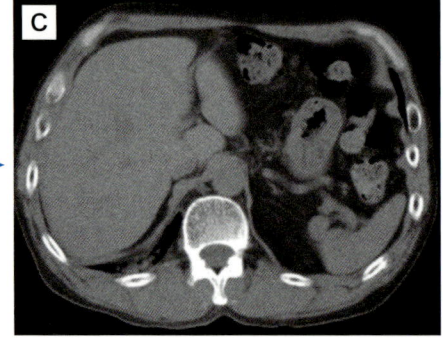

図6 腹部単純CT像（当科初診時）
矢印：軽度の脂肪肝．ただし肝臓に形態的な異常を認めない

🔵 行われた治療法と投与された薬剤

治療法　：DMARDs無効かつ肝障害合併RAへのステロイドの投与
使用薬剤：プレドニン®錠5 mg

▶この症例での薬剤選択のポイント

<u>着目ポイント</u>　①活動性の関節炎，②HCV感染，③アルコール性肝障害

▶この薬剤を選択した理由

　　すでにほとんどのDMARDsが無効か肝障害による副作用のため使用できない患者である．プログラフ®は投与開始時にはやや有効と思われたが，高カリウム血症のため中止した．積極的にプレドニゾロンを選んだというよりも，使用可能な残された手段の一つとしてステロイド使用を行った．

▶具体的な投与スケジュール

　　Rp　プレドニン®錠 7.5mg/日　1日2回（朝5 mg，昼2.5 mg）

▶この症例で注意すべきこと

　　この症例はステロイドを選択したので**感染症には十分な注意を払う**．うがい手洗いマスク

使用に加えて，咳や風邪などの症状出現時には必ず医師の診察を受けるように指示する．ステロイドとNSAIDsでリウマチ治療を継続していくと骨変形は避けられず，**整形外科的治療を必要とする場合も多い**．

▶この処方でうまくいかなかった時

全身の関節炎が非常に激しい場合には**15mg/日**程度のプレドニゾロン使用が必要な場合もあるが，なるべく短期間の使用に努めてプレドニゾロンの減量を試みる．

同時にステロイドの関節注射やシップ剤使用（p20参照）あるいは理学療法等を組み合わせて関節炎のコントロールを試みる．

また，この症例ではHCV感染なので生物学的製剤の使用は禁忌ではないため，その可能性を考慮する．エンブレル®あるいはヒュミラ®は使用の可能性はあるが，結核の既往があればイスコチン®投与が必要になる等，様々な肝障害の悪化の可能性がある．

▶患者への説明

HCVの感染とアルコール摂取により，肝機能に影響しないステロイドを使用する．ステロイド使用でリウマチ疼痛の軽快が得られても本質的な改善は望めないことを説明する．骨粗鬆症，易感染性，高血圧，動脈硬化など副作用の説明を行い，これらへの対応の必要性に理解を求める．

▶補足

B型，C型肝炎やアルコール性肝炎を含めて慢性の肝障害を持つ患者の対応にも苦慮する場合が多い．DMARDsの中でもメトトレキサートやレフルノミド，サラゾスルファピリジン，金製剤では薬剤性の肝障害の出現率は高い．そのため経過が長くなった症例では使用可能なDMARDsがすでにないという場合もしばしば経験される．このような場合も，プレドニゾロン5〜10mg/日程度の投与でコントロールするように努める．しかし実際には関節炎の活動性と全身の状態から20〜15mg/日程度のプレドニゾロンを必要とする場合も多い．

第1章 文献・参考にしたいガイドラインとエビデンス

- 『今日の治療薬』（水島裕 編），南江堂，2010
- 日本臨床，68（増刊号5）『関節リウマチ（第2版）―寛解を目指す治療の新時代―』，2010
- "Goodman & Gilman's the pharmacological basis of therapeutics"（editor：Laurence L. Brunton, associate editors：John S. Lazo, Keith L. Parker）11th ed, New York, McGraw-Hill, 2006
- 川合眞一，高木賢治，楠芳恵，西尾信一郎，松本菜穂子：合成ステロイド治療論 全身性自己免疫疾患．日本臨床，66：130-136，2008
- 佐野統：関節リウマチ 薬物療法 NSAIDs，ステロイド．臨牀と研究，86：711-716，2009
- 近藤裕也，住田孝之：ステロイドの使い方 関節リウマチにおけるステロイドの使い方．Modern Physician，29：577-581，2009
- 加藤将，渥美達也：関節リウマチの治療薬の適応と禁忌，使い方．副腎皮質ステロイド．内科，103：660-663，2009
- 加藤隆志，山中寿：関節リウマチにおけるステロイド使用と予後．リウマチ科，40：72-75，2008
- 三森明夫：関節リウマチ治療における最近のトピックス 感染症を起こしやすくするのは，実はステロイドである．内科，99：660-662，2007
- 田中良哉：関節リウマチ診療の進歩：ステロイド薬の選び方と使用法のコツ．日本医師会雑誌，135：1053-1056，2006
- 三森経世：関節リウマチ薬物療法のガイドライン．日本内科学会雑誌，94：1647-1653，2005
- 高崎芳成：ステロイド薬．『関節リウマチの診療マニュアル（改訂版）診断のマニュアルとEBMに基づく治療ガイドライン』（越智隆弘，山本一彦，龍順之助 編），pp78-80，日本リウマチ財団，2004

memo

第2章
NSAIDs
（非ステロイド性抗炎症鎮痛薬）

佐野　統，東　直人

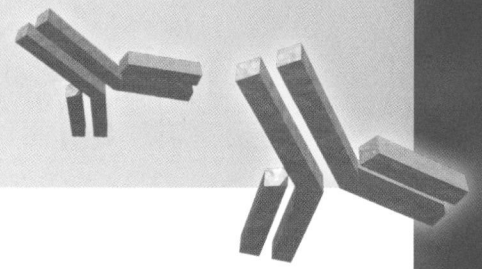

第2章　NSAIDs（非ステロイド性抗炎症鎮痛薬）

1. NSAIDsの特徴と分類

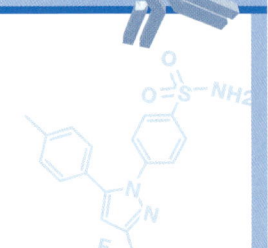

使用頻度の高い薬剤

分類	一般名	商品名	剤形	販売元
プロピオン酸系	ロキソプロフェンナトリウム	ロキソニン	錠60mg	第一三共
	ナプロキセン	ナイキサン	錠100mg	田辺三菱
アリール酢酸系	ジクロフェナクナトリウム	ボルタレン	錠25mg	ノバルティス
	エトドラク	ハイペン	錠100・200 mg	日本新薬
オキシカム系	メロキシカム	モービック	錠5・10mg	ベーリンガー
コキシブ系	セレコキシブ	セレコックス	錠100・200 mg	アステラス

NSAIDsの特徴とRA治療における位置づけ

　非ステロイド性抗炎症薬（nonsteroidal anti-inflammatory drugs：NSAIDs）はステロイド以外で，抗炎症作用をもつ薬物群の総称である．NSAIDsは鎮痛，解熱，消炎作用を有し，関節リウマチ（rheumatoid arthritis：RA）の治療においてはかつて第一選択薬とされていた．RA治療は1980年代の"Go low, go slow"治療（ピラミッド療法）から逆ピラミッドへと革命的変化が起こっている．また，**NSAIDsは副作用が少なくないこと，病態の進行阻止，骨破壊抑制作用がない**ことから，最近ではメトトレキサート（MTX）を中心とする抗リウマチ薬（DMARDs）や生物学的製剤がRA治療の中心となり，NSAIDsはステロイドとともに**補助的薬剤**に位置づけられている．

　しかしながら，早期RAの診断は容易ではなく，すぐにDMARDsを開始できるとは限らない．また，DMARDsは効果発現までに数週間から数ヵ月を要することもある．そのため，**NSAIDsは診断確定までの期間，DMARDsの効果が現れるまでの期間，コントロール良好であるが，ときに関節痛を訴える場合にのみ，臨時ないし頓用で投与するなど補助的な薬剤として使用されることが多くなっている．**

NSAIDsの分類

　NSAIDsの臨床応用は1989年にアスピリンがドイツBayer社から世界に向けて市販された時に始まる．**1971年Vane博士がNSAIDsの主な作用機序はシクロオキシゲナーゼ（cyclooxygenase：COX）阻害によるプロスタグランジン（prostaglandin：PG），特にPGE$_2$産生阻害であることを証明した**．その後，鎮痛効果や副作用軽減を目指して，多数のNSAIDsが開発された．近年，開発された**COX-2阻害薬は従来薬に比べ胃腸障害などの**

副作用が著明に少ないことが示され，安全性の面から最近使用頻度が増えている．

　約50種類のNSAIDsが市販されているが，RAで使用されるものは比較的限られている．化学構造からの分類を表1に示す[1]．さらに，COXのアイソザイム[註1]，COX-1とCOX-2に対する特異性からの分類を図1に示す．血中半減期による分類を表2に示す．

　一般的に，短時間持続型は半減期が短く副作用も少ないが，持続時間の長い薬剤は服用回数が少ないという利便性があるものの副作用が出やすい．そのため，高齢者，胃十二指腸潰瘍既往者，肝腎機能障害のある患者では，短時間持続型のNSAIDsを少量から用いるようにするのがよい．NSAIDsには坐剤，徐放剤，プロドラッグおよび経皮吸収剤などがある．これらも主に副作用の軽減を目的として開発された．坐剤は吸収が早く急速な鎮痛を期待する場合に使用される．経口薬で胃腸障害を強く訴える患者にも用いられる．2剤以上NSAIDsの併用は勧められないが，坐剤は疼痛が強い場合に限り頓用で併用することもある．しかし，坐剤でも消化性潰瘍の発生率は経口剤と変わらないとの報告もあり，注意を要する．

表1　化学構造によるNSAIDsの分類

分類			具体例
COX阻害薬	酸性	サリチル酸系	アスピリン，サリチル酸ナトリウム
		アントラニル酸系	メフェナム酸，フルフェナム酸アルミニウム
		アリール酢酸系	
		フェニル酢酸系	ジクロフェナク，アンフェナク
		インドール酢酸系	インドメタシン，＊スリンダク，＊インドメタシンファルネシル
		イソキサゾール酢酸系	モフェゾラク
		ピラノ酢酸系	エトドラク
		ナフタレン系	＊ナブメトン
		プロピオン酸系	イブプロフェン，フルルビプロフェン，ケトプロフェン，ナプロキセン，プラノプロフェン，チアプロフェン，オキサプロジン，＊ロキソプロフェン，ザルトプロフェン
		オキシカム系	ピロキシカム，＊アンピロキシカム，テノキシカム，ロルノキシカム，メロキシカム
	中性	コキシブ系	セレコキシブ
その他		塩基性	チアラミド塩酸塩，エピリゾール，エモルファゾン
		ピラゾロン系	スルピリン水和物，ミグレニン
		アニリン系	アセトアミノフェン，ジメトチアジンメシル酸塩

＊プロドラッグ
（文献2より引用）

註1　アイソザイム：多くの酵素では，同一反応を触媒しながらタンパク質構造やKmなどの反応速度論的性質を異にする2種類以上の酵素分子種が存在する．これらをアイソザイムと呼ぶ．アイソザイムは同一の生体内に存在するが，互いに遺伝子を異にしている．

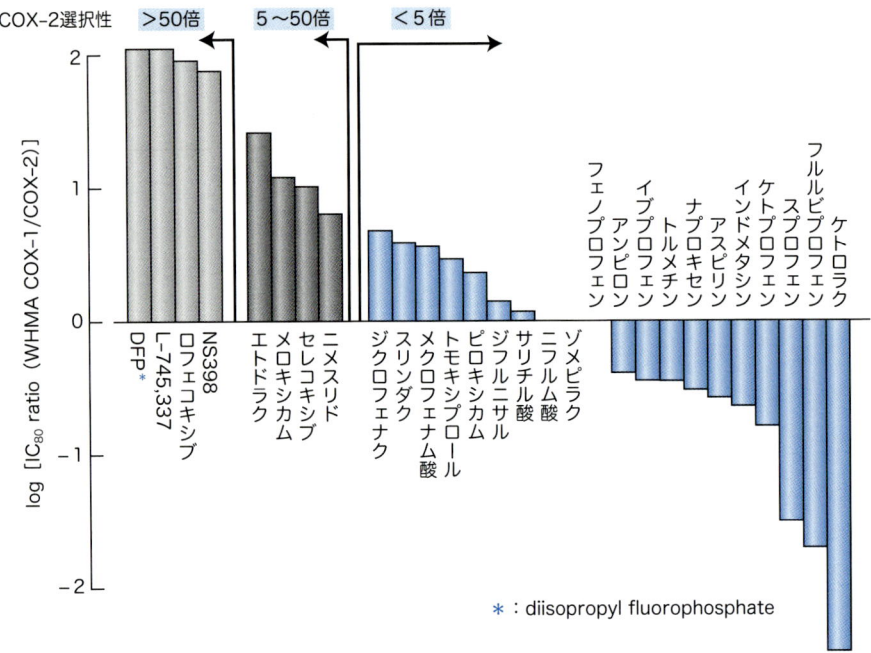

図1 各種NSAIDsのCOX-2選択性の比較

COX-1：Caイオノフォア刺激，COX-2：IL-1β刺激
WarnerらはLi各種NSAIDsのCOX-1活性阻害活性をヒト全血を用いたCaイオノフォア刺激法で，COX-2活性阻害活性をIL-1β刺激法で調べ，同一濃度でどちらを抑制する作用が強いかを比較し，COX-1/COX-2選択性として図に示した．ロフェコキシブは50倍以上，エトドラク，メロキシカム，セレコキシブは5から50倍COX-2選択性が高い（文献3より引用）

表2 血中半減期によるNSAIDsの分類

	一般名（商品名）	血中半減期（時間）	用法
長時間半減期	テノキシカム（チルコチル）	57	1日1回
	オキサプロジン（アルボ）	50	1日1～2回
	ピロキシカム（フェルデン，バキソ）	48	1日1回
中時間半減期	メロキシカム（モービック）	28	1日1回
	ナブメトン（レリフェン）	21	1日1回
	スリンダク（クリノリル）	18	1日2回
	ナプロキセン（ナイキサン）	14	1日2回
	エトドラク（ハイペン，オステラック）	7	1日2回
	セレコキシブ（セレコックス）	7	1日2回
短時間半減期	プラノプロフェン（ニフラン）	5	1日3回
	ロルノキシカム（ロルカム）	2.5	1日3回
	イブプロフェン（ブルフェン）	2	1日3回
	チアプロフェン酸（スルガム）	2	1日3回
	ロキソプロフェン（ロキソニン）	1.3	1日3回
	ジクロフェナク（ボルタレン）	1.3	1日3回
	アルミノプロフェン（ミナルフェン）	1.3	1日3回

第2章 NSAIDs（非ステロイド性抗炎症鎮痛薬）

2. NSAIDs の作用機序

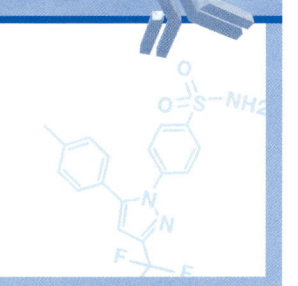

COX 活性の阻害と PG 産生抑制

NSAIDsの主たる作用機序は，COX活性の阻害による炎症性メディエーターやプロスタグランジン（PG）の産生抑制と考えられている（図2）．アラキドン酸は特異的なホスホリパーゼにより細胞膜リン脂質から遊離され，COXにより酸化（シクロオキシゲナーゼ活性）されPGG_2が形成される．さらに，PGG_2は過酸化反応（ペルオキシゲナーゼ活性）によりPGH_2に変換される．このようにCOXは2つの酵素活性をもつ．PGH_2はその後各種合成酵素によりPGE_2，PGI_2，$PGF_{2\alpha}$，PGD_2，TXA_2などに変換され種々の組織，器官においてそれぞれのプロスタノイド受容体を介して生理活性を示す（図3）．

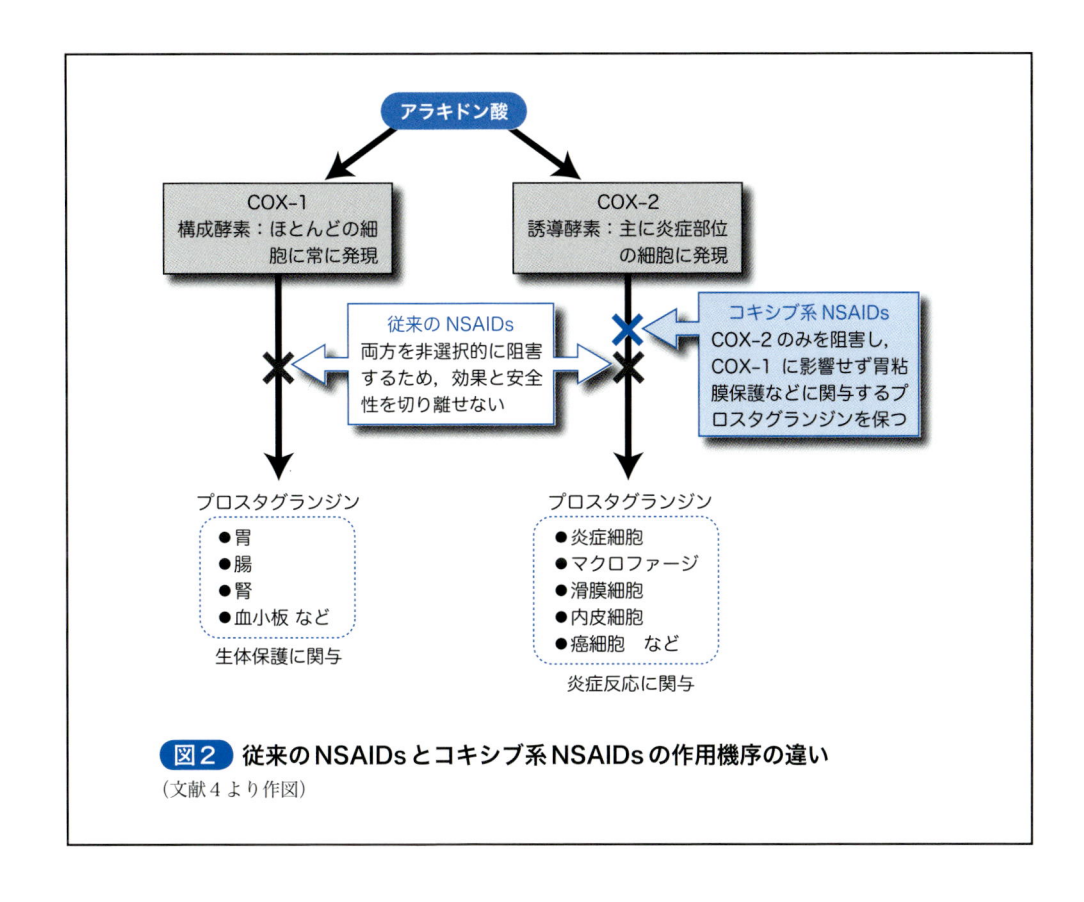

図2 従来のNSAIDsとコキシブ系NSAIDsの作用機序の違い
（文献4より作図）

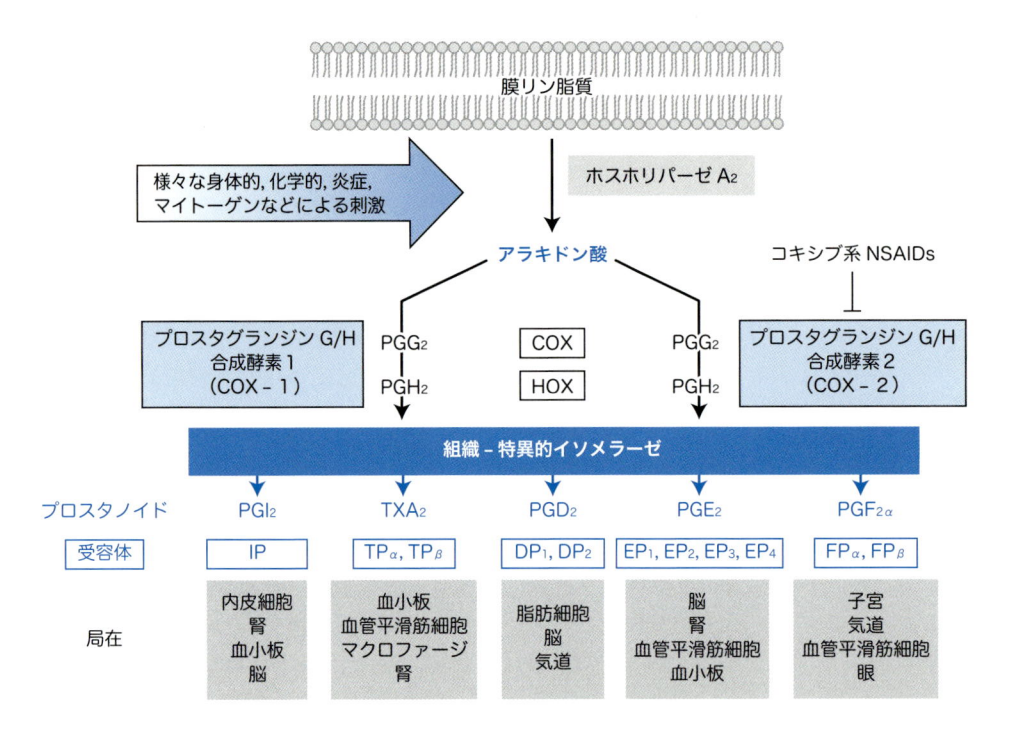

図3 アラキドン酸カスケードとプロスタノイド受容体の局在

ホスホリパーゼA_2により細胞膜リン脂質から切りだされたアラキドン酸を材料にシクロオキシゲナーゼ（COX）でPGG$_2$に，ペルオキシゲナーゼ活性によりPGH$_2$に変換される．さらに，組織特異的な合成酵素（イソメラーゼ）の作用により種々のプロスタグランジン，トロンボキサンが作られる．それらは，各種プロスタノイド受容体を介して様々な生理作用を司る．

COX-1とCOX-2

COXには2種類のアイソザイム（誘導型のCOX-2と構成型COX-1）が存在する．**COX-2は通常は細胞内にはほとんど存在せず，炎症部位において，サイトカイン（TNF-α，IL-1）や増殖因子などの刺激により，線維芽細胞，血管内皮細胞，マクロファージ，滑膜細胞などに，NF-κBやAP-1転写因子の活性化や種々のMAPキナーゼのリン酸化を介して急激かつ大量に発現誘導され，PGE$_2$やPGI$_2$などを産生し，炎症や腫瘍の血管新生などを惹起する**[5]．

最近では，構成型COX-2が腎の緻密斑，脊髄，網膜色素細胞，骨芽細胞，血管内皮細胞，精巣，女性生殖器系において恒常的に発現することも明らかになっている．一方，**COX-1はほとんどすべての細胞に常に存在し，胃粘膜，血管内皮，血小板および腎臓における組織保護作用を有するPGの生合成に関与している**．このCOX-1とCOX-2の異なる性質はCOX遺伝子のプロモーター領域の違いによって生じると考えられている．COX-2発現抑制因子としてはグルココルチコイド，IL-4，IL-10，IL-13，p38 MAPキナーゼインヒビター，NF-κB阻害薬，ペルオキシソーム増殖因子応答性受容体（PPAR）-γのリガンドなどが知られている．

COX-2阻害薬開発の変遷

　COX-2阻害薬はCOX-1を阻害しないので従来のNSAIDsにみられた消化性潰瘍などの副作用が少ない理想的なNSAIDsと考えられ，競って開発された（図4）．1998年セレコキシブ，1999年ロフェコキシブが米国で承認された．それぞれ，RA患者を対象とした消化管に関するアウトカム研究〔CLASS（celecoxib long-term arthritis safety study[6]），VIGOR（Vioxx gastrointestinal outcomes research[7]）〕が行われた．有効性については，セレコキシブ（100〜400 mg/日）は12週間投与試験において，ナプロキセン500 mg×2/日と同等の抗炎症および鎮痛効果がみられた．他の大規模試験でもセレコキシブ（400 mg×2）はジクロフェナク（75 mg×2）やイブプロフェン（800 mg×3）と同等の臨床効果が示されている．日本での臨床試験では，セレコキシブの鎮痛効果はロキソプロフェンと同等であると報告されている．ロフェコキシブは8,076人のRA患者での大規模試験（VIGOR）においてナプロキセン（500 mg×2/日）と同等の有効性が示された．従来のNSAIDsの中でもエトドラク，メロキシカム，ナブメトンなどはCOX-2選択性が10〜100倍強く優先的COX-2阻害薬ともいわれている．

　COX-2選択性のさらに高いバルデコキシブ（米国で2001年承認），パレコキシブ（バルデコキシブのプロドラッグであり，COX-2阻害薬初の注射剤，2002年4月英国で発売），エトリコキシブ，ルミラコキシブなどの第2世代のCOX-2阻害薬も開発された．これらは

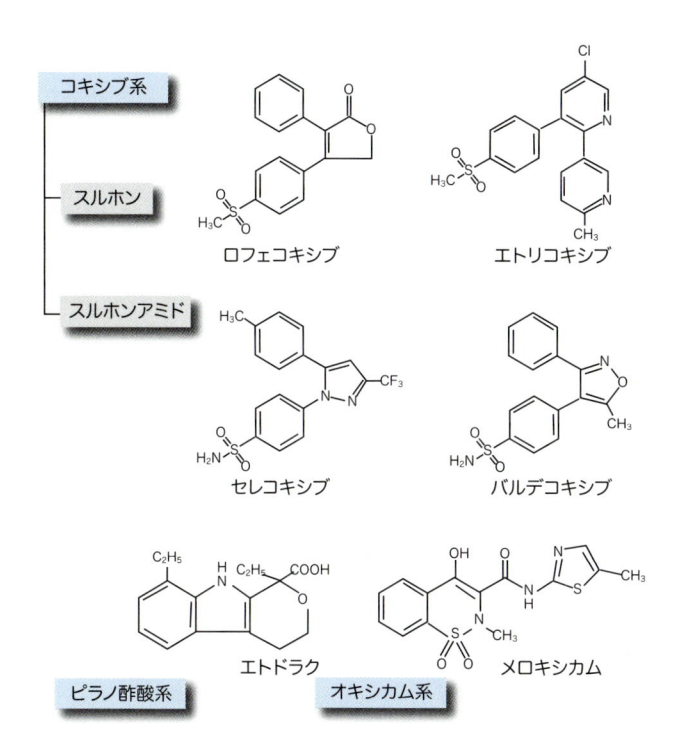

図4　COX-2阻害薬の化学構造

COX-2阻害薬にはコキシブ系にはスルホン側鎖を持つロフェコキシブとエトリコキシブ，スルホンアミド側鎖を持つセレコキシブとバルデコキシブがある．さらに，ピラノ酢酸系のエトドラク，オキシカム系のメロキシカムなどがある．

セレコキシブより約5倍以上のCOX-2選択性を示した．欧米の大規模疫学試験ではすべてのCOX-2阻害薬は従来のNSAIDsと比較して，臨床的有効性は同等であり，胃潰瘍などの消化器系合併症が約半数少ないことが示された．日本リウマチ財団によるRA治療のガイドラインにおいても推奨度Aとされている[1]．一時は米国NSAIDs市場の大多数をCOX-2阻害薬が占めていた．

COX-2選択性の違いが生じる機序

COX-2選択性の違いが生じる機序は立体構造の違いによることが分子レベルで解明された[8]．セレコキシブは極性のスルホンアミド基とメチルフェニル基を有し，構造的にアルギニンの120位に結合するカルボキシル基をもたない薬剤である．スルホンアミド側鎖がCOX-2の523番目のバリン（COX-1ではイソロイシン）の後に存在する親水性のサイドポケット（袋状の構造）へ結合し，フェニル基は反対側のCOX-2の疎水性の部分へ結合する．そのため，COXのゲートが蓋をされアラキドン酸が活性部位に到達できず，PG合成ができないことが明らかにされた（図5）．COXの間口のスペースがCOX-1の方がCOX-2よりも狭いことも知られている．そのため，大きなスルホンアミド側鎖をもつCOX-2阻害薬はCOX-1へは侵入できないのでCOX-1活性は阻害されないと考えられる．

COX-2選択性のないNSAIDsはそのカルボキシル基がCOX-1，2の共通にみられる120番目のアルギニンに結合し，疎水性の部分がCOXの疎水部に結合する（図6）．そのため，間口が閉じられアラキドン酸が活性部位に到達できずPG産生ができないと考えられている．個々のNSAIDsによって，COX-1/COX-2阻害活性は異なる．

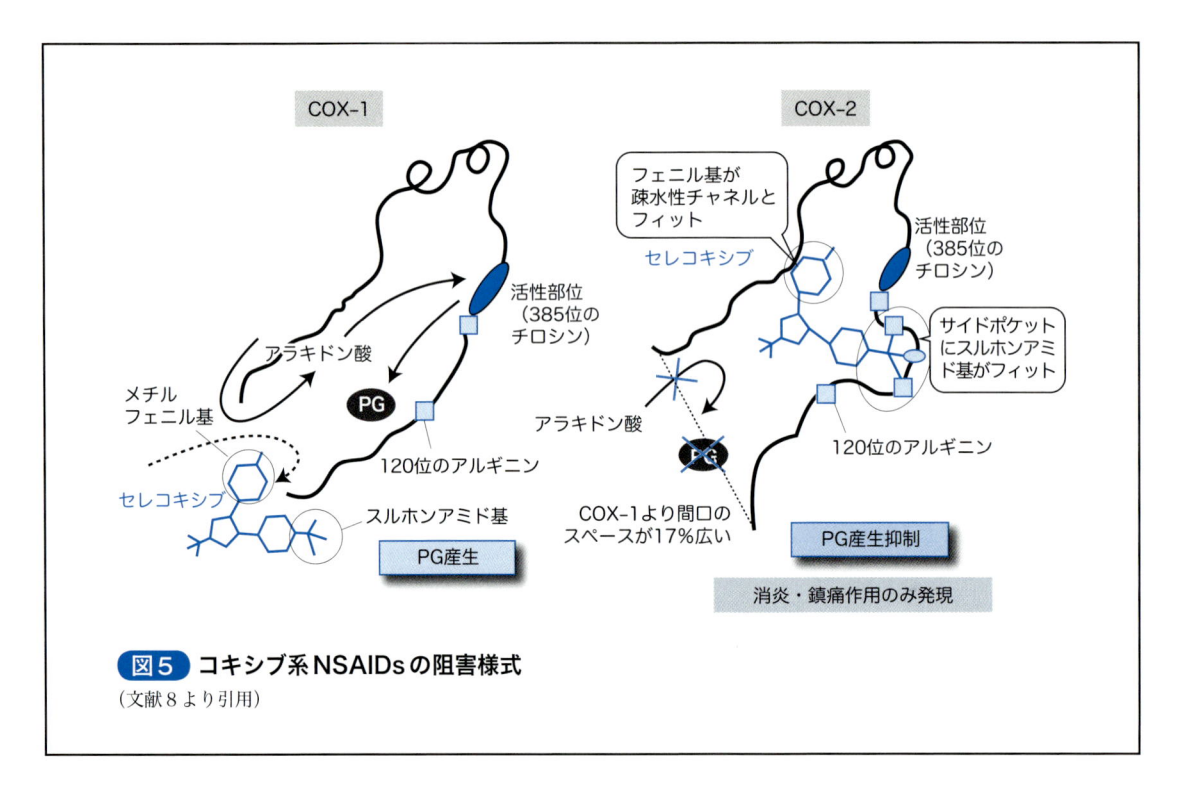

図5 コキシブ系NSAIDsの阻害様式
（文献8より引用）

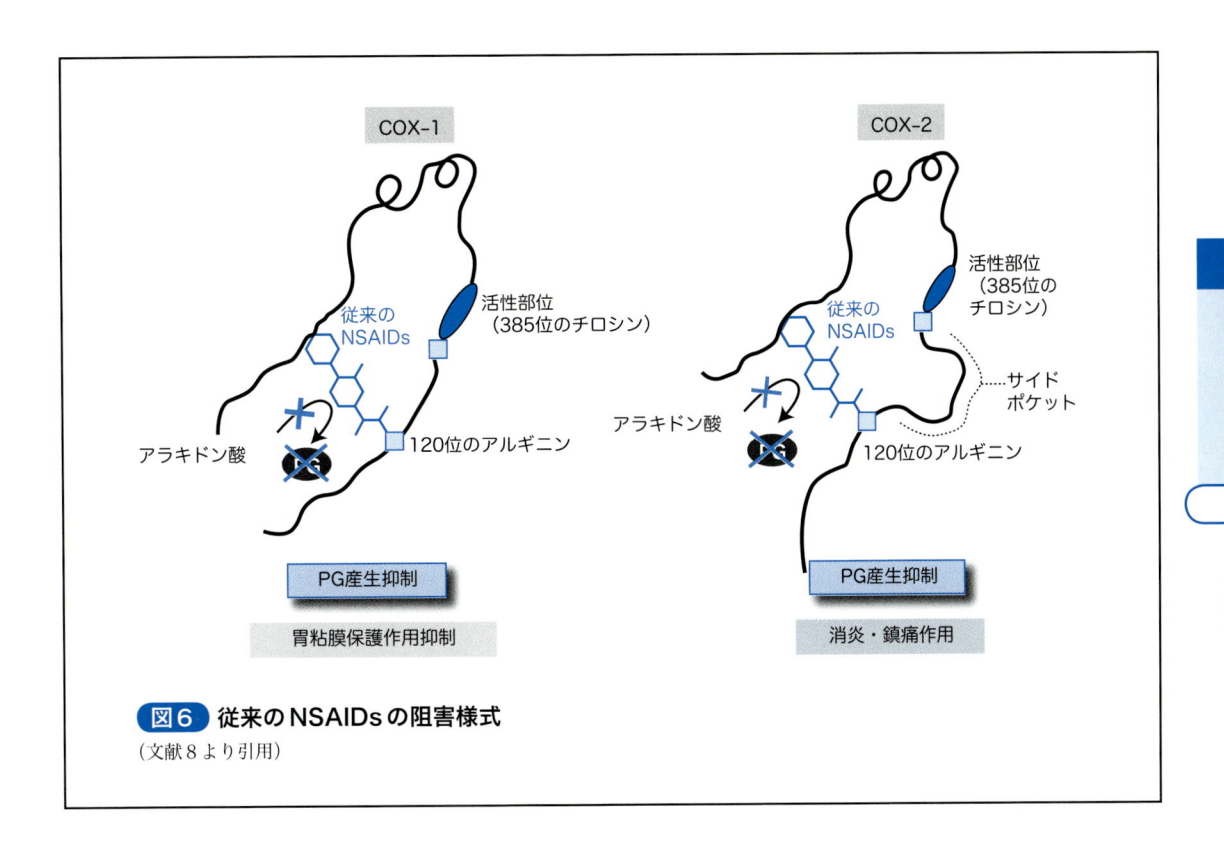

図6 従来のNSAIDsの阻害様式
(文献8より引用)

RA と PG/COX-2

　RAの主な病態は滑膜炎，滑膜増殖，血管新生，破骨細胞活性化である．滑膜組織に浸潤した炎症性細胞は相互反応により，炎症性サイトカインや一酸化窒素（NO）を過剰に産生する．**産生されたTNF-αやIL-1などのサイトカインは様々な細胞に働き，COX-2を誘導しPGE$_2$を産生する**．産生されたPGE$_2$は骨芽細胞に働き，破骨細胞形成因子（receptor activator of NF-κB ligand：RANKL）を誘導し，破骨細胞前駆細胞膜上のRANKと細胞接触させ，破骨細胞へと分化，活性化させる．その結果，成熟した破骨細胞は骨関節破壊を惹起すると考えられている（図7）[5]．PGE$_2$はVEGFを介した血管新生を惹起し，炎症をさらに増幅することも知られている．COX-2発現は滑膜細胞のアポトーシスを抑制し，滑膜増殖を誘導することも報告されている．

　RA患者の滑膜組織においてはCOXの強発現が，表層細胞層，血管内皮細胞，炎症性単核球，線維芽細胞様細胞などにおいてみられる（図8）[9]．一方，変形性関節症（OA）患者の滑膜では，COXの弱い発現が滑膜表層細胞に認められるのみである．正常滑膜組織ではCOXの発現はほとんどみられない．実験動物ではCOX-2遺伝子をノックアウトするとコラーゲン関節炎が起こらないことも知られている[10]．筆者らは培養滑膜細胞をIL-1やTNF-αで刺激するとCOX-2が著明に発現誘導され，デキサメタゾンにより完全に抑制されることを初めて報告した[11]．さらに，アンチセンスによるCOX-2遺伝子阻害により滑膜細胞にアポトーシスが誘導されることも示した[12]．セレコキシブは培養滑膜細胞へのアポトーシス誘

導作用，破骨細胞の分化抑制作用，軟骨のプロテオグリカン合成増加と分解抑制作用（プロテオグリカンの保持作用）などが認められている[13]．すなわち，セレコキシブにはRAやOAの治療効果も期待できる．

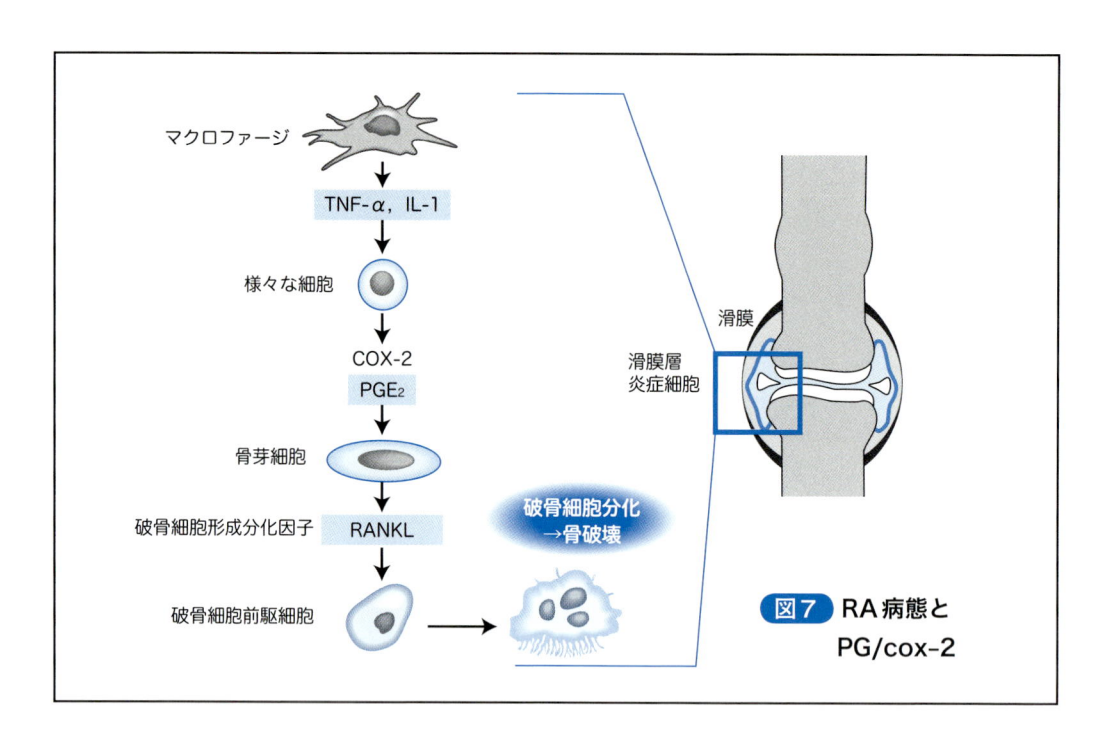

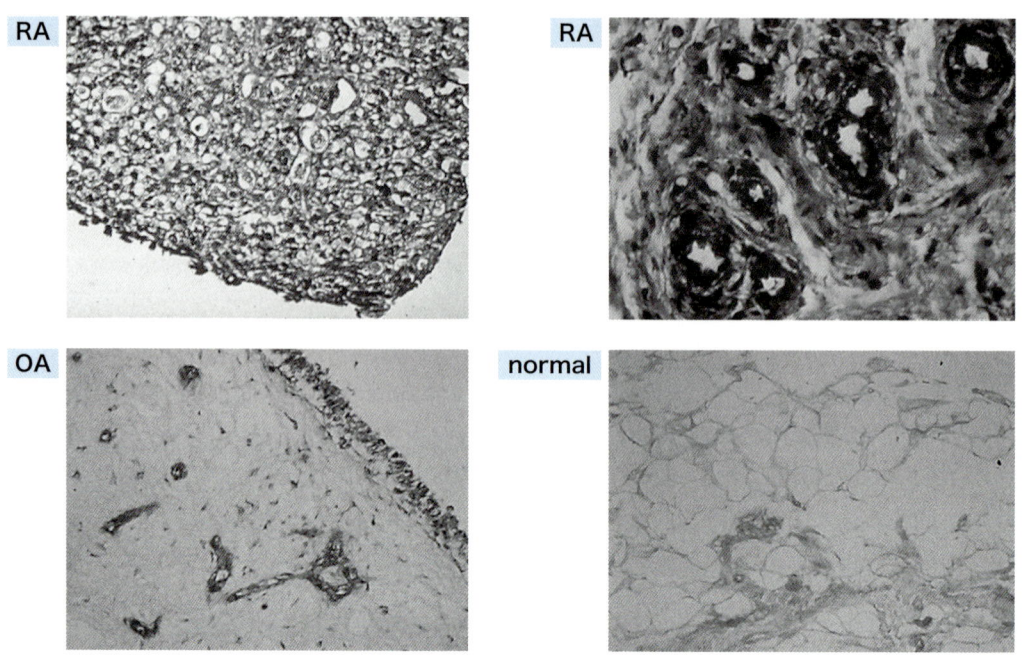

図7 RA病態とPG/cox-2

図8 関節リウマチ（RA），変形性関節症（OA），正常滑膜（normal）におけるCOXの発現
（RA，OAは文献9のp99，Fig 2より転載）〔カラーアトラス参照〕

第2章 NSAIDs（非ステロイド性抗炎症鎮痛薬）

3. NSAIDsの選び方・使い方

各薬剤使用のポイント

　　RAの補助的薬剤であることから副作用を考慮してできるだけ低用量，短期間の使用とすべきである．米国リウマチ学会では個々の患者の消化管障害，心血管障害を含めたリスク・ベネフィットとコストも考慮したNSAIDsの適正使用を勧告している[14]．

　　副作用の少なさや，最近開発された抗リウマチ薬の高い効果を勘案し，消炎効果と鎮痛効果を平均的に有するプロピオン酸系の薬剤が第一選択薬として多用されている．関節炎の程度が強く改善が認められない場合は，ジクロフェナクやインドメタシンなどのより強い消炎効果を有する薬剤を試みる．服用のコンプライアンスを高めるために，ピロキシカムなど半減期の長い薬物や胃腸障害軽減のための各種剤形の薬剤も使用される．ロキソプロフェンナトリウム，スリンダック，ナブメトンなどのプロドラッグは，それ自体は不活性だが，体内で代謝されてはじめて活性体となる薬物である．胃腸障害は比較的軽度であるが血中を介する胃腸障害は完全には阻止できない．**COX-2選択性の高いNSAIDsは消化管障害が少なく使いやすい**．また，QOLを高めることや朝のこわばりの軽減にこれらの坐剤の適時併用が行われる．さらに，患者の生活リズムに合った服用回数を血中濃度半減期に基づいて選択する．多くのNSAIDsは胃腸障害を起こす可能性があるので，食直後の服用がよい．夜間や早朝の痛みに対しては，就寝前にNSAIDsをミルクか軽食とともに服用させるか坐剤を使用することもある．

　　また，外用剤には，パップ，テープ，軟膏，ゲル，クリーム，ローションなどがあり，胃腸障害を減らす有用性が期待される．最近，ケトプロフェンパップがRAの鎮痛効果を有意に減少させることが示された[15]．

　　最も重要なことは副作用の予防であり，それぞれのNSAIDsの特徴と副作用，危険因子を知ることが大切である．

処方の実際（剤形を選ぶ）

プロドラッグ

　　プロドラッグは不活性の薬剤として胃腸管から吸収された後，体内で活性型になる．したがって胃粘膜でのPG合成抑制は軽度で胃腸障害は比較的軽度である．肝障害時には活性体になりにくいので避ける．

> **Rp** ①ロキソプロフェンナトリウム（ロキソニン®）（1錠60 mg）1回1錠1日3回（毎食後）
> ②インドメタシンファルネシル（インフリー®）（1錠200 mg）1回1錠1日2回（朝夕後）
> ③アンピロキシカム（フルカム®）（1錠27 mg）1回1錠1日1回（朝後）

徐放薬

徐放薬は服薬のコンプライアンスがよく，効果時間が持続するが同種の短時間型に比較すると効果がやや弱い．

> **Rp** ①インドメタシン（インテバン®SP）（1錠25mg）1回1錠1日2回（朝夕後）
> ②ジクロフェナク（ボルタレン®SR）（1錠37.5 mg）1回1錠1日2回（朝夕後）

坐剤

坐剤は直腸より直接吸収され比較的胃腸障害が少なく，注射剤の筋注と同程度の血中濃度が得られ，速効性がある．

> **Rp** ①ジクロフェナク（ボルタレン® サポ）（1錠50 mg）1回1個（頓用）
> ②ケトプロフェン（メナミン® 坐剤）（1錠50 mg）1回1個1日2回（朝夕後）

経皮吸収剤

接触性皮膚炎などの皮膚症状を除けば副作用が少なく使いやすいが，効果は弱い．パップ，テープ，ローション，クリーム，ゲル，軟膏などがある．

> **Rp** ①フェルビナク（セルタッチ®）〔パップ〕7枚
> ②ケトプロフェン（モーラス®）〔テープ〕7枚
> ③フェルビナク（ナパゲルン®）〔ローション〕50 mL，1日1回〜数回
> ④インダシン（インテバン®）〔クリーム〕50g，1日1回〜数回
> ⑤ケトプロフェン（エパテック®）〔ゲル〕25g，1日1回〜数回
> ⑥ピロキシカム（フェルデン®）〔軟膏〕25g，1日1回〜数回

※ケトプロフェン（モーラス®テープ）は外用薬では日本初のRAにおける関節局所の鎮痛の効能追加を受けている[15]．

同種・類似薬との使い分けポイント

Point 1 胃腸障害

食直後の服用やNSAIDsの種類・剤形を選ぶことである程度予防できるが，必要に応じて胃腸薬を併用する．COX-2阻害薬，プロドラッグ，プロピオン酸系，塩基性薬剤，坐剤などは比較的胃腸障害が少ない．

＜COX-2阻害薬の処方例＞

Rp ①エトドラク（ハイペン®）（1錠200 mg）1回1錠1日2回（朝夕後）
②メロキシカム（モービック®）（1錠10 mg）1回1錠1日1回（朝後）
③セレコキシブ（セレッコクス®）（1錠200 mg）1回1錠1日2回（朝夕後）

＜プロピオン酸系の処方例＞

Rp ①ロキソプロフェンナトリウム（ロキソニン®）（1錠60 mg）1回1錠1日3回（毎食後）
②ザルトプロフェン（ソレトン®）（1錠80 mg）1回1錠1日3回（毎食後）

　胃・十二指腸潰瘍の予防にはPG製剤，H_2受容体拮抗薬，プロトンポンプ阻害薬は有効であるが，ミソプロストールのみが適応をもつ（p47参照）．

Rp ミソプロストール（サイトテック®）（1錠200 μg）1回1錠1日4回（毎食後および就寝前）

Point 2 肝障害

　肝障害をもつ患者では，プロドラッグの投与は避け，必要な場合はプロピオン酸系や構造の簡単な薬剤，坐剤，経皮吸収剤を選択する．

Point 3 腎障害

　腎障害をもつ患者や高齢者では，腎でのPG合成抑制作用が弱く半減期の短いプロピオン酸系やスリンダク（クリノリル®）を選択し，投与量も減量する．COX-2阻害薬でも腎障害は減らない．

Point 4 心血管障害

　COX-2選択性の高い薬剤は避けるほうがよい．1997～2004年にかけてのデンマークの疫学報告では健康成人においてジクロフェナクが最も致死的心発作が多く，ナプロキセン（ナイキサン®）が最も安全であることが示されている[16]．

第2章 NSAIDs（非ステロイド性抗炎症鎮痛薬）

4. 副作用と投与時の留意事項

副作用

NSAIDsには表3に示したように，共通してみられる副作用と，個々のNSAIDsに特異的にみられる副作用がある．**副作用の早期発見には，自覚・他覚症状のチェック，尿，便（潜血反応），血液検査（肝機能，腎機能，末梢血）を定期的に施行すべきである．**NSAIDsの2剤以上の併用は副作用の頻度のみが増加し，効果の増強は望めないので避けたほうがよい．

表3 NSAIDsの副作用

共通してみられるもの	特異的にみられるもの
1）胃腸障害*	1）アスピリン：耳鳴り**，難聴**
2）皮疹	2）インドメタシン：ふらふら感**，めまい**，頭痛，パーキンソン症候群の悪化
3）肝障害	3）イブプロフェン，スリンダク：髄膜刺激症状
4）腎障害	4）メフェナム酸：溶血性貧血
5）アスピリン喘息	5）ピロキシカム：光線過敏症
6）造血臓器障害	6）フェニルブタゾン：再生不良性貧血，無顆粒球症

（文献1より引用）　＊頻度が最も高い，＊＊薬物の血中濃度に依存して出現する

上部消化管障害[17]

〈NSAIDs潰瘍〉

消化性潰瘍の主要な原因はNSAIDs（25％）とヘリコバクター・ピロリ感染（70％）である．除菌療法の進歩やピロリ感染率の低下により，ピロリ感染による潰瘍は減少していくと考えられている．今後は，高齢化やNSAIDs使用の増加に伴い，NSAIDs潰瘍が消化性潰瘍の主因となる可能性が高い．

1991年の日本リウマチ財団によるNSAIDsの上部消化管障害に関する大規模調査の結果ではNSAIDsを3ヵ月以上服用したRA患者1,008例では内視鏡検査で胃炎38.5％，胃潰瘍15.5％，胃潰瘍瘢痕8％，十二指腸潰瘍1.9％が示されている．すなわち，約25％に消化性潰瘍が発生していたことになる[18]．一般母集団の胃潰瘍有病率は4.1％（1988年，消化器集団検診学会の調査）であり，NSAIDs胃潰瘍はその約3.8倍に相当する高いものであった．**NSAIDs潰瘍は幽門部-前庭部に3/4と多く，多発性で，小さな潰瘍がその特徴である．さらに，胃潰瘍患者の約41.3％が無症状である．**米国では疾患別死因の第5位にNSAIDsによる胃腸管出血が挙げられ年間16,500人が死亡し，HIV感染で亡くなる患者数と同数である[19]．

NSAIDs潰瘍の発症機序には，酸がNSAIDsと結びつくことにより脂溶性となり，細胞膜を通過して直接障害を起こすこと，COX阻害によるPG産生の減少と防御機構の低下，活性酸素産生増加が影響している．

〈予防法〉

　　PGE$_1$製剤のミソプロストールは胃粘膜のPGを補充して胃酸分泌抑制作用と粘膜防御作用を発揮してNSAIDsによる上部消化管障害のリスクを低下（約40％）させるが，一方で下痢や腹痛などの副作用がある[20]．また，プロトンポンプ阻害薬（PPI）にNSAIDs潰瘍の予防効果が認められている．PPI製剤間の予防効果に差はないようである．H$_2$受容体拮抗薬の通常量および半量投与による予防効果は海外では否定されており，高用量（ファモチジン80 mg/日）ではNSAIDs潰瘍の発症予防の有効性が示されている．最近，韓国，中国，タイの国際共同研究でRA患者を対象にNSAIDsによる消化性潰瘍の発症予防効果が粘膜防御因子増強薬（レバミピド）とミソプロストールで同等であると報告されている[21]．スクラルファートも同様の予防効果を示したと報告されている[17]．ステロイドとNSAIDsを併用すると胃潰瘍の発生頻度は1.83倍になるとの報告もある[17]．わが国でのNSAIDs潰瘍に関する積極的な検討が必要である．

〈COX-2阻害薬との関係〉

　　COX-2選択性の高いNSAIDsほど消化管障害の相対危険度が低いことが統計的に示されている．事実，**コキシブ系薬剤は大規模無作為比較試験において，消化性潰瘍が有意に少ないことが示されている**．CLASS試験では，胃，十二指腸潰瘍の発生率はセレコキシブ（100〜400 mg）では6％以下でプラセボ（4％）と有意差はないが，ナプロキセン500 mg（26％）とは明らかな有意差がある[6]．エトドラク[22]やメロキシカム[23]などのCOX-2選択性が中程度のNSAIDsは3年以上の長期投与においても，ナプロキセンやイブプロフェンに比べ，消化管障害の増加は有意に少ないことが報告されている．しかしながら，COX-2選択性の高い薬剤でも少量アスピリンとの併用で消化管の安全性はなくなることが知られている．

　　一方で**NSAIDsは胃潰瘍の治癒を障害し，PG投与は治癒を早めることも知られている**．COX-2阻害薬投与が胃粘膜PG産生を抑え，胃潰瘍の治癒を遅らせることも報告されている[24]．

〈対応と危険因子〉

　　したがって，NSAIDs潰瘍が存在すれば，まずNSAIDsを中止することが大切である．**NSAIDs継続投与下で治療する場合はミソプロストール（800 μg），オメプラゾール（20 mg），ランソプラゾール（15 mg）などのPPI投与が最適な治療とされている**．

　　NSAIDs潰瘍の危険因子には，①潰瘍や上部消化管障害の既往歴がある，②高齢者，③抗凝固薬服用者，④副腎皮質ステロイド薬服用者，⑤NSAIDsが高用量あるいはNSAIDsの併用，⑥重篤な疾患（RA，心疾患など）などが挙げられている．このようなRA患者では予防的薬剤投与が必要である．

下部消化管障害

NSAIDsによる下部消化管病変の頻度は低くないと考えられている．**米国で行われたリウマチ患者を対象にした大規模試験において，NSAIDsによる全消化管出血の約4割は下部消化管出血である**ことが示されている[25]．最近では大腸内視鏡が一般的になり，カプセル内視鏡やダブルバルーン内視鏡が登場したことによりNSAIDs起因性小腸病変が注目されている．RA患者を対象に検討した成績では，NSAIDs非服用群では33％に認められた小腸粘膜欠損が，NSAIDs服用群では81％に認められたと報告されている[26]．成人健常人にジクロフェナクとPPIを2週間投与すると68％に新たな小腸病変がみられると報告されている．主な症状は，下血や原因不明の貧血であるが，**NSAIDsの中止により速やかに改善することが多い**．セレコキシブなどのCOX-2阻害薬は非選択薬より有意に小腸病変が少ないことが示され[27]，レバミピドはミソプロストールと同様に小腸病変の予防効果が知られている[28]．
NSAIDsによる小腸病変の発症機序としては，1つは胃病変と同様に，**COX阻害によるPG合成抑制に基づく粘膜保護機構の破綻**が指摘されている．もう1つの機序は**NSAIDsの直接作用**である．NSAIDsが粘膜上皮細胞を直接傷害することによって，細胞間結合装置の機能が低下し，その結果，粘膜の透過性が亢進し，腸内細菌，毒素や胆汁酸などが侵入し，病変が生じることが推察されている．

腎障害

腎機能障害はCOX-2選択性，非選択性を問わず認められる副作用である．腎臓にはCOX-1もCOX-2も発現している．PGE_2はNaの再吸収を抑制し，PGI_2はレニンの遊離を促進し，アルドステロンの分泌促進，遠位尿細管からのKの排泄を促進する．NSAIDsはNa貯留，浮腫，血圧上昇，腎血流低下によるクレアチニンの上昇や腎不全を来す．NSAIDsによる腎前性高尿素窒素症が未治療なら急性尿細管壊死を来すことがある．**腎障害をもつ患者には，COX-2阻害薬においてもその使用には十分注意が必要である**．COX-2は腎のホメオスタシスに重要であるため，NSAIDs投与中は腎機能の十分なモニタリングが必要である．腎障害をもつ患者や高齢者では，腎でのPG合成抑制作用が弱く半減期の短いプロピオン酸系やスリンダクを選択し，投与量も減らす．**重篤な腎障害患者ではNSAIDsは禁忌である．**

肝障害

肝障害は複雑な化学構造の薬剤に多く，薬剤投与後2週間から3ヵ月ぐらいに起きやすい．一般に，1万人に1人にNSAIDsによる肝毒性が見られると概算されている．NSAIDs肝障害の発症とCOXとの関係はなさそうである．COX-2阻害薬における肝障害の頻度は肝障害の少ないNSAIDsと同等といわれている．ただ，COX-2選択性が最も高いルミラコキシブはジクロフェナクのアナログであり，肝障害による死亡例も出たため市場から撤退した．アセトアミノフェンの肝毒性は急性肝不全を惹起し，米国では肝移植の主要な原因の1つである．肝障害のある患者ではプロドラッグは避け，必要ならプロピオン酸系構造の簡単な薬剤，坐剤，経皮吸収剤を選択する．**重篤な肝障害をもつ患者ではNSAIDsの使用は控える必要がある．**

心血管合併症

　COX-2阻害薬と心血管合併症リスクの関連性が初めて指摘されたのは2000年のVIGOR試験である[29]．この試験において，ロフェコキシブはナプロキセンに比べて重症消化管障害合併率が半分以下まで有意に減少していたが，心筋梗塞の合併率がナプロキセンの約4倍増加していた．大腸ポリープ予防効果試験であるAPPROVe（adenomatous polyp prevention on Vioxx）試験[30]においても，ロフェコキシブ服用開始18ヵ月を超えるとプラセボ群と比較して心血管合併症リスクの有意な上昇がみられた．その結果，2004年9月に米国メルク社はロフェコキシブの世界市場からの自主撤収を決定した．

　一方，セレコキシブに関しては，2000年のCLASS試験において従来型のNSAIDsと心血管合併症発生率に差はみられなかった．しかし，2005年のAPC（adenoma prevention with celecoxib）試験[31]では，セレコキシブを投与した患者群において，重大な心血管合併症（心血管系が原因の死亡，心筋梗塞，脳卒中）発生率の用量依存性の上昇がみられた．第二世代のCOX-2阻害薬であるパレコキシブやバルデコキシブにおいても，冠動脈バイパス術後の安全性に関する試験により，30日間の短期投与でも心血管合併症の増加（3倍）が認められた[32]．また，バルデコキシブについては心血管系に加えて重篤な皮膚疾患のリスクが高まることなどから販売が中止された．

　COX-2阻害薬投与が心血管合併症を起こす機序として，血小板COX-1由来トロンボキサンA_2と血管内皮COX-2由来PGI_2との比が血栓傾向になることが原因であるとの説（FitzGeraldの仮説）もある（図9）[33]が，いまだ詳細は不明である．

　その後，COX-2阻害薬と心血管合併症リスクに関する再評価が続けられた．COX-2阻害薬によるアルツハイマー病の予防試験（Alzheimer's disease anti-inflammatory preven-

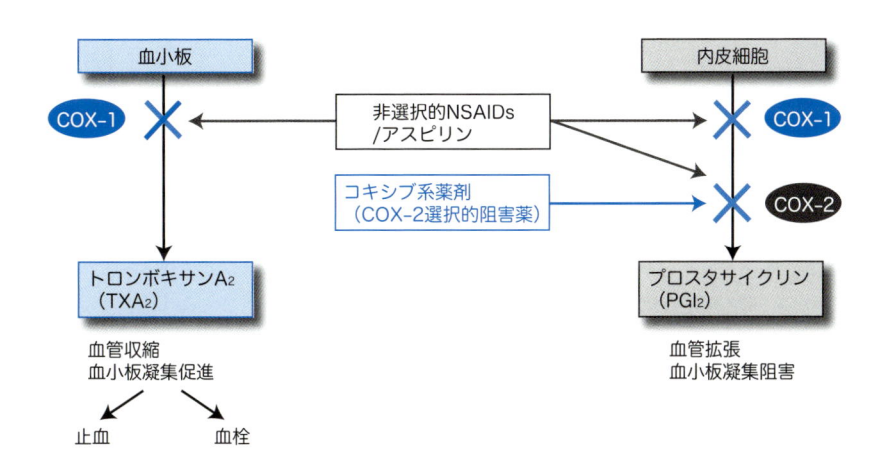

図9　心血管イベント増加の機序
TXA_2，PGI_2の生理作用とNSAIDsの作用点を示す．COX-2阻害薬投与によりバランスが血栓形成に傾くと考えられる（文献33より引用）

tion trial：ADAPT）において，対照薬であるナプロキセンではプラセボに比べ1.57倍重篤な心血管イベントの上昇が見られた[34]．この試験でセレコキシブでは心血管イベントの有意な増加はみられなかった．心筋梗塞をエンドポイントにした臨床試験においてCOX-2選択性の高いルミラコキシブが従来薬と比較して発症増加を認めないとの報告もある[35]．その後，COX-2の選択性に関わらずNSAIDsには心筋梗塞などの心血管系の副作用が多いとの観察研究もみられた．2005年2月の米食品医薬品局（FDA）の諮問委員会では，セレコキシブ，バルデコキシブおよびロフェコキシブはいずれも心血管合併症リスクを高める可能性があるものの，ベネフィットが患者へのリスクを上回るものとの結論を出して米国での販売継続を勧告した．**結局，FDAは心血管合併症リスクはCOX-2阻害作用を有する薬剤に共通するリスクであると判断した．**

また米国の退役軍人保健医療サービスのVeterans Affairs（VA）データベースについてのレトロスペクティブ解析が報告された[36]．対象は1999年1月1日から2001年12月31日までに，セレコキシブ，ロフェコキシブ，エトドラク，または非選択的NSAIDsのイブプロフェン，ナプロキセンを服用した35歳以上の患者とした．12,188例が試験基準に合致し，146の心血管イベントが観察された．心血管系リスクに対し影響しないとされているイブプロフェンと比較して解析されたところ，長期投与（＞180日）ではイブプロフェンに対してセレコキシブの補正ハザード比（HR）は3.64で，ロフェコキシブのHRは6.64であった．エトドラクとナプロキセンは，イブプロフェンと差は認めなかった．短期投与（＜180日）ではいずれの薬剤の心血管リスクもイブプロフェンと差は認めなかった．**この結果は，エトドラクの安全性を示すものである．**また，エトドラクは胃癌の化学予防を示す成績も報告[37]されている．

血液

NSAIDs投与中の貧血は消化管出血や失血を考え，すぐに検査する必要がある． NSAIDsによる（フェニルブタゾン，ピロキシカム，スリンダク，ジクロフェナク，インドメタシン，イブプロフェンなど）無顆粒球症や再正不良性貧血が知られている．COX-2阻害薬では貧血の合併症は少なく，出血傾向も少ない．

骨折

骨折の治癒にCOX-2が必要であり，コキシブ系NSAIDsによる骨折治癒遅延も示唆されている．

その他

イブプロフェンの無菌性髄膜炎，高齢者でのインドメタシンによる精神状態の変化も知られている．アスピリンにより悪化する呼吸器疾患やアスピリン喘息は，アスピリンやNSAIDs服用がトリガーとなる．

投与時の注意事項

妊娠時の投与[38]

　　妊婦に対してはいずれのNSAIDsも使用を避けたほうが無難である．胎児への催奇形性の指摘は特にないが，妊娠後期に使用すると胎児動脈管の早期閉鎖を促すことがある．妊娠後期RAでは低用量ステロイドでコントロールするのが安全である．

相互作用[39]

　　NSAIDsは他薬と相互作用示すことが知られている．NSAIDsとの併用でMTXの血中濃度が上昇し，骨髄抑制，消化性潰瘍，口内炎などのMTXの副作用が発現する．NSAIDsと併用するとワルファリンの抗凝固作用が増強され，出血傾向が増強される．サリチル酸系薬剤との併用でスルホニルウレア系薬剤（SU剤），インスリン製剤などの血糖降下作用が増強し，低血糖症状が発現することがある．また，ニューキノロン系抗菌薬との併用で中枢性痙攣の報告がある[39]．NSAIDs同士の併用では効果は増さず，消化管障害などの副作用が増すので避けるべきである．

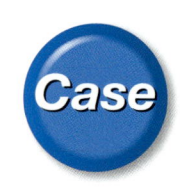

第2章 NSAIDs（非ステロイド性抗炎症鎮痛薬）

Case 症例でわかるNSAIDsの使い方

症例1　アスピリン喘息を合併するRA患者[40]

52歳，女性．主訴は多関節痛．半年程前より両手，手指，肘，足関節痛を自覚し，近医受診．RF陽性のためRAが疑われ当科紹介．腫脹関節数10，圧痛関節数 7，赤沈 53 mm/時間（DAS 28=5.82），CRP 1.8 mg/dL，RF 90IU/mL，抗CCP抗体＞100U/mL，手および手指関節X線写真で骨びらんを認め，RAと診断した．約3週間前からのMTXとプレドニゾロン（PSL）による治療で関節痛は軽減したが持続するため来院．

既往歴：41歳から気管支喘息，48歳時に副鼻腔炎の手術の際，ジクロフェナク坐薬投与後に喘息発作．以降も市販の総合感冒薬服用後に喘息発作を数回発症している．

行われた治療法と投与された薬剤

治療法：RAによる疼痛に対する補助的薬物治療
使用薬剤：セレコキシブ（セレコックス® 錠100・200 mg）

▶この症例での薬物選択のポイント

着目ポイント　アスピリン喘息（aspirin-induced asthma：AIA）の合併

ジクロフェナク坐薬や市販の総合感冒薬により喘息発作が誘発されていることから，AIA合併を考える．AIAではほぼ全例で副鼻腔炎（好酸球性）を合併し，診断の手がかりになりえる．

▶なぜこの薬剤を選択したか

着目ポイント　AIA症例における高い安全性

2002年のアメリカリウマチ学会の治療ガイドラインではRA診断後3ヵ月以内にMTXを中心とした抗リウマチ薬（DMARDs）の使用が推奨されているが，MTXは効果発現まで数週を要するため，症状緩和のため副腎皮質ステロイド薬（以下ステロイド）やNSAIDsを併用することも多く，両剤ともACRガイドラインでは補助的薬剤とされている．なお，COX-2阻害薬は従来のNSAIDsと鎮痛効果において同等の有効性が示されている．

本症例はAIAを合併するため酸性NSAIDsは禁忌である．内服薬，坐薬，注射薬のみでなく，貼付薬や塗布薬でも禁忌である． AIA例では塩基性NSAIDs〔エモルファゾン（ペントイル®），チアラミド（ソランタール®）〕，COX-2阻害薬（セレコキシブなど）が使用可能である．チアラミド，COX-2阻害薬は，添付文書ではAIA例での使用が禁忌とされているが，多くの専門医の臨床経験から安全性は高いとされている．特に，COX-2阻害薬はAIA

症例での安全性が多数報告されており[40]，さらに常用量以上に投与しても，肺機能低下のみでなく，AIAの特異的病態であるシスティニルロイコトリエン（cysteinyl leukotriene：Cys-LTs）の産生亢進が生じないことが報告されている[40]．AIA症例においてステロイドは経口投与では安全に使用できる．

▶投与スケジュール

> **Rp** MTXを副作用がないことを確認しながら8 mg/週まで増量
> MTX開始時にステロイド少量（PSL 5～10 mg/日）とセレコキシブ（セレコックス®）200 mg/回を1日2回で400 mg/日の併用を開始し，MTXの効果が確認できればPSLは緩徐に漸減し，セレコキシブも漸減～中止とする

▶この症例で注意すべきこと

COX-2阻害薬は，重症不安定なAIAでは稀に喘息発作を誘発することが報告されているため[41]，注意が必要である．

▶この処方でうまくいかなかった時

塩基性NSAIDsへの変更やステロイド増量を考慮する．活動性が高く，骨破壊もみられるため，ACRガイドラインに基づき生物学的製剤導入を検討するべきである．

▶患者への説明

AIAのため酸性NSAIDsが使用できないこと，安全性の高いセレコキシブを使用するが，**稀ながら喘息発作を生じる可能性があること**，MTXやステロイドにより感冒を生じやすいが市販の総合感冒薬を使用しないこと，医療機関を受診する際は必ずAIAである旨を伝達するよう説明する．

症例2　RA治療中に挙児希望される症例[42]

30歳，女性．25歳時にRA発症し，現在MTX（8 mg/週），PSL（2.5 mg/日）およびロキソプロフェン（ロキソニン®）内服（120 mg/日）で症状は安定している．近く結婚し，挙児希望と相談された．

行われた治療法と投与された薬剤

治療法：MTX，NSAIDsの中止およびそれに変わるRA治療の開始
使用薬剤：プレドニゾロン（PSL；プレドニン®錠5 mg）

▶この症例での薬物選択のポイント

着目ポイント　各RA治療薬の妊娠に及ぼす影響

DMARDsは妊娠中や授乳中は禁忌となるものが多い．MTXは妊娠時，特に妊娠初期の使用は胎児奇形や流産の原因になりえるため禁忌である．NSAIDsは蓄積性や催奇形性は報告されていないが，妊婦への安全性は確立されていない．**妊娠後期の使用は胎児動脈管の早期**

閉鎖や腎奇形，羊水過小症との関連性があるため，妊娠後期（妊娠32週以降）に使用すべきでない．COX-2阻害薬は妊娠中の安全性が確立されていないため，使用を避けた方がよい．

▶なぜこの薬剤を選択したか

> 着目ポイント　妊娠中使用の安全性と疾患活動性の抑制効果

本邦のRA治療ガイドラインでは，RAに対するステロイド治療は「妊娠のためNSAIDs，DMARDsが使用不可能な場合」で相対的適応とされている．PSLは胎盤内の酵素で不活化されるため胎児への影響が少なく，デキサメタゾン（デカドロン®）やベタメタゾン（リンデロン®）は不活化されず，胎児に移行するため，**妊娠中に母体の治療目的で使用するステロイドはPSLが第一選択薬となる**．PSL 15 mg/日以下であれば胎児にほぼ影響せず，乳汁移行もわずかで，授乳中もPSL 20〜30 mg/日までは使用可能とされる．

▶投与スケジュール

> **Rp**　薬剤調節を要する可能性も考慮し，妊娠計画の約6ヵ月前にMTXは中止し，PSLを開始
> 妊娠までは10 mg/日以下のPSLと必要に応じてNSAIDsを併用する
> NSAIDsは妊娠後期まで併用可能であるが，妊娠が確定すれば極力PSL単独とする

▶この症例で注意すべきこと

薬剤の中止・変更によりRAの再燃の可能性がある．

▶この処方でうまくいかなかった時

催奇形性が否定されているサラゾスルファピリジン（SASP：アザルフィジンEN®）を妊娠中期まで併用する方法がある．TNF-α阻害薬は妊娠中の使用に関して安全性も報告されているが，症例集積中であり，現時点では控えるべきであろう．少数の関節炎であれば，ステロイドの関節内注入を考慮する．授乳中の場合，授乳を中止し，MTXやNSAIDsの再開を考慮する．

▶患者への説明

NSAIDs，DMARDsの妊娠への影響，治療内容変更の必要性などについて説明する．RAの活動性が高い場合は，RAの治療を優先し，コントロールできた時点で再度妊娠を計画すべきことを理解させる．

症例3　上部消化管潰瘍の既往があるRA症例

68歳，男性．主訴は左足関節痛．38歳時RA発症され，現在MTX（6 mg/週）およびPSL（2.5 mg/日）で左足関節の腫脹・疼痛以外の関節症状はほぼ軽快．腫脹関節数2，圧痛関節数1，CRP 0.2 mg/dL（DAS 28=2.47），左足X線写真で著明な関節裂隙の狭小化と骨びらんなど高度な関節破壊（図10）を認めた．最近，左足関節痛が増強するため来院．
既往歴：40歳，52歳時胃潰瘍で入院．

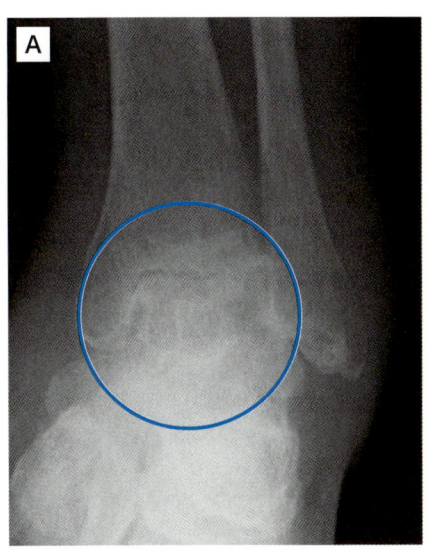

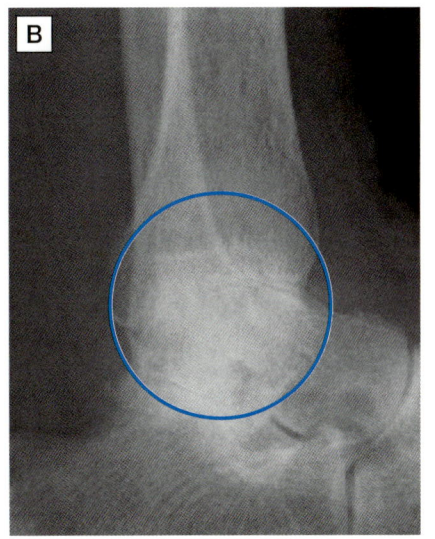

図10 左足関節X線写真
A）正面像，B）側面像．著明な関節裂隙の狭小化と骨びらんなど高度な関節破壊を認めた

行われた治療法と投与された薬剤

治療法：RAによる関節変形に伴う関節痛に対する消炎鎮痛薬加療
使用薬剤：セレコキシブ（セレコックス®錠100・200 mg）

▶この症例での薬物選択のポイント

着目ポイント ①RA自体ではなく，RAによる関節変形に伴う慢性疼痛，②胃潰瘍の既往，③高齢，④ステロイドの併用

　　RA自体は低疾患活動性で，左足関節痛はRAによる骨関節破壊の結果生じた変形によるものであり，NSAIDsによる対症加療が適切である．胃潰瘍が既往にあるため，従来のNSAIDsでは長期使用による消化管粘膜障害が懸念される．

▶なぜこの薬剤を選択したか

着目ポイント 従来のNSAIDsに比し消化管障害発生率が低い

　　COX-2選択性が高いセレコキシブ（セレコックス®），エトドラク（ハイペン®），メロキシカム（モービック®）は従来のNSAIDsに比べ上部消化管潰瘍発生率が有意に低い．最近の大規模研究で，セレコキシブ投与群はジクロフェナクにプロトンポンプ阻害薬（PPI）であるオメプラゾールを併用した群と比較し，上部消化管，下部消化管ともに消化管障害発生率は有意に低値であると報告されている（CONDOR試験[43]）．**NSAIDs投与患者における胃腸障害の危険因子として，高齢，消化管潰瘍の既往，ステロイドの併用などが挙げられる．**本症例ではそれらを有するため，COX-2阻害薬を使用し，さらにPPIやPG製剤，胃粘膜保護剤を併用したい．

▶投与スケジュール

> Rp セレコキシブ（セレコックス®）100 mg/回を1日1〜2回，エトドラク（ハイペン®）であれば100 mg/回を1日1〜2回または200 mg/回を1日1回の少量で開始し，適宜増量
> PPIはラベプラゾール（パリエット®）10 mg/回を1日1回やランソプラゾール（タケプロン®）15 mg/回を1日1回
> PG製剤はミソプロストール（サイトテック®）を200 μg/回を1日4回
> さらに胃粘膜保護剤としてレバミピド（ムコスタ®）100 mg/回を1日3回を併用

▶この症例で注意すべきこと

COX-2阻害薬は消化管障害の発生頻度は低いものの，PPIやPG製剤などの併用が望ましい．また，COX-2阻害薬の副作用として心血管系病変があり，高齢者では注意を要する．

▶この処方でうまくいかなかった時

消化管への十分な予防をした上で従来のNSAIDsへの変更，ステロイドやヒアルロン酸の関節内注入などを考慮する．

▶患者への説明

胃潰瘍の既往があり，それを考慮した鎮痛剤を使用するが，併用するPPIやPG製剤，粘膜保護剤も規則正しく服用することを説明する．また，日常の食生活における注意も促す．

症例 4　腎障害を有する高齢RA症例[44]

77歳，女性．46歳時RA発症し，この4年はアザルフィジン®EN（SASP）（1 g/日），プレドニゾロン（PSL）（5 mg/日），ピロキシカム（バキソ®，20 mg/日）で加療され，労作時や早朝の手・手指，膝関節痛のみ持続．数年前より血清クレアチニン（Cr）値上昇を認め，当科紹介．腫脹関節数2，圧痛関節数0，CRP 0.1 mg/dL（DAS 28＝1.75），血清BUN 36 mg/dL，血清Cr 1.51 mg/dL，クレアチニンクリアランス（Ccr）41mL/分，検尿所見に特記事項なし．既往歴：66歳時から糖尿病

行われた治療法と投与された薬剤

治療法：ピロキシカム（バキソ®）の中止とNSAIDsの変更
使用薬剤：スリンダク（クリノリル®錠50・100 mg）

▶この症例での薬物選択のポイント

着目ポイント　①ピロキシカム連用中，②慢性腎不全の併発，③高齢

RA自体は低疾患活動性で，労作時痛などはRAによる骨関節破壊や加齢による変形性関節症（OA）によると考えられ，既存のRA加療に加えてNSAIDsによる対症療法が適切である．しかし，腎機能低下傾向にあり，また高齢でもあり，NSAIDsによる腎障害と考えられたため，NSAIDsの使用について再検討が必要であった．

▶なぜこの薬剤を選択したか

着目ポイント 腎機能におよぼす影響が少ない点

　高齢者でのNSAIDs使用の原則は，①血中半減期が短いものを使用する，②長期投与を避ける，③常用量よりも少量で開始する，④プロドラッグであること，⑤腎臓からの活性体排泄が少ないことなどが挙げられ，ロキソプロフェン（ロキソニン®）やスリンダク（クリノリル®）が適していると考えられている．ピロキシカム（バキソ®）は半減期48時間と長く，中止とした．スリンダクは半減期が比較的長いが（11〜15時間，ロキソプロフェン1.3時間），腎で不活化されプロドラッグとなるため腎機能に影響が少ないとされる．COX-2阻害薬は腎機能や腎血流に与える影響が少ないという報告もあるが[44]，腎臓ではCOX-2が発現し，腎血流維持に影響しているとされ，COX-2阻害薬の腎障害は従来のNSAIDsと同等という報告も多く[44]，現時点では不確定である．**加齢や臥床に伴う筋肉量低下のため，血清Cr値が基準値内であってもCcrが低値ということがあり注意を要する．**

▶投与スケジュール

> **Rp** スリンダク（クリノリル®）を頓用または100 mg/回を1日1〜2回と少量で開始し，適宜増減

▶この症例で注意すべきこと

　スリンダクは腎機能へ影響が少ないとされるが，定期的な腎機能評価を行い，症状が安定している時は漫然と長期投与しない．糖尿病に罹患していること，またRAに関連したアミロイドーシスの有無など，**腎障害の原因は可能な限り特定できるよう精査するべきである．**

▶この処方でうまくいかなかった時

　ロキソプロフェン（ロキソニン®）への変更，ステロイドやヒアルロン酸の関節内注入を考慮する．NSAIDsの中止も考慮すべきで，RA症状が増悪するようであれば，応急処置的にステロイド増量を行い，長期的な治療方針を再考する．

▶患者への説明

　腎機能低下が進んでいる原因の1つとしてNSAIDsが考えられるため，腎機能への影響が少ないとされるNSAIDsに変更する．加齢や糖尿病による腎障害も考えられるため，食生活での注意も必要．

おわりに

　NSAIDsはあくまで対症療法に用い，通常はDMARDsとの併用を原則とする．RA発症初期や診断が確定するまで，NSAIDsを補助的に使用する．DMARDsが効果を発揮し疾患活動性が抑えられれば，できるだけ減量，中止へもっていくべきである．NSAIDsには様々な工夫をしても避けられない副作用（消化性潰瘍など）があり十分な注意が必要である．COX-2選択性の強い薬剤は消化管合併症（出血，狭窄，穿孔）が少ない．副作用としての心血管系合併症や腎障害はすべてのNSAIDsにおいて共通の副作用であり，注意が必要である．個々のNSAIDsの特性を活かした使い方が大切である．

第2章 文献・参考にしたいガイドラインとエビデンス

1) 高崎芳成：第3章 非ステロイド系消炎鎮痛薬（NSAIDs）．『診断のマニュアルとEBMに基づく治療ガイドライン（改訂版）』，厚生労働省研究班編，日本リウマチ財団，pp71-77, 2004
2) 『NSAIDsの選び方・使い方ハンドブック』佐野統編，羊土社，2010
3) Warner TD, Vane JR：Nonsteroid drug selectivities for cyclo-oxygenase-1 rather than cyclo-oxygenase-2 are associated with human gastrointestinal toxicity：a full in vitro analysis. Proc Natl Acad Sci USA 96：7563, 1999
4) 横田敏勝．『臨床医のための痛みのメカニズム 改訂第2版』，南江堂，p71, 1997
5) 江口勝美：COX-2選択的阻害薬の現況とさらなる可能性．医薬ジャーナル，39：83-92, 2003.
6) Silverstein FE, et al.：Gastrointestinal toxicity with celecoxib vs nonsteroidal anti-inflammatory drugs for osteoarthritis and rheumatoid arthritis. The CLASS study：a randomized controlled trial. JAMA, 284：1247-1255, 2000
7) Langman MJ, et al.：Adverse upper gastrointestinal effects of rofecoxib compared with NSAIDs. JAMA, 282：1929-1933, 1999
8) Kurumbail RG, et al.：Structural basis for selective inhibition of cyclooxygenase-2 by anti-inflammatory agents. Nature, 384：644-648, 1996
9) Sano H, et al.：In vivo cyclooxygenase expression in synovial tissues of patients with rheumatoid arthritis and osteoarthritis and rats with adjuvant and streptococcal cell wall arthritis. J Clin Invest , 89：97-108, 1992
10) Myers LK, et al.：The genetic ablation of cyclooxygenase 2 prevents the development of autoimmune arthritis. Arthritis Rheum,43：2687-2693, 2000
11) Crofford LJ,et al.：Cyclooxygenase-1 and -2 expression in rheumatoid synovial tissues. Effects of interleukin-1 beta, phorbol ester, and corticosteroids. J Clin Invest,93：1095-1101, 1994
12) Yamada R, et al.：Selective inhibition of cyclooxygenase-2 with antisense oligonucleotide restricts induction of rat adjuvant-induced arthritis, Biochem Biophys Res Commun, 269：415-421, 1999
13) Kusunoki N, et al.：Induction of apoptosis in rheumatoid synovial fibroblasts by celecoxib, but not by other selective cyclooxygenase 2 inhibitors. Arthritis Rheum, 46：3159-3167, 2002
14) American College of Rheumatology Ad Hog group on use of selective and nonselective nonsteroidal anti-inflammatory drugs： Recommedations for use of selective and non-steroidal anti-inflammatory drugs: an American college of Rheumatology white paper. Arthritis Rheum, 59：1058-1073, 2008
15) Kawai S, et al.：Efficacy and safety of ketoprofen patch in patients with rheumatoid arthritis: a randomized, double-blind, placebo-controlled study. J Clin Pharmacol, 50：1171-1179, 2010
16) Fosbøl EL, et al.：Risk of myocardial infarction and death associated with the use of nonsteroidal anti-inflammatory drugs（NSAIDs）among healthy individuals: a nationwide cohort study. Clin Pharmacol Ther, 85：190-197, 2009
17) 『EBMに基づく胃潰瘍診療ガイドライン第2版』，胃潰瘍ガイドラインの適応と評価に関する研究班，じほう，2007
18) 塩川優一，他：非ステロイド性抗炎症剤による上部消化管傷害に関する疫学調査．リウマチ, 31：96-111, 1991
19) Singh G.：Recent considerations in nonsteroidal anti-inflammatory drug gastropathy. Am J Med, 105：31S-38S, 1998
20) Jaszewski R, et al .：Treatment of nonsteroidal antiinflammatory drug-induced gastric ulcers with misoprostol. A double-blind multicenter study. Dig Dis Sci, 37：1820-1824, 1992
21) Park SH, et al.：Comparison of Prevention of NSAID-Induced Gastrointestinal Complications by Rebamipide and Misoprostol: A Randomized, Multicenter, Controlled Trial-STORM STUDY. J Clin Biochem Nutr, 40：148-155, 2007

22) Lightfoot R. : Comparison of the efficacy and safety of etodolac and piroxicam in patients with rheumatoid arthritis. Etodolac Study 326 Rheumatoid Arthritis Investigators Group. J Rheumatol Suppl, 47 : 10-16, 1997
23) Lemmel EM, et al. : Efficacy and safety of meloxicam in patients with rheumatoid arthritis. J Rheumatol, 24 : 282-290, 1997
24) 佐野　統：NSAIDs潰瘍．リウマチ科，41：378-386，2009
25) Bjarnason I, et al. : Side effects of nonsteroidal anti-inflammatory drugs on the small and large intestine in humans. Gastroenterology, 104 : 1832-1847, 1993
26) Graham DY, et al. : Visible small-intestinal mucosal injury in chronic NSAID users. Clin Gastroenterol Hepatol, 3 : 55-59, 2005
27) Goldstein JL, et al. : Video capsule endoscopy to prospectively assess small bowel injury with celecoxib, naproxen plus omeprazole, and placebo. Clin Gastroenterol Hepatol, 3 : 133-141, 2005
28) Fujimori S, et al. : Prevention of traditional NSAID-induce small intestinal injury: recent preliminary studies using capsule endoscopy. Digestion 82 : 167-172, 2010
29) Bomhadier C, et al. : Comparison of upper gastrointestinal toxicity of rofecoxib and naproxen in patients with rheumatoid arthritis, VIGOR study group. N Engl J Med, 343 : 1520-158, 2000
30) Bresalier RS, et al. : Cardiovascular events associated with rofecoxib in a colorectal adenoma chemoprevention trial. N Engl J Med, 352 : 1092-102, 2005
31) Solomon SD, et al. : Cardiovascular risk associated with celecoxib in a clinical trial for colorectal adenoma prevention. N Engl J Med, 352 : 1071-1080, 2005
32) Nussmeier NA, et al. : Complications of the COX-2 inhibitors parecoxib and valdecoxib after cardiac surgery. N Engl J Med, 352 : 1081-1091, 2005
33) Bates ER, et al. : Controversies in antiplatelet therapy for patients with cardiovascular disease. Circulation, 111 : 267, 2005
34) ADAPT Research Group, et al. : Naproxen and celecoxib do not prevent AD in early results from a randomized controlled trial. Neurology, 68 : 1800-1808, 2007
35) Farkouh ME, et al. : Comparison of lumiracoxib with naproxen and ibuprofen in the Therapeutic Arthritis Research and Gastrointestinal Event Trial (TARGET), cardiovascular outcomes: randomised controlled trial. Lancet, 364 : 675-684, 2004
36) Motsko SP, et al. : Temporal relationship between use of NSAIDs, including selective COX-2 inhibitors, and cardiovascular risk. Drug Safety, 29 : 621-632, 2010
37) Yanaoka K, et al. : Preventive effects of etodolac, a selective cyclooxygenase-2 inhibitor, on cancer development in extensive metaplastic gastritis, a Helicobacter pylori-negative precancerous lesion. Int J Cancer,126 : 1467-1473, 2010
38) 阿部香織．関節リウマチにおける妊娠・出産．リウマチ科，42：589-593, 2009
39) 望月真弓．第1部総論-NSAIDsの基礎知識-6．薬物相互作用．『NSAIDsの選び方・使い方ハンドブック』(佐野統編), pp50-57, 2010.
40) アスピリン喘息．『喘息予防・管理ガイドライン2009』, pp160-162, 2009
41) 谷口正実, 他：アスピリン喘息 (NSAIDs過敏喘息) に安全な解熱鎮痛薬は？　呼吸器科，15(6)：555-560, 2009
42) 志村右子，村島温子：妊娠希望者と妊娠希望中におけるリウマチ治療薬選択．リウマチ科，41：589-593, 2009
43) Chan FKL, et al. : Celecoxib versus omeprazole and diclofenac in patients with osteoarthritis and rheumatoid arthritis (CONDOR) : a randomized trial. Lancet, 376 : 173-179, 2010
44) 大野岩男：NSAIDによる腎障害．クリニカ，31：69-73, 2004

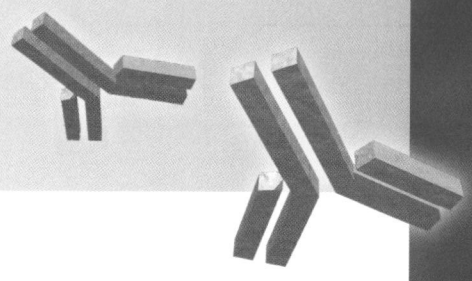

第3章
DMARDs
（疾患修飾性抗リウマチ薬）

岡田正人

第3章 DMARDs（疾患修飾性抗リウマチ薬）

1. DMARDsの特徴と分類

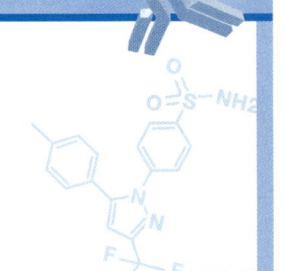

使用頻度の高い薬剤

分類	一般名	商品名	販売元	剤形
免疫調節薬	サラゾスルファピリジン	アザルフィジンEN	ファイザー-参天	腸溶錠250・500mg
	ブシラミン	リマチル	参天	錠50・100mg
	金チオリンゴ酸ナトリウム	シオゾール	高田	注10・25mg
免疫抑制薬	メトトレキサート（MTX）	リウマトレックス	ファイザー-武田	カプセル2mg
	ミゾリビン	ブレディニン	旭化成ファーマ	錠25・50mg
	タクロリムス水和物	プログラフ	アステラス	カプセル0.5・1mg
	レフルノミド	アラバ	サノフィ・アベンティス	錠10・20・100mg

　DMARDsは，関節リウマチ治療の中心であり，診断とともにできるだけ早期に開始する．初期には速効性のあるNSAIDs＋ステロイドと併用し，早期の寛解導入を目指すことも少なくないが，長期的に病勢をコントロールするのはあくまでDMARDsが中心であり，免疫調節性，免疫抑制性，生物学的DMARDsを適宜併用し使用する．

免疫調節薬

サラゾスルファピリジン（アザルフィジン®EN）

　有意に感染症のリスクを増加させない．添付文書上は妊婦または妊娠している可能性のある婦人には投与しないことが望ましいとされているが禁忌ではなく，欧米では妊娠中も葉酸と併用し継続投与されていることが多い．

　感染症と関節リウマチの関連が疑われていた1930年代にノーベル賞で有名なカロリンスカ大学のDr.SvartzがPharmaciaと共同で抗菌作用を有するサルファ剤と，抗炎症作用を有する5-ASAの特徴を併せもつ抗リウマチ薬として開発したが，長い間金剤やステロイドにその役割を譲っていた．その後，1980年代からその抗リウマチ作用が見直され1995年には本邦でも腸溶剤であるアザルフィジン®ENが関節リウマチに認可された．

　副作用は添付文書上は多数存在するが，実際に遭遇することの多いものとしては**投与開始から2〜4週間で発症する発熱，皮疹，肝障害などを特徴とするアレルギー，夏場に問題になる光線過敏症など**がある．500mg錠は剤型が大きいため特に女性では服用ししくいという訴えもあるが，250mg錠を処方することでほとんどの場合対応可能である．1日2回で

あるため夕食後の服用のアドヒアランスが低く錠剤が残ってしまうことも少なくなく，**効果不十分時には服用順守の確認が必要となる．**

ブシラミン（リマチル®）

有意に感染症のリスクを増加させない．

添付文書上の禁忌としては，血液障害のある患者および骨髄機能が低下している患者（骨髄機能低下の副作用のため），腎障害のある患者（タンパク尿の副作用からネフローゼ症候群等の重篤な腎障害を起こすおそれ）が挙げられている．妊婦または妊娠している可能性のある女性には投与しない．

本邦で発売されてから20年以上経つ薬剤で，D-ペニシラミンと構造が一部似ているが異なる作用があると考えられており，時に著効例を経験する．

当初は1日300 mgの最大投与量が処方されることが多かったが，近年100 mgもしくは200 mgを最大投与量とする施設が多くなり，報告当初よりもタンパク尿などの副作用の頻度が低下していると考えられている．

副作用は添付文書上は多数存在するが，実際に遭遇することの多いものとしては，**タンパク尿（6ヵ月以内が多い），白血球減少（投与開始1ヵ月ほどが多い），黄色爪（3ヵ月以上投与後が多い）**などがある．

金チオリンゴ酸ナトリウム（シオゾール®）

MTXが繁用されるようになるまでは，関節リウマチに対する中心的な薬剤の一つであった．著効することもあり，10人に1人は完全寛解すると経験を述べるベテランリウマチ医もいる．間質性肺炎，膜性腎症，血小板減少などの血液障害，アレルギーなどが主な副作用である．ペニシラミンとは併用禁忌．

免疫抑制薬

MTX（リウマトレックス®）

免疫抑制薬としては感染症のリスクが少ないとされ，肺炎などは非投与群と差がないとも報告されている．**経口薬として効果と副作用のバランスが最もよい薬剤とされており，関節リウマチ患者の半分以上が服用している標準的薬剤**である．単剤，他の経口DMARDsとの併用，そして生物学的製剤との併用薬として重要な役割を果たしている．

副作用としては，肝障害，高齢者では血球減少，稀ではあるが薬剤性間質性肺炎も注意が必要である．超高齢者を除いて，ほとんどの患者において8 mg以上が必要になる．副作用を防ぐために少量から開始した場合でも2ヵ月以内には，必要量まで増量する．

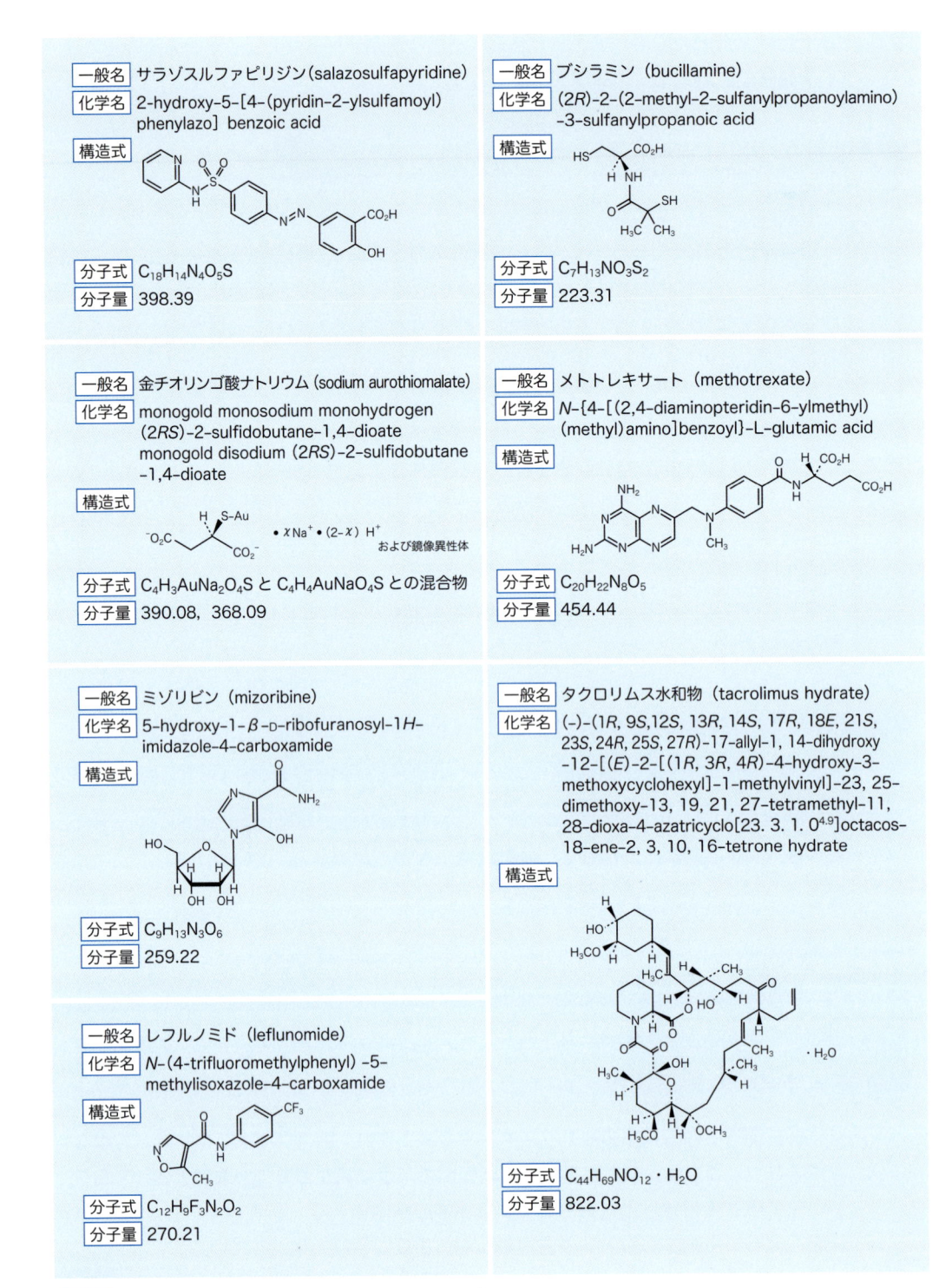

一般名	サラゾスルファピリジン（salazosulfapyridine）
化学名	2-hydroxy-5-[4-(pyridin-2-ylsulfamoyl) phenylazo] benzoic acid

構造式

分子式	$C_{18}H_{14}N_4O_5S$
分子量	398.39

一般名	ブシラミン（bucillamine）
化学名	(2R)-2-(2-methyl-2-sulfanylpropanoylamino)-3-sulfanylpropanoic acid

構造式

分子式	$C_7H_{13}NO_3S_2$
分子量	223.31

一般名	金チオリンゴ酸ナトリウム（sodium aurothiomalate）
化学名	monogold monosodium monohydrogen (2RS)-2-sulfidobutane-1,4-dioate monogold disodium (2RS)-2-sulfidobutane-1,4-dioate

構造式

および鏡像異性体

分子式	$C_4H_3AuNa_2O_4S$ と $C_4H_4AuNaO_4S$ との混合物
分子量	390.08, 368.09

一般名	メトトレキサート（methotrexate）
化学名	N-{4-[(2,4-diaminopteridin-6-ylmethyl)(methyl)amino]benzoyl}-L-glutamic acid

構造式

分子式	$C_{20}H_{22}N_8O_5$
分子量	454.44

一般名	ミゾリビン（mizoribine）
化学名	5-hydroxy-1-β-D-ribofuranosyl-1H-imidazole-4-carboxamide

構造式

分子式	$C_9H_{13}N_3O_6$
分子量	259.22

一般名	タクロリムス水和物（tacrolimus hydrate）
化学名	(−)-(1R, 9S,12S, 13R, 14S, 17R, 18E, 21S, 23S, 24R, 25S, 27R)-17-allyl-1, 14-dihydroxy-12-[(E)-2-[(1R, 3R, 4R)-4-hydroxy-3-methoxycyclohexyl]-1-methylvinyl]-23, 25-dimethoxy-13, 19, 21, 27-tetramethyl-11, 28-dioxa-4-azatricyclo[23. 3. 1. 0^{4,9}]octacos-18-ene-2, 3, 10, 16-tetrone hydrate

構造式

分子式	$C_{44}H_{69}NO_{12} \cdot H_2O$
分子量	822.03

一般名	レフルノミド（leflunomide）
化学名	N-(4-trifluoromethylphenyl)-5-methylisoxazole-4-carboxamide

構造式

分子式	$C_{12}H_9F_3N_2O_2$
分子量	270.21

図1 DMARDsの分子構造（各添付文書より）

ミゾリビン（ブレディニン®）

　免疫抑制薬であるが，感染症などの副作用頻度が低い．高齢者で特に効果が高いと報告されており，副作用も少ないため使いやすい薬剤である．核酸合成のde novo経路のみ抑制するため，サルベージ経路をもたないリンパ球に選択的に作用し，マクロファージや好中球のような自然免疫系への作用が少ないことが一つの理由と考えられている（p67，図2参照）．しかしながら，若年者の活動性の高い関節リウマチへの単剤としての使用は効果が著しくないことが多く，主に他の免疫抑制薬，MTXなどと併用されることも多い．免疫抑制薬でありながら，抗サイトメガロウイルス作用なども報告されており，非特異的免疫抑制薬とは一線を画す日本開発のユニークな薬剤である．

タクロリムス水和物（プログラフ®）

　日本初の薬剤であるが移植分野では世界的に代表的な薬剤となっている．移植よりも少量を投与することにより，より安全に関節リウマチなどの自己免疫疾患の治療に用いられており，重症筋無力症，ループス腎炎，潰瘍性大腸炎にも保険適応があるが，やはり感染症に対する注意は必要である．単剤およびMTXなどとの併用にて関節リウマチに対する効果が報告されている．また，生物学的製剤使用患者でMTXが使用できない症例での代替薬としても使用されることがある．

　投与時は血中濃度の測定に保険適応があり，10ng/mLを超える症例は稀であり，腎障害の副作用の頻度も高くなるので用量調整を考慮する．他の薬剤との相互作用が多いことには注意が必要であり，併用禁忌は生ワクチン，シクロスポリン，ボセンタン，カリウム保持性利尿薬であり，併用注意にはマクロライド系抗菌薬，アゾール系抗真菌薬，カルシウム拮抗薬のほかにグレープフルーツジュースなども含まれる（p80，表3参照）．

　残念ながら高価な薬剤であり，少量でも効果がみられる症例があるので頻用されているが，最大投与量の3 mg/日では一部の生物学的製剤とさほど変わらない自己負担が生じることもある．

レフルノミド（アラバ®）

　発売当初はMTXに比して肝臓，肺の副作用の少ない代替薬として期待されたが，ある程度の割合で同等の副作用が報告され，特に本邦では間質性肺炎での重症例が相次いだこと，後発品が発売されていないため費用的にも利点が大きくないことなどから，現在は限られた使用にとどまっている．また，MTXが使用できない患者における生物学的製剤との併用薬としても有効性の報告があるが，本邦ではプログラフなどが保険適応があるためその役割は限られている．

第3章 DMARDs（疾患修飾性抗リウマチ薬）

2. DMARDsの作用機序

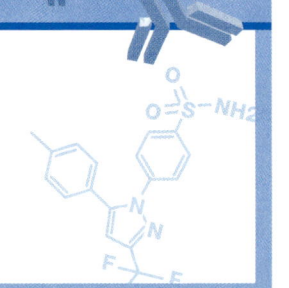

免疫調節薬の作用機序

サラゾスルファピリジン（アザルフィジン®EN）

正確には不明．添付文書によればT細胞，マクロファージに作用し，IL-1，2および6産生を抑制し，異常な抗体産生を抑制すること，滑膜細胞の活性化や炎症性細胞の浸潤等を抑制し，かつ多形核白血球の活性酸素産生も抑制するとされている．

ブシラミン（リマチル®）

正確には不明．添付文書によればin vitroの試験でT細胞のヒト血管内皮細胞への付着抑制作用，T細胞増殖抑制作用，B細胞のIgM産生抑制作用があるとされ，リウマトイド因子の改善作用，免疫グロブリン（IgG，IgA，IgM）の低下作用があげられている．

金チオリンゴ酸ナトリウム（シオゾール®）

詳細不明．マクロファージや好中球の貪食作用抑制，リソゾームに対する作用などが報告されている．マクロファージに貪食されることで，炎症性サイトカインの産生を抑制するという報告もある．

免疫抑制薬の作用機序

MTX（リウマトレックス®）

詳細は不明であるが，MTXは抗炎症作用のあるアデノシンを増加させることにより抗リウマチ作用を示すと考えられている．細胞内でMTXはpolyglutamated MTX（PG-MTX）に変換され，PG-MTXはATIC（AICAR transformylase）を抑制することにより，AICAR（aminoimidazole carboximide ribonucleotide）を蓄積させる．AICARはAMP（adenosine monophosphate）deaminaseを抑制することによりAMPからのアデノシン産生を増加させ，アデノシンの分解を抑制する．アデノシンは炎症性サイトカインであるIL-12，TNF-α，IL-6を抑制するなど，過度の炎症を自己調整し正常な状態に戻す役割のある物質と考えられている．

図2 ミゾリビンの作用機序

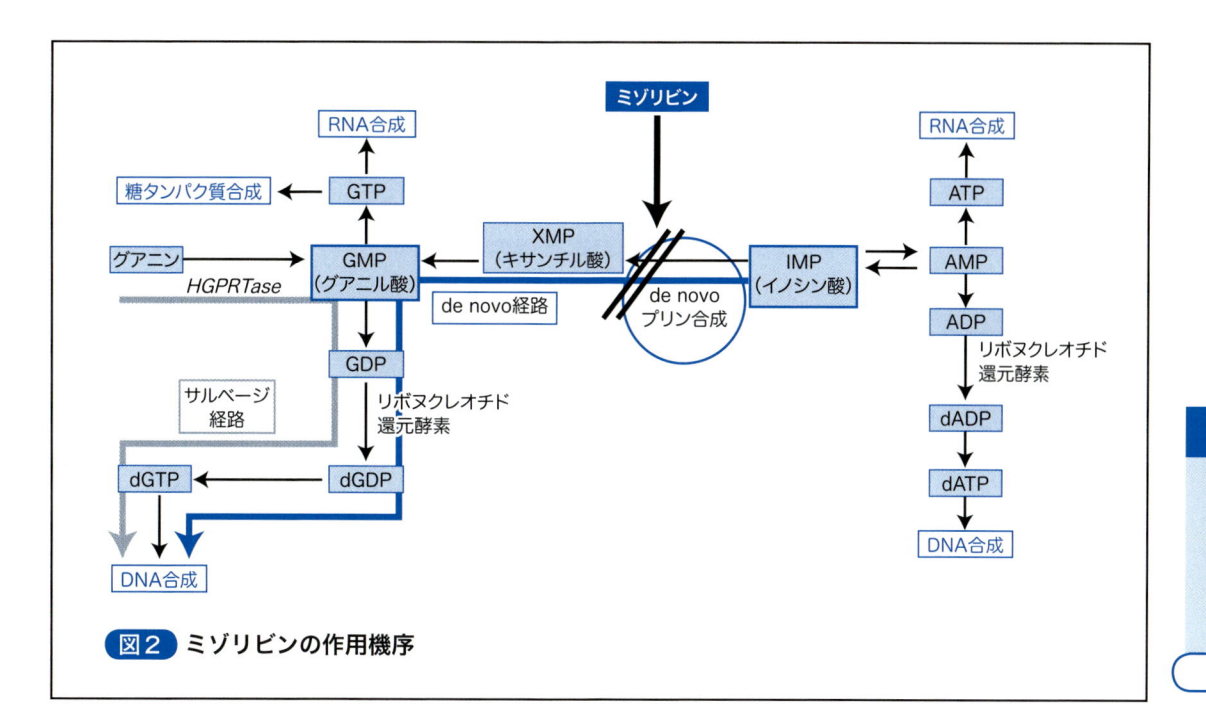

ミゾリビン（ブレディニン®）

　プリン合成系のイノシン酸（IMP）からグアニル酸（GMP）に至る経路を拮抗阻害することにより核酸合成を抑制するが，核酸合成のde novo経路のみ抑制するため，サルベージ経路をもたないリンパ球に選択的に作用し，マクロファージや好中球のような自然免疫系への作用が少ないと考えられている（図2）．

タクロリムス水和物（プログラフ®）

　カルシニューリン拮抗薬であり，IL-2ならびにIFN-γ等のT細胞由来のサイトカイン産生を抑制し，さらに，炎症性サイトカインであるTNF-α，IL-1βならびにIL-6の産生も抑制する．主に，T細胞に作用する薬剤であり，免疫系以外の骨髄細胞などへの抑制作用が少ない点が同じ免疫抑制薬であってもMTXとは異なる．

レフルノミド（アラバ®）

　詳細は不明であるが，活性化T細胞の抑制作用が認められている．

第3章 DMARDs（疾患修飾性抗リウマチ薬）

3. DMARDsの選び方・使い方

こんな時に使う

サラゾスルファピリジン（アザルフィジン®EN）

- サルファアレルギー（スルホンアミドアレルギー）のない患者においては，ほとんどの関節リウマチ患者において適応となる．
- 特に将来妊娠の予定のある患者，感染症のリスクの高い患者（リウマチ肺合併，糖尿病，ステロイド依存性，喫煙者）では，免疫抑制薬と比べて安全に使用できる．悪性腫瘍の既往歴のある患者においても同様である．
- 薬剤性間質性肺炎の頻度も0.03％と低頻度と報告されており，リウマチ肺，間質性肺炎合併患者においては他の抗リウマチ薬と比べて安全性が高い．
- 腎障害のある患者では慎重投与とされているが禁忌ではなく，透析患者においても少量（500 mg）を使用し効果がみられたとの報告もある．

ブシラミン（リマチル®）

- サルファアレルギー（スルホンアミドアレルギー）にてサラゾスルファピリジンを服用できない患者には，免疫調整薬の選択肢としてほとんどの関節リウマチ患者に適応となる．
- 免疫調節薬であるため感染症のリスクの高い患者（リウマチ肺合併，糖尿病，ステロイド依存性，喫煙者）では，免疫抑制薬と比べて安全に使用できる．悪性腫瘍の既往歴のある患者においても同様である．
- また，サラゾスルファピリジンでは十分な効果が期待できないと予測される高活動性の症例では早期からの併用薬として，またMTXとの併用薬としても使用する．

金チオリンゴ酸ナトリウム（シオゾール®）

B型肝炎，悪性腫瘍などの病歴にて，免疫抑制薬の使用が好ましくなく，他の免疫調節薬にて十分に効果が得られない時に使用する．

MTX（リウマトレックス®）

関節リウマチの薬物療法の中心的な薬剤であり，欧米では第一に使用するDMARDsとされており，MTXを最低でも3 mg/kg/週の量を2ヵ月以上投与し不十分な症例にTNF阻害薬を使用するというガイドラインを採用している国も多い．本邦では，添付文書上は他の

DMARDsにおいて不十分な際に使用するとされているため，サラゾスルファピリジン，ブシラミンにて十分な効果の得られなかった症例に使用する．

ミゾリビン（ブレディニン®）

添付文書によればサラゾスルファピリジン，ブシラミンなどの抗リウマチ薬にて十分な効果が得られない時に使用可能となっている．高齢者や基礎疾患などから安全性を優先した治療が必要な患者．MTXなどの他の抗リウマチ薬にて効果が得られたものの，十分ではない症例での併用薬としても使用．

タクロリムス水和物（プログラフ®）

添付文書によればサラゾスルファピリジン，ブシラミンなどの抗リウマチ薬にて十分な効果が得られない時に使用可能となっている．ある一定の効果が期待でき，広く抗リウマチ薬との併用が可能な便利な薬剤である．

レフルノミド（アラバ®）

NSAIDsおよび他の抗リウマチ薬による治療を検討し，レフルノミドの利点が他の製剤に優ると考えられる時に使用する．他の製剤が禁忌，副作用などで使用できない時や効果が不十分な時．

処方の実際

サラゾスルファピリジン（アザルフィジン®EN）

- 寛解導入を目的として使用することは，他の抗リウマチ薬と同様であるが，単剤での寛解導入は頻繁には経験しない．
- 処方は添付文書によれば，消炎鎮痛薬などで十分な効果が得られない場合に使用し，通常，以下の通り服用する．

> **Rp** サラゾスルファピリジンとして1回500 mg（500 mg錠1錠，もしくは250 mg錠2錠）1日2回（朝食後・夕食後）

- 実際には，アレルギー反応の認められやすい最初の2週間もしくは4週間は1日500 mgで開始し，その後1日2回に増量することが多い．欧米での処方量の目安は40 mg/kg/日であるが，本邦では**最大投与量は1日1g**である．また，妊娠を近い将来に予定している患者においては葉酸の併用が推奨されている．
- 他の抗リウマチ薬と同様window of opportunityを逃さないために，診断確定後速やかに開始することが望ましく，**3ヵ月以内には効果判定を行う**．早期治療により関節破壊進行抑制効果が認められている（図3）．

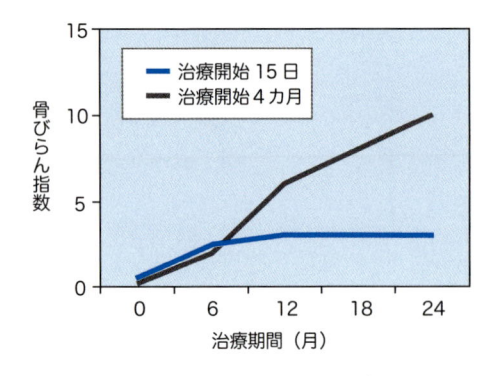

図3 サラゾスルファピリジン投与開始時期の骨びらん進行への影響
(文献1より引用)

ブシラミン（リマチル®）

- 寛解導入を目的として使用することは，他の抗リウマチ薬と同様であるが，単剤での寛解導入は頻繁には経験しない．
- 処方は添付文書によれば，消炎鎮痛薬などで十分な効果が得られない場合に使用し，通常以下の投与となっている．

> **Rp** 〈成人〉1回ブシラミンとして100mgを1日3回（300 mg）食後に経口投与し，患者の年齢，症状，忍容性，本剤に対する反応等に応じて投与．
> また，効果の得られた後には1日量100〜300mgの範囲で投与

- しかし，最近は副作用軽減のため低用量を使用することが多い．

> **Rp** ブシラミンとして100 mgを朝食後
> 効果不十分例では100 mg　1日2回　朝食夕食後に増量

つまり，副作用の観点からも添付文書上の最大量の1日300 mgまでは増量しない施設が増えている．

- 他の抗リウマチ薬と同様window of opportunityを逃さないために，診断確定後速やかに開始することが望ましく，**3ヵ月以内には効果判定を行う．**

金チオリンゴ酸ナトリウム（シオゾール®）

- 添付文書によれば以下の通りの処方となる．

> **Rp** 金チオリンゴ酸ナトリウムとして1回10 mgから増量，毎週もしくは隔週に1回筋肉内注射

この間に効果発現をみた場合には適当な最低維持量の投与を継続するとされている．

- 最近は少量投与が主体で，10 mgを毎週から隔週で4回ほど投与し，副作用の出現がないことを確認して10〜25 mgを2〜4週ごとに維持量として筋肉注射することが多い．

MTX（リウマトレックス®）

- 寛解導入を目的として使用する．
- 処方は添付文書によれば，以下の通りである．

> **Rp** 初日から2日目にかけて12時間間隔で2 mgを3回経口投与し，残りの5日間は休薬する（6mg/週）．効果は1〜2ヵ月後に得られるので，8週間以上投与しても効果が得られない場合に8 mg/週で増量※し，12時間間隔で，4 mg，2 mg，2 mgを投与
>
> ※2011年2月23日より16 mg/週までの増量が保険適用認可された．使用に関してはリウマチ学会ガイドライン[2]を参照されたい．

睡眠中は排泄能が低下すること，また週の服用3回目も4 mgを服用すると排泄が遅延することがあるのでこのようなスケジュールで服用する．

8 mg/週まで増量すると肝酵素上昇，白血球減少，血小板減少等の可能性が増加するので十分観察することとなっている．

- 欧米では，0.3 mg/kg/週が基本的投与量であり，錠剤も15 mg錠などもあり，週1回での服用が一般的である．服薬順守および排泄遅延による副作用などの面からも理論的に有利と考えられている．3回分割投与は，乾癬にMTXを使用する際に，皮膚基底細胞の細胞周期が37時間であることから用いられた方法であり，関節リウマチにおける免疫細胞の細胞周期は短いことから必要性が疑問視されている．

ミゾリビン（ブレディニン®）

- 処方の目的は，早期関節リウマチ患者では寛解導入，長期罹患患者においては低疾患活動性の達成である．長期罹患の高齢者で積極的な治療を希望しない患者においてはQOLの改善が目的となる．
- 添付文書によれば処方量は以下の通りである．

> **Rp** 通常，成人1回ミゾリビンとして50 mgを1日3回経口投与

症状により適宜増減するとされており，1日量150 mgが上限とはされていない表現になっている．300 mgまでは処方しても保険上問題とならない地域もあるとのことであるが，明確な最大処方量が明記されていないため注意は必要である．腎機能低下の患者では減量等を考慮する．

- 効果発現には最高血中濃度が重要であることを示唆する論文[3]も発表されており，150 mgを朝食後1日1回で服用する方法，さらにはパルス療法と呼ばれる1週間分の1,050 mg（21錠）を，MTXのように週に一度12時間ごとに7錠ずつ3回に分けて投与する方法なども報告されているが，安全性に関する大規模なスタディはなく，添付文書に沿わない使用法である問題も考量しなければならず，あくまで患者に十分説明し同意を得た際のみに限定される．
- 逆に，少量投与として週に一度MTX服用時に1錠ずつ併用する方法も報告されている．

タクロリムス水和物（プログラフ®）

- 処方の目的は，早期関節リウマチ患者では寛解導入，長期罹患患者においては低疾患活動性の達成である．長期罹患の高齢者で積極的な治療を希望しない患者においてはQOLの改善が目的となる．
- 添付文書によれば，処方量は以下の通りである．

> **Rp** 通常，成人にはタクロリムスとして3 mgを1日1回夕食後に経口投与する．
> 高齢者には1.5 mgを1日1回夕食後経口投与から開始し，
> 投与4週まではそのまま安全性を確認し，症状により1日1回3 mgまで増量

増量する場合にはおよそ投与12時間後の血中濃度を測定し，投与量を調節することが望ましい．血液中トラフ濃度が10ng/mLを超える症例では，腎障害などの副作用の頻度が増す可能性がある．MTXなどの他の免疫抑制薬と併用する場合は，さらに少量から増量していくこともある．

- 関節リウマチに保険適応があるのは，0.5 mg，1 mgのカプセル剤のみであることは注意が必要である．

レフルノミド（アラバ®）

- 処方の目的は，早期関節リウマチ患者では寛解導入，長期罹患患者においては低疾患活動性の達成である．長期罹患の高齢者で積極的な治療を希望しない患者においてはQOLの改善が目的となる．
- 添付文書によれば以下の処方となる．

> **Rp** 通常，成人にはレフルノミドとして1日1回100 mgを3日間経口投与から開始．
> その後，維持量として1日1回20 mgを経口投与

なお，維持量は，症状，体重により適宜1日1回10 mgに減量するとなっている．欧米では副作用軽減のため100 mg 3日間のローディングドースを行わない傾向もある．

同種・類似薬との使い分けポイント

サラゾスルファピリジン（アザルフィジン®EN）

- 同じ免疫調節薬のカテゴリーに入る抗リウマチ薬としてはブシラミンがあるが，ブシラミンと比して妊娠の可能性のある症例，間質性肺炎のある症例，腎障害のある症例，糖尿病などの他のタンパク尿の原因となる合併症を有する症例，エタネルセプトとの併用薬として使用する場合，海外に移住予定の症例（ブシラミンが欧米では発売されていないため）などでは，サラゾスルファピリジンが有利とも考えられる．逆に薬物アレルギー歴のある患者では，サルファアレルギー（スルホンアミドアレルギー）の確率が上昇するため注意が必要である．実際には，ブシラミンとも併用されることも少なくないため，明確に使用

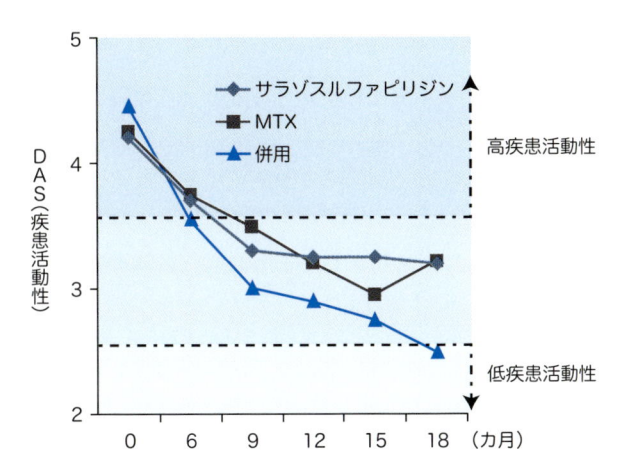

図4 サラゾスルファピリジンとMTXの効果比較

(文献4より引用)

患者を分ける必要はない．

- MTXは，欧米では第一に使用する抗リウマチ薬の代表的なものとされているが，本邦では添付文書上はサラゾスルファピリジン，もしくはブシラミンにて十分な効果の得られなかった症例に使用することになる．実際にサラゾスルファピリジンとMTXの効果が初期療法としては同等という報告もいくつか認められるが（図4），実地診療の印象とは異なる．1剤にて効果不十分であった症例で併用療法にて効果増強が得られるというデータは経験上も納得しやすく，MTXとサラゾスルファピリジンも併用されることも少なくないため，明確に使用患者を分けることは必須ではない．

ブシラミン（リマチル®）

- 同じ免疫調節薬のカテゴリーに入る抗リウマチ薬としてはサラゾスルファピリジンがあるが，薬物アレルギー歴のある患者では，サルファアレルギー（スルホンアミドアレルギー）の確率が上昇するため有利である．実際には，サラゾスルファピリジンとも併用されることも少なくないため，明確に使用患者を分ける必要はない．
- MTXは，欧米では第一に使用する抗リウマチ薬の代表的なものとされているが，本邦では添付文書上はサラゾスルファピリジン，もしくはブシラミンにて十分な効果の得られなかった症例に使用することになる．実際にサラゾスルファピリジンとMTXの効果が初期療法としては同等という報告も認められるが，実地診療の印象とは異なる．1剤にて効果不十分であった症例で併用療法にて効果増強が得られるというデータは経験上も納得しやすく，MTXとブシラミンも併用されることも少なくないため，明確に使用患者を分けることは必須ではない．

金チオリンゴ酸ナトリウム（シオゾール®）

免疫抑制作用のないことから，免疫抑制作用のある薬剤が好ましくない症例で，他の免疫調整薬が十分な効果を示さない場合に使用することが多い．

MTX（リウマトレックス®）

- 類似薬剤はレフルノミドであるが，本邦ではレフルノミドによる重篤な間質性肺炎が問題となりほとんど使用されていない．欧米でもレフルノミドによる重篤な肝障害が報告されており，レフルノミドをMTXと比較して選択する機会は少なくなっている．
- サラゾスルファピリジン，ブシラミンにおいて効果不十分であった症例に使用する．禁忌は，催奇性のため妊婦または妊娠している可能性のある婦人，骨髄抑制，慢性肝疾患，腎障害，胸水，腹水等のある患者，および授乳婦となっている．

ミゾリビン（ブレディニン®）

禁忌などでMTXや，タクロリムスなどの他の免疫抑制薬が使用しにくい症例，高齢者などで感染症への危惧が大きな症例では比較的使いやすい薬剤である．また，MTX，タクロリムスなどで効果はあるが十分とはいえない症例での併用薬として使用する．

タクロリムス水和物（プログラフ®）

単純X線写真においても明らかなリウマチ性間質性肺炎がある場合や，副作用などでMTXが投与できない時などにも使用できる．これは，生物学的製剤との併用薬としても同様である．稀ではあるが，タクロリムス自体でも重篤な間質性肺炎の報告があるため注意は必要であり，時に鑑別の容易でないニューモシスチス肺炎（以前はカリニ肺炎と呼ばれていた）にも注意が必要であるため，血中β-D-グルカンなどの測定も含め早期発見に努める．MTXなどの他の抗リウマチ薬にて効果が得られたものの十分ではない症例での併用薬としても使用され，生物学的製剤が使用できない症例でもよい追加併用薬となる．

レフルノミド（アラバ®）

他剤が使用できないもしくは不十分な症例で，間質性肺炎，肝障害などの副作用を説明し同意の得られる症例に使用する．

第3章 DMARDs（疾患修飾性抗リウマチ薬）

4. 副作用と投与時の留意事項

サラゾスルファピリジン（アザルフィジン®EN）

投与の際の注意点

添付文書によれば，以下のように記されている．

① 関節リウマチの治療に十分な経験をもつ医師のもとで使用すること
② 通常1～2ヵ月後に効果が得られるので，臨床効果が発現するまでは，従来より投与している消炎鎮痛薬は継続して併用することが望ましい
③ 1日投与量2gでは1gに比し副作用発現率が有意に高かったことから，用法・用量を厳守すること
④ 投与開始前には，必ず血液学的検査（白血球分画を含む血液像），肝機能検査および腎機能検査を実施し，定期的に（投与開始後最初の3ヵ月間は2週間に1回，次の3ヵ月間は4週間に1回，その後は3ヵ月ごとに1回），血液学的検査および肝機能検査を行い，腎機能検査についても定期的に行うこと

ということで，血算，白血球分画，アルブミン，AST，ALT，クレアチニンを含む血液検査を定期的に測定することが多い．

本邦でのルールには当てはまらないが，米国リウマチ学会の『関節リウマチ薬物療法への推奨2008』[5]では，これらの血液検査を，投与前，投与開始3ヵ月までは2～4週間ごと，3～6ヵ月では8～12週間ごと，6ヵ月以降では12週間ごとに測定することが最低限の検査として記載されている．

特に2，4週間での血液検査と外来診察は，重篤なアレルギー反応（Stevens-Johnson症候群，中毒性表皮壊死症への進展）や，重篤な肝障害，血液障害などを早期に発見するために重要である可能性がある．

男性患者における注意点としては，精子数および精子運動性の通常は可逆的な減少があげられる．2～3ヵ月の休薬により回復するとの報告があるが，特に家族計画をしている患者においては事前に十分な説明が必要となる．

副作用

添付文書によれば調査症例数3,586例中，副作用発現症例は830例（23.1%）であり，副作用発現件数は延べ1,249件とされ，発疹7.81%，悪心・嘔吐2.43%，肝障害2.23%，腹痛2.04%，発熱1.98%，胃不快感1.53%，瘙痒感1.48%となっている．

重大な副作用を表1に示す．

表1 サラゾスルファピリジンの重大な副作用

血液障害	再生不良性貧血 0.03％，汎血球減少症 0.06％，無顆粒球症 頻度不明，血小板減少 0.3％，貧血〔溶血性貧血，巨赤芽球性貧血（葉酸欠乏）等〕頻度不明，播種性血管内凝固症候群（DIC）0.03％
皮膚障害	皮膚粘膜眼症候群（Stevens-Johnson症候群）0.03％，中毒性表皮壊死症（Lyell症候群）頻度不明，紅皮症型薬疹 0.08％，過敏症症候群（DIHS）頻度不明，伝染性単核球症様症状 頻度不明
肺障害	間質性肺炎 0.03％，薬剤性肺炎 0.06％，PIE症候群 頻度不明，線維性肺胞炎 頻度不明
腎障害	急性腎不全，ネフローゼ症候群，間質性腎炎 いずれも頻度不明
消化器障害	消化性潰瘍（出血，穿孔を伴うことがある），S状結腸穿孔 いずれも頻度不明
肝障害	劇症肝炎 頻度不明，肝炎 0.03％，肝機能障害 2.0％，黄疸 頻度不明
神経障害	脳症，無菌性髄膜（脳）炎 いずれも頻度不明
その他	心膜炎，胸膜炎，全身性エリテマトーデス（SLE）様症状 いずれも頻度不明

ブシラミン（リマチル®）

投与の際の注意点

添付文書には以下のように記されている．

① 関節リウマチの治療法に十分精通し，副作用の出現に注意しながら使用すること
② 咽頭痛，発熱，紫斑，呼吸困難，乾性咳嗽等の症状がみられた場合には速やかに連絡するよう指示すること（白血球減少による感染症，血小板減少による紫斑，間質性肺炎などを早期発見するため）
③ 遅効性であるので，効果が得られるまでは消炎鎮痛薬等は継続して併用し，6ヵ月間継続投与しても効果が現れない場合には投与を中止すること
④ 投与前には必ず血液，腎機能，肝機能等の検査を実施すること．投与中は臨床症状を十分に観察するとともに，毎月1回血液および尿検査等の臨床検査を行うこと．なお，臨床検査のうち白血球数3,000/mm^{3}未満，血小板数100,000/mm^{3}未満および尿タンパクが持続的または増加傾向を示す場合は，投与を中止し適切な処置を行うこと

よって，投与前と投与開始後1ヵ月ごとに血算，白血球分画，尿タンパク，クレアチニン比を測定する．**血液障害のある患者および骨髄機能が低下している患者，腎障害のある患者には禁忌である．**

副作用

副作用としては，タンパク尿，血球減少が最も多く経験されるが，タンパク尿は特に用量依存性である．尿定性では比重の低い尿ではタンパク尿の出現を見落とす危険もあるため，可能であれば随時尿での尿タンパク，尿中クレアチニンを測定し，タンパク÷クレアチニンにて1日の尿タンパク量の概算を計算する．

添付文書によれば，主な副作用として総症例6,970例中，皮疹・瘙痒感12.2％，タンパク尿4.1％，口内炎・口内異常感1.7％，肝機能異常1.6％，腎機能異常1.0％等とされている．その他，留意するものとして黄色爪がある．

重大な副作用を**表2**に示す．

表2 リマチルの重大な副作用

血液障害	再生不良性貧血 頻度不明，赤芽球癆 頻度不明，汎血球減少 頻度不明，無顆粒球症 頻度不明，血小板減少 0.04 %
肺障害	間質性肺炎 0.03 %，好酸球性肺炎 頻度不明，肺線維症 0.03 %，胸膜炎 頻度不明
腎障害	急性腎不全 頻度不明，ネフローゼ症候群（膜性腎症等）0.1 %
肝障害	肝機能障害 1.6 %，黄疸 頻度不明
皮膚障害	皮膚粘膜眼症候群（Stevens-Johnson症候群）頻度不明，中毒性表皮壊死症（Lyell症候群）頻度不明，天疱瘡様症状 頻度不明，紅皮症型薬疹 0.01 %
神経筋障害	重症筋無力症，筋力低下，多発性筋炎
その他	ショック，アナフィラキシー様症状，過敏性血管炎 いずれも頻度不明

金チオリンゴ酸ナトリウム（シオゾール®）

禁忌は腎障害，肝障害，血液障害，心不全，潰瘍性大腸炎のある患者および放射線療法後間もない患者，金製剤による重篤な副作用の既往のある患者，キレート剤（D-ペニシラミン）を投与中の患者，妊婦または妊娠している可能性のある婦人および授乳婦である．

重要な基本的注意として，重篤な間質性肺炎が現れることがあるので，乾性咳嗽，呼吸困難等の症状がみられた場合は，速やかに胸部X線検査を実施することとされ，早期発見のためには投与開始に先立ち，皮膚症状（瘙痒感，皮疹），口腔粘膜症状（金属臭・味，口内炎，舌炎），出血傾向（皮下出血，その他），呼吸器症状（乾性咳嗽，労作時の息切れ），視力障害，消化器症状等などを説明し，異常があれば速やかに連絡するように指導する．検査としては，定期的に血液検査（赤血球数，白血球数，白血球分画および血小板数等），肝機能検査（AST，ALT，ALP），腎機能検査および尿検査（尿タンパク，尿沈渣等）を行う．

MTX（リウマトレックス®）

慎重投与と基本的な注意

添付文書によれば，間質性肺炎，肺線維症等の肺障害，感染症の合併，アルコール常飲者などでは慎重投与となっている．

基本的留意事項としては，骨髄抑制，肝・腎機能障害等の副作用モニタリングのため，**投与開始前および投与中4週間ごとに臨床検査**（血算，白血球分画，クレアチニン，AST，ALT，アルブミン，尿検査などを定期的に，投与前にはB型，C型肝炎，ALP，LDH，γGTP，PT/aPTTなども）を行う．また，投与開始前に胸部X線等の検査で肺疾患の有無を確認し，投与後は薬剤性間質性肺炎で認められるような発熱，咳嗽，呼吸困難等の呼吸器症状に十分注意し，異常が認められた場合には速やかに胸部X線等の検査を行い，投与を中止するとともに副腎皮質ホルモン剤の投与等の適切な処置を行う．

B型肝炎ウイルスキャリアの患者への投与により，B型肝炎ウイルスが活性化することによる肝炎等の発現や重篤な肝障害の報告があるため，B型またはC型肝炎ウイルスキャリアの患者に対し本剤を投与する場合，投与期間中および投与終了後は継続して肝機能検査や肝

炎ウイルスマーカーのモニタリングを行うなど，B型またはC型肝炎ウイルス増殖の徴候や症状の発現に注意する．一般的に投与は勧められない．

また，他の免疫抑制薬と同様に，投与中には，麻疹，風疹，流行性耳下腺炎，水痘，BCG，経口ポリオなどの生ワクチンの接種はできない．

妊娠する可能性のある婦人に投与する場合は，投与中および投与終了後少なくとも1月経周期は妊娠を避けると添付文書上は記載されているが，細胞内半減期を考慮し欧米では休薬後3ヵ月は妊娠を避けることが推奨されている．また，添付文書では男性に投与する場合は，投与中および投与終了後少なくとも3ヵ月間は配偶者が妊娠を避けるとなっている．

副作用

薬剤性肺炎は先行する上気道症状がないことが特徴であり，咽頭痛，鼻水などを伴わない乾性咳嗽や労作時呼吸困難は特に注意するように，また症状が現れた際には，直ちに連絡するよう指導する．また，**感冒様症状が現れた際には，1週間服薬を中断するように指導する医師も多い**．ウイルス感染時には，薬剤アレルギーの発症率が高いため，理論的には薬剤性肺炎の回避にもつながる可能性があり，また細胞内MTXの半減期は約1ヵ月と長いため1回の休薬で関節炎が有意に増悪することは少ない．

肝機能異常，口内炎，嘔気などの消化管症状，骨髄抑制は用量依存性の副作用であり，葉酸（フォリアミン®）の投与により改善することが多い．

> **Rp** 通常，葉酸はフォリアミン®5 mgをMTX服用後24〜48時間ほどで投与する

高齢者では，血清クレアチニンから換算される腎機能が過大評価になっていることが多く，稀ではあるが重篤な骨髄抑制などが起こりうる．このような場合は，フォリアミン®ではなく直接拮抗作用のあるロイコボリン®を下記のように投与する．

> **Rp** ロイコボリン®注3 mgを通常成人には1回2〜4アンプル（ロイコボリン®として6〜12 mg）を6時間ごとに筋肉内注射
> またはロイコボリン®錠5 mgを通常成人には1回2錠（ロイコボリン®として10 mg）を6時間ごとに経口投与

また，尿量，排尿回数をチェックし，排尿が少ないと判断した時は，点滴または経口により水分を補給し排尿を促す．

肝機能異常が葉酸併用でも正常化しない場合は，減量などの処置を行い，AST，ALTが100を超える場合は休薬が必要となることが多い．目安としてACR2002年のガイドラインでは正常上限の1〜2倍は慎重に経過観察，2〜3倍は減量し慎重に経過観察，3倍以上は休薬となる．

悪性リンパ腫，リンパ増殖性疾患，急性白血病，骨髄異形成症候群（MDS）などが現れることがあるので注意する．

ミゾリビン（ブレディニン®）

禁忌

添付文書によれば，白血球数3000/mm³以下の患者，妊婦および妊娠している可能性のある婦人では禁忌である．また，骨髄抑制，感染症（ウイルス性肝炎を含む），出血傾向，腎機能障害のある患者においては慎重に投与を考慮する必要がある．また，他の免疫抑制薬と同様に投与中の麻疹，風疹，流行性耳下腺炎，水痘，BCG，経口ポリオなどの生ワクチンの接種はできない．

副作用

添付文書によれば副作用は総症例5,621例中，792例（14.09％）に認められ，腹痛，食欲不振等の消化器系障害4.50％，白血球減少等の血液系障害2.26％，発疹等の過敏症2.22％と比較的軽微である．

重大な副作用としては，骨髄機能抑制（2.19％）があるため，投与中は定期的な血液検査が必要であるが，特に高齢者，腎機能に異常のある患者では少量から開始し，血液検査を行いながら増量する．

帯状疱疹を含む感染症（1.32％）も報告されている．ヘルペス後神経痛を予防する意味でも早期治療が望まれ，患者には痛みを伴う皮疹が現れた際にはすぐに医療機関を受診するように説明する．

肝機能障害，黄疸（1.74％）も報告されており，定期的なAST（GOT），ALT（GPT），ALPの測定，黄疸，全身倦怠感の出現時の服薬中止と医療機関受診を指導する．

その他，稀ではあるが間質性肺炎，急性腎不全，消化管潰瘍，重篤な皮膚障害，膵炎，高血糖も報告されている．

タクロリムス水和物（プログラフ®）

慎重投与と基本的な注意

添付文書によれば，肝障害のある患者，腎障害のある患者，高齢者，感染症のある患者，関節リウマチに間質性肺炎を合併している患者には，慎重に投与する必要がある．基本的な注意として，腎障害，高血糖などの副作用の早期発見のために臨床検査（クレアチニン，BUN，カリウム，血糖，アミラーゼ，クレアチニンクリアランス，尿糖，尿中NAG，尿中β_2ミクログロブリン等）を行い，腎機能障害の原因となるNSAIDsの併用は必要最低限にとどめる．また，心不全，不整脈，心筋梗塞，狭心症，心筋障害（心機能低下，壁肥厚を含む）なども認められているので，使用に際しては血圧測定，心電図，心エコー，胸部X線検査を行う．また，免疫抑制薬であり，感染症の発現または増悪，リンパ腫等の悪性腫瘍発生の可能性があるので注意する．

表3 プログラフの併用禁忌と併用注意

併用禁忌（併用しないこと）	
薬剤名等	臨床症状・措置方法
生ワクチン 　乾燥弱毒生麻しんワクチン，乾燥弱毒生風しんワクチン，経口生ポリオワクチン等	類薬による免疫抑制下で，生ワクチン接種により発症したとの報告がある
シクロスポリン（サンディミュン，ネオーラル）	シクロスポリンの血中濃度が上昇し，副作用が増強されたとの報告がある．なお，シクロスポリンより本剤に切り換える場合はシクロスポリンの最終投与から24時間以上経過後に本剤の投与を開始することが望ましい
ボセンタン（トラクリア）	ボセンタンの血中濃度が上昇し，ボセンタンの副作用が発現する可能性がある．また，本剤の血中濃度が変動する可能性がある
カリウム保持性利尿剤 　スピロノラクトン（アルダクトンA，アルマトール） 　カンレノ酸カリウム（ソルダクトン） 　トリアムテレン（トリテレン）	高カリウム血症が発現することがある
併用注意（併用に注意すること）	
抗生物質 　エリスロマイシン，ジョサマイシン，クラリスロマイシン アゾール系抗真菌剤 　イトラコナゾール，フルコナゾール，ボリコナゾール等 カルシウム拮抗剤 　ニフェジピン，ニルバジピン※，ニカルジピン，ジルチアゼム等 HIVプロテアーゼ阻害剤 　リトナビル，サキナビル，ネルフィナビル その他の薬剤 　ブロモクリプチン，ダナゾール，エチニルエストラジオール，オメプラゾール，ランソプラゾール，トフィソパム 飲食物 　グレープフルーツジュース	本剤の血中濃度が上昇し，腎障害等の副作用が発現することがある．本剤血中濃度のモニターを行い，必要に応じ減量・休薬等の処置を行う
抗てんかん剤 　カルバマゼピン，フェノバルビタール，フェニトイン※※ 抗生物質 　リファンピシン	本剤の血中濃度が低下し，拒絶反応出現の可能性がある．本剤血中濃度のモニターを行い，必要に応じ増量等の処置を行う
飲食物 　セイヨウオトギリソウ（St. John's Wort，セント・ジョーンズ・ワート）含有食品	本剤の代謝が促進され血中濃度が低下するおそれがあるので，本剤投与時はセイヨウオトギリソウ含有食品を摂取しないよう注意すること
腎毒性のある薬剤 　アムホテリシンB，アミノ糖系抗生物質，スルファメトキサゾール・トリメトプリム，非ステロイド性抗炎症剤等	腎障害が発現することがある
不活化ワクチン 　インフルエンザHAワクチン等	ワクチンの効果を減弱させることがある
免疫抑制作用を有する薬剤 　免疫抑制剤　　副腎皮質ホルモン剤等 　抗リウマチ薬（DMARD）　　メトトレキサート等	過度の免疫抑制が起こることがある
エプレレノン	血清カリウム値が上昇する可能性があるので，血清カリウム値を定期的に観察するなど十分に注意すること

（添付文書より）　※　併用により相互に代謝が阻害され，ニルバジピンの血中濃度も上昇する可能性がある
　　　　　　　　※※　併用によりフェニトインの血中濃度が上昇したとの報告がある（機序不明）

副作用

添付文書によると，関節リウマチ患者509例での主な副作用・臨床検査値異常は，BUN上昇13.6％，クレアチニン上昇9.3％等の腎機能検査値異常20.8％，腹痛3.7％，下痢2.6％，悪心2.2％等の消化管障害14.8％，およびHbA$_{1C}$上昇6.6％，血糖上昇4.4％等の耐糖能異常8.9％となっている．

重大な副作用としては，稀であるが腎障害，心障害に加え，可逆性後白質脳症症候群，脳血管障害，血栓性微小血管障害，汎血球減少症，イレウス，皮膚粘膜眼症候群（Stevens-Johnson症候群），急性呼吸窮迫症候群，間質性肺炎，感染症，進行性多巣性白質脳症，BKウイルス腎症，Epstein-Barrウイルスに関連したリンパ増殖性疾患あるいはリンパ腫，膵炎，糖尿病などがある．

禁忌

禁忌はシクロスポリンまたはボセンタン投与中の患者，カリウム保持性利尿薬投与中の患者，妊婦または妊娠している可能性のある婦人となっている．欧米では，妊婦への投与は絶対禁忌とは考えられていないこともあるが，本邦の添付文書上は禁忌である．

主として薬物代謝酵素CYP3A4で代謝されるため，他の薬剤との相互作用が多く処方前には服用薬剤を確認に添付文書を参照する．併用禁忌は生ワクチン，シクロスポリン，ボセンタン，カリウム保持性利尿薬であり，併用注意にはマクロライド系抗菌薬，アゾール系抗真菌薬，カルシウム拮抗薬のほかにグレープフルーツジュースなどを含め，その他にも多く存在し患者には他院受診時にもタクロリムスを服用していることを伝えるように指導する必要がある（表3）．

レフルノミド（アラバ®）

副作用

妊婦および妊娠している可能性のある婦人，慢性肝障害のある患者は禁忌である．

添付文書によれば主な副作用は，肝機能検査値異常68例（18.6％），下痢39例（10.7％），脱毛症39例（10.7％），尿沈渣異常35例（9.6％），発疹33例（9.0％），高血圧30例（8.2％），上気道感染29例（8.0％），腹痛24例（6.6％），尿タンパク19例（5.2％）等であるが，致死的な間質性肺炎も多く報告されている．2006年3月までに5,911例に使用され，80例で間質性肺炎発症の報告があり，そのうち27例（34％）が死亡している．これはMTXなどの他の薬剤性肺障害と比べかなり高率である．

用量調整

　1日20 mg投与中にALT（GPT）が基準値上限の2倍以上3倍以下に上昇した場合には，1日10 mgに減量し，より頻回に肝機能検査を行うなど患者の状態を十分に観察する．ALT（GPT）が基準値上限の3倍以上に上昇した場合，または1日10 mg投与中においても2〜3倍の上昇が持続した場合は投与を中止し，薬物除去法を施行する等，適切な処置を行う．薬物除去には腸肝循環により体内半減期が2週間と長い薬剤であるのでコレスチラミン無水物4 gを1日3回，17日間を目安として反復経口投与する．効果は通常，投与開始後2週間〜3ヵ月で発現するので，少なくとも3ヵ月間は継続投与し，効果をみる．

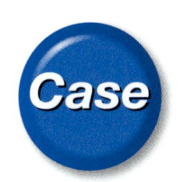

第3章　DMARDs（疾患修飾性抗リウマチ薬）

Case　症例でわかるDMARDsの使い方

症例1　アザルフィジン®ENを投与した左MTPの関節炎

30歳女性．数ヵ月の両側PIPとMCP，左MTPの関節炎と朝のこわばり2時間以上，を主訴に来院．リウマトイド因子陽性，抗CCP抗体100以上と強陽性．来院時の手の単純写真では骨びらんなし（図5）．専門職であるが，MCP関節炎のため手技が困難との訴えがある．

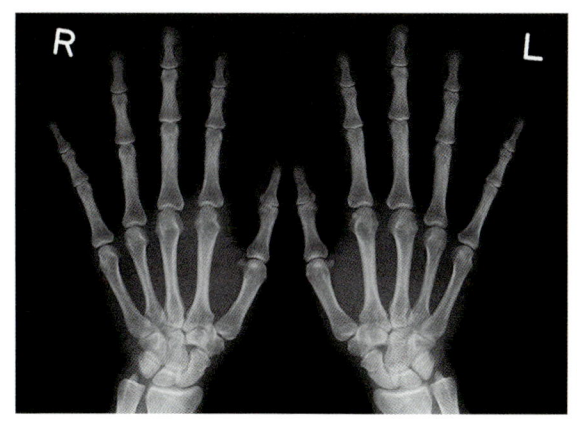

図5　来院時の手の単純X線
骨びらんはみられない

行われた治療法と投与された薬剤

治療法：早期の寛解導入
使用薬剤：アザルフィジン®EN 500 mg
　　　　　ロキソニン®　60 mg
　　　　　トリアムシノロン（ケナコルト®）

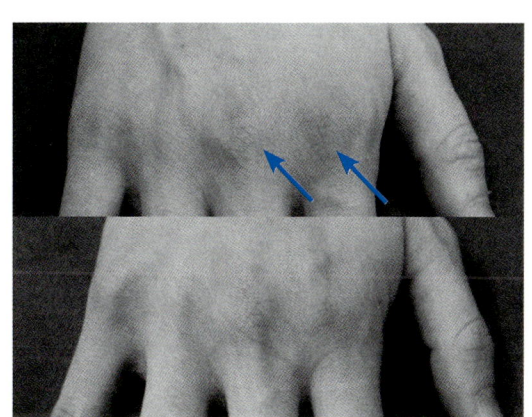

図6　治療後の所見
治療前の右手のMCP腫脹が治療2週間後には消失している
〔カラーアトラス参照〕

▶投与スケジュール

> **Rp** アザルフィジン®EN 500 mg　朝食後　2週間，
> その後500 mg　朝食後と夕食後に増量し継続
> ロキソニン®　60 mg　1日3回食後　2週間のみ
> トリアムシノロン（ケナコルト®）MCP関節内注射　1回　2 mg

▶この症例での薬剤選択のポイント

若年女性であり，近い将来の妊娠が考えられるためサラゾスルファピリジンをブシラミンに優先して処方．早期の寛解導入が必要なため，ケナコルト®の関節注射を行い数日間の手指の安静を徹底した．

▶この症例で注意すべきこと

1年間の寛解維持後，アザルフィジン®ENを500 mgを朝食後のみに減量したところ，2ヵ月で再燃．500 mgを1日2回に戻し再度寛解した．減量時には，再燃に気をつけ必要に応じて早期に対応することが重要である．

▶この処方でうまくいかなかった時

妊娠の予定時期に応じて，エンブレル®の併用（米国では妊娠判明とともに中止を推奨），ブシラミンの併用（妊娠前には中止），MTXの併用（中止後3ヵ月は妊娠回避が必要）などを考慮．

▶患者への説明例

抗リウマチ薬の3つのステップ

抗リウマチ薬の治療は，①免疫調節薬であるアザルフィジン®EN，ブシラミン，②免疫抑制薬であるメトトレキサートなど，そして③生物学的製剤のTNF阻害薬およびその他の生物学的製剤と大きく分けて3段階になります．それぞれのステップを通常は3ヵ月ごとに必要に応じてステップアップして併用していきます．治療調整の速度は患者さんの状態によってこの倍から半分の幅で相談して進めていきましょう．最初から最も強力な生物学的製剤を使用する方法を勧める論文もありますが，必要に応じて短期的に炎症をとる薬剤も併用していけば，このスケジュールで多くの場合関節破壊が起こる前に病勢をコントロールできます．アザルフィジンはこれから妊娠を考える患者さんには適した薬剤です．大きな錠剤ですが，腸炎の患者さんではほとんど同じ薬をこの何倍も服用しますので，量が多すぎるという心配はあまりありません．特に日本で使っている量は体重当たりでも欧米の半分です．飲みにくければ次回から半分の大きさの錠剤に変更することも可能です．

日常生活での注意点

強い薬ではないので，結局は次のステップに進む必要があることも多いですが，よくなる人も沢山いますので，まずは薬が効きやすいように日常生活で無理のない範囲でできるだけ安静をとってください．重いものを持ったり，瓶を開けたりするのは人に頼めれば頼んで，コーヒーカップなども両手でもつ癖をつけましょう．バスや交通機関を使えるところはできるだけ使い，階段でなくエレベーターやエスカレーターもあれば使ってください．靴も通勤

の時は歩きやすいものにして関節を保護してください．今は鍛える時期ではないので，体操などをがんばる必要はありません．風呂に入った時など１日２度ぐらいは指の関節を反対の手で10回ぐらい伸ばしたり曲げたりして，このように可動域が小さくならないように動かしてください．それ以外はできる範囲で安静をとった方が少ない薬でよくなる可能性が高くなると思います．

副作用について

　薬の副作用は多くはありませんが，数％の人でアレルギー反応が起こったり，血液検査で異常が出たりすることがあります．あと，日光過敏の症状が出る人がいますので，直射日光はできるだけ避けてください．アレルギー反応は服用を続けてしまうと重症化することがありますので，発熱，皮疹，倦怠感などがあればすぐに服用をやめて連絡してください．週末などは救急部に来てアザルフィジン®ENを飲み始めたことを医師に伝えてください．問題なければ２週間後に再度血液検査をして副作用が出ていないことを確かめます．もし，２週間後ではどうしても都合が悪ければ，次回の来院前の２週間前から服用を開始するようにもできます．最初は，心配性なぐらいの方がちょうどいいので，服用し始めて気になることがあれば連絡してください．あと，尿がオレンジ色になりますがそれは心配ありません．

症例２　アザルフィジン®ENとリマチル®併用により改善した症例

　45歳男性．５ヵ月前から朝方に手の関節のこわばり感を自覚するようになり，４ヵ月前からMCP関節とPIP関節の腫れとコンピュータ入力時の痛みが出現するようになったため来院．右第３PIP関節，第２，３MCP関節，左第２PIP関節，第２MCP関節と両側手首，右肘に腫脹と圧痛が認められた．患者の全般評価VASは75であり，血液検査で，白血球の軽度上昇，貧血なし，クレアチニン0.6，CRP2.56，ESR45，肝酵素　正常，Ｂ型・Ｃ型肝炎ウイルス陰性，甲状腺機能　正常，カルシウム・リン・アルブミン　正常，リウマトイド因子　76（正常値上限　25），抗CCP抗体＞100，抗核抗体　陰性，胸部単純Ｘ線写真　正常．

　アザルフィジン®ENとリマチル®を３ヵ月服用し顕著に改善が認められ，１ヵ月前から腫脹と圧痛のある関節は右第１MCP，右手関節，左第２MCPのみで，他の関節にはほとんど自覚症状はない．患者VASは20，CRP 0.10，ESR 15である．

行われた治療法と投与された薬剤

治療法：DMARDsの追加併用
使用薬剤：MTX（リウマトレックス®）６mg/週の追加

▶この症例での薬剤選択のポイント

　治療反応性はよく改善しているが，３ヵ月で低疾患活動性を達成していない．早期関節リウマチ患者であり，３〜６ヵ月での寛解導入を目指す．利き腕の手関節は発症６ヵ月で約半数の患者でMRI上の骨変化を示すと報告されている[5]．MTXを含むDMARDs ３剤併用療法の効果は近年多く報告されており[5]，ACR（米国リウマチ学会）の関節リウマチ薬物療法推奨2008年でも初期療法の選択肢の一つとされている．

▶この薬剤を選択した理由

　　MTXは関節リウマチ治療の中心的薬剤であり，禁忌でなければ早期に導入すべき薬剤である．

　　この患者においては，肝炎，間質性肺炎，腎障害などの禁忌がなく，家族計画を再度尋ねたうえで当然選択されるべき薬剤である．

▶投与スケジュール

> **Rp** リウマトレックス® カプセル2 mg　毎週土曜日朝食後2 mg, 夕食後2 mg,
> 日曜日朝食後2 mg

▶この症例で注意すべきこと

　　十分な効果が得られるように，腫脹・圧痛のある関節の安静の重要性を説明し寛解導入を目指す．薬剤性肺炎などの自覚症状から早期発見の必要な副作用に関しては十分に説明し，また定期的な血液検査を継続する．仕事の関係などで飲酒の機会が少なくない場合も，肝臓への副作用を最低限にするために注意していただく．

▶この処方でうまくいかなかった時

　　極量まで増量しても，十分な効果が得られなかった場合は生物学的製剤の適応を考慮する．もっとも臨床経験が長く，長期の安全性がある程度確立しているTNF阻害薬が第一選択とされることが多い．

▶患者への説明例

　　通常2ヵ月ほどで効果が明らかになります．最も多く使われている抗リウマチ薬で，過半数以上のリウマチ患者さんが服用している治療の中心となる薬剤です．副作用はないわけではもちろんありませんが，効果と副作用のバランスが最もよい薬剤の一つと考えられていますので，正しく服用していただき定期的に検査をしていただければほとんどの場合問題ありません．

　　副作用としては肝障害がありますが，過度の飲酒を避けて定期的に検査をしていただければ問題にならないことが多く，検査値が異常になった場合でもビタミン薬である葉酸の併用や投与量の調整で対処できることが多いです．血球減少は腎臓に問題ない患者さんでは稀ですが，定期的に血液検査を受けてください．

　　100人に数人以下の確率で薬剤性肺炎が起こります．普通の肺炎と違って，先に風邪のような症状はなく，いきなり発熱，空咳，労作時呼吸困難が起こったりします．駅の階段を一気に全部のぼれなくなるなどの症状が現れることがあります．気付かずに服用を続けてしまうと重症化することもありますので，症状があればメトトレキサートを服用するのを止めてすぐに連絡してください．診察と胸の写真を取って調べます．早期に見つかれば，ステロイドなどで治療できます．胸の写真でわかるようなリウマチによる間質性肺炎がもともとある患者さんでは10％ほどで起こるという報告もありますが，今回はリウマチ肺がX線写真で見られませんから危険はとても低くなります．でも，やはりゼロではありませんから，最初は神経質なぐらいがちょうどいいかもしれません．少しでも気になったら電話してください．

あと，免疫抑制薬ですのでばい菌がついたりした時には休薬する必要があります．風邪の時にも1週間飛ばしていただいても，半減期が長いお薬ですから構いません．あと，免疫抑制薬は腫瘍をおさえる免疫も弱めてしまうせいかリンパ腫などの悪性腫瘍が服用していない人と比べれば増加する可能性はありますが，関節リウマチ自体も免疫系の関連している病気で，関節リウマチが重ければ重いほど悪性リンパ腫の発症率も上がるといわれているので，このお薬でしっかり治療することも大切だと思います．その他にも頻度に低い副作用は多くありますので，服用し始めて何かおかしいと思ったらその時におっしゃってください．

症例3　右多関節に疼痛のある関節リウマチ罹病期間30年の85歳女性

現在は，3年前からアザルフィジン®ENの併用療法を受けているが，以前は注射金剤，ブシラミン，NSAIDsなどの投与も受けていた高齢女性．3年前に来院時はNSAIDsを服用していたが，腎機能障害のため中止し，糸球体濾過量は15％ほど改善したが，30 mL/分程度であった．右手首の腫れと痛みのみが活動性の関節炎として残存しており，単純X線写真にて関節裂隙の狭小化が認められた．ステロイドの関節注射は有効であったが，効果は6ヵ月ほどで，もともと注射が嫌いとのことで飲み薬を希望．

行われた治療法と投与された薬剤

治療法：DMARDs追加併用
使用薬剤：ミゾリビン（ブレディニン®）錠50 mg

▶この症例での薬剤選択のポイント

腎機能障害，高齢者であること，経口薬を希望していること，単関節炎であることなどを考慮して選択する．

▶この薬剤を選択した理由

腎機能障害があり，メトトレキサートはよい適応とならない．関節破壊はあるが，単関節炎であり患者が経口薬を希望していること，高齢者であり感染のリスクも通常以上にあることなどから生物学的製剤もよい適応ではない．ミゾリビン（ブレディニン®）は腎機能障害のある患者においても用量調整をすることにより比較的安全に使用できる薬剤であり，高齢者では効果が若年者よりも高いと考えられている．

▶投与スケジュール

腎機能障害があることからミゾリビン（ブレディニン®）を少量から開始し，骨髄抑制がないことを確認して増量．

> **Rp** ミゾリビン（ブレディニン®）1日1回朝食後50 mgから開始し，2週間後，4週間後に血液検査を行い，問題ないことを確認し，1日100 mgまで増量

改善傾向であったため3ヵ月間観察したところ，CRPも0.6 mg/dL程度の軽度上昇が正常化し，関節腫脹と疼痛の改善が認められた．

▶この症例で注意すべきこと

高齢者で腎機能障害があるため，ゆっくりと増量するが，その後も腎機能の悪化が徐々に進むため，骨髄抑制には注意し定期的な血液検査を行う．高齢者では免疫抑制薬を服用していなくても帯状疱疹の頻度が高く，神経痛も残りやすいことから発症時には速やかに治療を受ける必要があることを説明する．効果発現が緩徐であることから数ヵ月以上の観察が必要である．

▶この処方でうまくいかなかった時

少量のタクロリムス（プログラフ®）は経口薬であり，腎排泄でないため使用可能であるが，腎機能障害の副作用もあるため注意が必要．

▶患者への説明

比較的安全なお薬ですが，ゆっくり効くお薬なのであわてずに様子を見ていきましょう．多くの患者さんでは問題ありませんが，たまたま体に合わなくて副作用が出た時に早めに発見できるように，定期的に血液検査と診察を受けてください．あと，血液検査よりもご自分の症状で気付く副作用もありますので，何かおかしいなと思ったら連絡してください．

帯状疱疹というのは痛みを伴った赤い皮疹の出るもので，昔の水ぼうそうのウイルスが体に残っていて体力が落ちると出てくるものです．神経に沿って出てくるので痛みが残ってしまうこともありますので，1日も早くウイルスを抑える薬を飲むことが必要ですから，少しでも気になったらご連絡をいただくか，皮膚科を受診するかしてください．かかりつけの内科の先生が近くにいれば，そちらに行かれても結構です．このお薬が効かなくてもほかのお薬がありますから，心配しないでください．でも，安全な薬でよくなればそのほうがいいので，効果が出るまで痛い関節はあまり使いすぎないようにしてください．湿布などを貼っておくと忘れなくていいかもしれません．

第3章 文献・参考にしたいガイドラインとエビデンス

1) Lard LR, Visser H, Speyer I, et al. : Early versus delayed treatment in patients with recent-onset rheumatoid arthritis: comparison of two cohorts who received different treatment strategies. Am J Med, 111 : 446-451, 2001
2) 『関節リウマチ治療におけるメトトレキサート（MTX）診療ガイドライン2011年版』日本リウマチ学会MTX診療ガイドライン策定小委員会編, 羊土社, 2011
3) Kuroda T, et al. : Mizoribine therapy for patients with lupus nephritis. Mod Rheumatol, 17 : 206-212, 2007
4) Capell HA, Madhok R, Porter DR, et al. : Combination therapy with sulfasalazine and methotrexate is more effective than either drug alone in patients with rheumatoid arthritis with a suboptimal response to sulfasalazine: results from the double-blind placebo-controlled MASCOT study. Ann Rheum Dis, 66 : 235-241, 2007
5) Saag KG, et al. : American College of Rheumatology 2008 recommendations for the use of nonbiologic and biologic disease-modifying antirheumatic drugs in rheumatoid arthritis. Arthritis Rheum. 59 : 762-784, 2008
・Chokkalingam S, Shepherd R, Cunningham F, et al. : Leflunomide use in the first 33 months after FDA approval: Experience in a national cohort of 3325 patients. Arthritis Rheum, 46 : S538, 2002

memo

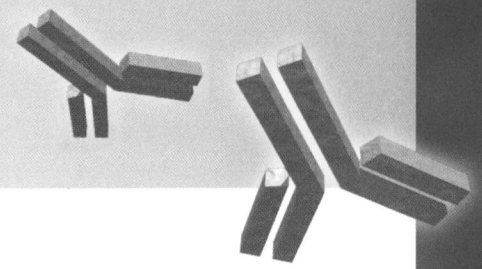

第4章
生物学的製剤

- **§1** インフリキシマブ　　　　　　　　　　　萩原敬史
- **§2** エタネルセプト
  　　　佐野　統，西岡亜紀，関口昌弘，北野将康
- **§3** アダリムマブ　　　　　　　　　　　　　金子敦史
- **§4** トシリズマブ　　　　　　　舟橋恵子，松原　司
- **§5** アバタセプト　　　　　　　　江本夏伯，松原　司
- **§6** 周術期における生物学的製剤　　　　　　奥田康介

第4章 生物学的製剤

§1 インフリキシマブ

1. インフリキシマブの分類

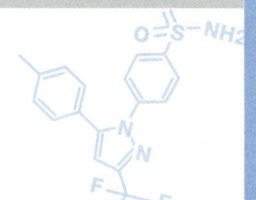

インフリキシマブとTNF阻害薬

インフリキシマブは，リウマチ治療薬（disease-modifying antirheumatic drug：DMARD）の中で生物学的製剤（bioDMARD or biologic）/抗サイトカイン療法（cytokine-directed therapies）に分類され，その中でTNF阻害薬（tumor necrosis factor inhibitor：TNF inhibitor）というカテゴリーに入る．

TNF阻害薬はTNFの生理活性を失活させ機能阻害する分子標的阻害薬の一つである．そもそもTNFとTNF受容体は細胞活性化やアポトーシスを担うサイトカインの一種であり，狭義にはTNF-α，TNF-β（lymphotoxin-α：LT-α）ならびにLT-βの3種類を示す．しかし一般的にTNFファミリーと包括的に称する場合はFasリガンド/FasやCD40リガンド/CD40などの分子も含まれる．

そのうちTNF-αは主にマクロファージ，単球により産生され，B細胞やT細胞，NK細胞，平滑筋細胞や脂肪細胞，線維芽細胞なども産生源となる．TNF-αは分子量26kDの前駆体タンパク質である膜結合型TNF-α（mTNF-α）として産生されるが，TNF-α変換酵素（TACE）により分子量17kDの可溶性TNF-α（sTNF-α）となる．mTNF-αとsTNF-αはいずれも生物学的活性を有し，ホモ三量体を形成し血液中を循環する．

TNF-αとTNF-βは，赤血球を除いた生体内に広く存在しているTNF受容体（TNFR）を介して生理作用を発現する．現在TNFRにはp55（CD120a，TNFR1）とp75（CD120b，TNFR2）の2種類の存在が確認されている．さらにTNFの受容体に対する親和性はp55受容体に対しp75受容体が5倍程度高い．

TNF-αと結合したTNFRはいくつかのシグナル伝達分子と複合体を形成し，NF-κBなどの転写因子やプロテインキナーゼ，カスパーゼ8といったプロテアーゼなどの活性化を誘導する．

そしてTNF-αは，細胞接着分子の発現やアポトーシスの誘導，炎症メディエーター（IL-1，IL-6など）や形質細胞による抗体産生の亢進を行うことにより感染防御や抗腫瘍効果を現すが，過剰な発現は関節リウマチ，若年性関節炎，乾癬や強直性脊椎炎などの疾患の発症誘因となる．

これらのTNFの生理活性発現の機序を利用し，過剰なTNF産生を抑制し炎症を抑制，消炎する薬がTNF阻害薬である．

現在使用できるTNF阻害薬

　TNF阻害薬として本邦ではインフリキシマブ（レミケード®），アダリムマブ（ヒュミラ®），エタネルセプト（エンブレル®）の3剤が2011年2月現在上市され使用できる．海外ではさらにヒト化抗TNF-αモノクローナル抗体であるゴリムマブ（golimumab：Simponi®）やヒト型抗TNF-αモノクローナル抗体の可変領域のフラグメントをペグ化したセルトリツマブ（certolizmab pegol：Cimzia®）が承認販売されている．しかし本邦ではこの2剤については検証的試験，継続投与試験を経て長期投与試験に移行もしくは継続中であり，上市にはもうしばらく時間を要すると思われる．

3つのTNF阻害薬の構造上の違い

　まずは現在上市されているTNF阻害薬3剤について，構造上の違いとTNF阻害薬の中における位置づけを述べたい（表1）．

　エタネルセプトはTNF阻害薬に位置づけされるが，ユニークな特徴をもつ．その特徴とは可溶性TNF-αと可溶性LT-α（TNF-β）に対するデコイ受容体（decoy receptor）として機能する点である．human IgG1のFc〔ヒンジ〕部分の2つのp75（type II）TNF受容体を繋ぎ合わせた構造のエタネルセプトは，他の2剤のTNF阻害薬とは異なり，デコイとして可溶性TNFに組織中および血中で結合し，TNFを除去する作用機序を有する．しかし膜型TNF-αや受容体に結合したTNF-αに対する中和作用は有さないとされる（詳細は「4章-§2 エタネルセプト」参照）．

　一方，インフリキシマブとアダリムマブは共に抗TNF-αに対するモノクローナル抗体であり，可溶性TNF-αならびに膜型TNF-αに対する作用機序を共に有する．

　しかしながら　お互いに抗体製作上の差異を有し，それがそれぞれの製剤に対する抗体の差として存在するようである．

　インフリキシマブは定常領域としてのhuman IgG1kにマウスの可変領域をつなぎ合わせたキメラ型抗TNF-αモノクローナル抗体である（p95参照）．

　一方アダリムマブは完全ヒト型IgG1で構成された抗TNF-αモノクローナル抗体である．

　以上よりエタネルセプトはTNF阻害薬の中では他2剤に比較し異なる作用機序を有していることが容易に理解できると思う．そのため同じTNF阻害薬ではあるが，インフリキシ

表1　本邦において上市されているTNF阻害薬の分類（2011年2月現在）

薬剤名	製品名	特徴	販売製造元	包装量 製剤形態	投薬方法
インフリキシマブ (infliximab)	レミケード® (Remicade®)	キメラ型抗TNF-α モノクローナル抗体 (p95の図1参照)	田辺三菱	100 mg バイアル製剤	点滴静注
アダリムマブ (adalimumab)	ヒュミラ® (Humira®)	完全ヒト型抗TNF-α モノクローナル抗体	アボットーエーザイ	40 mg シリンジ製剤	皮下注射
エタネルセプト (etanercept)	エンブレル® (Enbrel®)	可溶性TNFに対する デコイ受容体	ファイザーー武田	25 mg シリンジ製剤	皮下注射

マブやアダリムマブといった抗TNF-αモノクローナル抗体とは区別して取り扱う必要があると筆者は考える．

使用のタイミング

　TNF阻害薬は既存DMARDやメトトレキサート（MTX）などで効果不十分例や無効な症例に使用する生物学的製剤である．特に日本での使用タイミングの位置づけとしてはMTX（6 mg～8 mg＊/週：＊2011年2月23日よりMTX16 mg/週までの使用が保険適応された）使用で治療効果不十分例もしくは無効例での使用を推奨としている．

　しかしながらインフリキシマブの関節リウマチにおける使用方法は保険適応上MTXの併用を必須とするため，MTXが何らかの理由によって併用不可である場合は本邦では残念ながら使用できない．

　アダリムマブ，エタネルセプトはMTX非併用でも使用可能である．ほかの薬剤についての詳細に関しては「第4章-§2　エタネルセプト」（p118）「第4章-§3　アダリムマブ」（p138）を参照していただきたい．

第4章　生物学的製剤

§1　インフリキシマブ

2. インフリキシマブの特徴

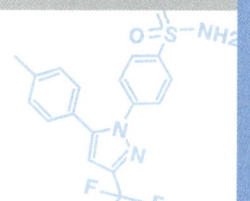

インフリキシマブの本邦での適応疾患

既存治療で効果不十分な下記疾患に対して適応となる．

- 関節リウマチ（関節の構造的損傷の防止を含む）
- クローン病の治療および維持療法
  （中等度から重度の活動期にある場合もしくは外瘻を有する場合）
- 潰瘍性大腸炎（中等症から重症の既存治療で効果不十分な場合）
- ベーチェット病による難治性網膜ぶどう膜炎
- 強直性脊椎炎
- 尋常性乾癬，関節症性乾癬，膿疱性乾癬，乾癬性紅皮症

インフリキシマブの特徴

モノクローナル抗体

インフリキシマブはマウス由来の可変領域（V領域）（25％）をヒト由来の定常領域（C領域）IgG1k（75％）に遺伝子組み換え技術を用いて接合させたキメラ型抗TNF-αモノクローナル抗体である（図1）．

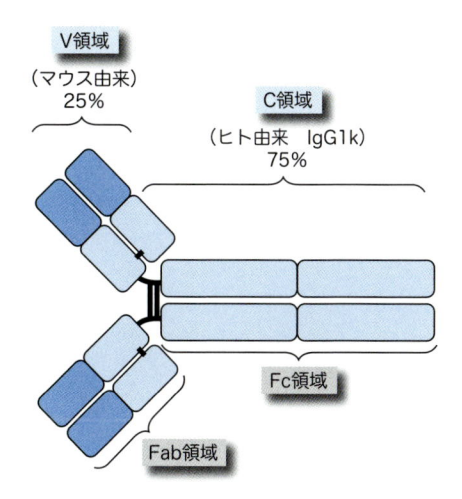

図1 インフリキシマブの構造模式図
V領域：variable region（可変領域）
C領域：constant region（定常領域）
Fc領域：fragment, crystallizable
Fab領域：fragment, antigenbinding

投与方法

インフリキシマブはTNF阻害薬で点滴静注にて使用する唯一の製剤である．そのため投与直後より血清中インフリキシマブ濃度が速やかに上昇し，効果を発現する．その血清中濃度の立ち上がりは皮下注射を行う他TNF-α阻害薬と比較しても速やかである．そのためインフリキシマブ初回投与における患者の効果体感が他剤TNF阻害薬に比較し早いと感じるケースが多い．

血中半減期

欧州添付文書によるとインフリキシマブ3，5，または10 mg/kgの単回投与後の半減期は8〜9.5日（中央値）である．米国添付文書によると関節リウマチ患者にインフリキシマブ3〜10 mg/kg，クローン病患者にインフリキシマブ5 mg/kg，尋常性乾癬患者にインフリキシマブ3〜5 mg/kgを単回投与した場合の薬物動態結果から，消失半減期の中央値は7.7〜9.5日である．国内におけるデータでは活動期クローン病患者にインフリキシマブ5 mg/kgを単回投与した場合の薬物動態結果から消失半減期は194時間とされているため，**反復投与においてインフリキシマブ血中濃度が一定濃度水準で維持される6週目以降の投薬間隔は，8週間間隔が一般的な投与間隔とされる．**

骨破壊，関節破壊に対する保護効果

進行した関節リウマチを対象としたATTRACT試験（表2）[1]や，早期関節リウマチを対象としたASPIRE試験（表3，4）[2]での報告において，インフリキシマブとMTXを併用した治療では，骨破壊の抑制と関節破壊の抑制をMTX単独療法より抑制できることが明らかにされている．

表2 ATTRACT試験（関節リウマチ患者における関節ダメージに対する54週目での治療効果*）

変数	MTX＋プラセボ (N＝64)	インフリキシマブ3 mg/kg 8週ごと＋MTX (N＝71)	インフリキシマブ3 mg/kg 4週ごと＋MTX (N＝71)	インフリキシマブ10 mg/kg 8週ごと＋MTX (N＝77)
X線スコア				
トータルSharpスコア（ベースラインよりの変化値）	7.0〜10.3	1.3〜6.0	1.6〜8.5	0.2〜3.6
p値		＜0.001	＜0.001	＜0.001
骨びらんスコア（ベースラインよりの変化値）	4.0〜7.9	0.2〜2.9	0.3〜4.7	0.2〜2.9
p値		＜0.001	＜0.001	＜0.001
JSNスコア（ベースラインよりの変化値）	2.9〜4.2	1.1〜4.4	0.7〜4.3	0.0〜3.1
p値		＜0.001	＜0.001	＜0.001

*van der Heijde変法によるSharpスコアにて関節ダメージをX線にて評価した
トータルSharpスコア：0〜440，骨びらんスコア：0〜280，JSN（joint space narrowing, 関節裂隙狭小化スコア）：0〜160．高値はより高い関節ダメージを示す．p値はMTX＋プラセボと各群の統計学的検討による
（文献1より一部抜粋）

表3 ASPIRE試験：ASPIRE登録時の患者背景（一部抜粋）

	MTX＋プラセボ (n＝282)	MTX＋3 mg/kg インフリキシマブ (n＝359)	MTX＋6 mg/kg インフリキシマブ (n＝363)
トータルSharpスコア*			
平均値（SD）	11.3〜15.9	11.6〜15.2	11.2〜15.2
中央値（IQR）	5.1（1.4, 14.6）	5.2（1.8, 15.1）	5.3（1.7, 14.6）
レンジ	0.0〜102.7	0.0〜81.3	0.0〜102.7
骨びらんスコア			
平均値（SD）	8.25〜12.3	8.75〜12.1	8.27〜11.8
中央値（IQR）	3.0（0.5, 10.5）	3.8（1.0, 11.0）	3.8（1.0, 10.8）
レンジ	0.0〜72.3	0.0〜57.3	0.0〜76.8
JSNスコア			
平均値（SD）	3.0〜4.8	2.9〜4.4	2.9〜5.2
中央値（IQR）	1.0（0.0, 3.9）	1.0（0.0, 3.8）	1.0（0.0, 3.6）
レンジ	0.0〜30.4	0.0〜24.6	0.0〜43.8

*トータルSharpスコアはvan der Heijde変法のSharpスコアを用い評価された
トータルSharpスコア：0〜448であり高スコアはより高い関節のダメージを示す．骨びらんスコア：0〜280，JSNスコア：0〜168
SD：standard deviation（標準偏差），IQR：interquartile range（四分位範囲）
（文献2より一部抜粋）

表4 ASPIRE試験：X線スコアの変化（54週目とベースラインの比較）*

	MTX＋プラセボ (n＝282)	MTX＋3 mg/kg インフリキシマブ (n＝359)	MTX＋6 mg/kg インフリキシマブ (n＝363)
トータルSharpスコア*			
平均値（SD）	3.7〜9.6	0.4〜5.8	0.5〜5.6
中央値（IQR）	0.43（0.0, 4.5）	0.0（−0.8, 1.3）	0.0（−1.0, 1.3）
p値		＜0.001	＜0.001
骨びらんスコア			
平均値（SD）	3.0〜7.8	0.3〜4.9	0.1〜4.2
中央値（IQR）	0.3（0.0, 3.8）	0.0（−0.8, 1.3）	0.0（−1.0, 1.0）
p値		＜0.001	＜0.001
JSNスコア			
平均値（SD）	0.6〜2.1	0.1〜1.6	0.2〜1.4
中央値（IQR）	0.0（0.0, 0.4）	0.0（0.0, 0.0）	0.0（0.0, 0.20）
p値		＜0.001	0.13

*トータルSharpスコアはvan der Heijde変法を用いて評価された
MTX＋プラセボに比較し，インフリキシマブを併用した群では関節ダメージが有意差をもって少ない
（文献2より抜粋）

近年においてはThe BeSt試験[3] (a Dutch acronym for "Behandel Strategiën, treatment strategies") によって早期関節リウマチにインフリキシマブを用いたMTXとの併用療法（group4）やプレドニゾロン（PSL）を含めた強力なDMARDs併用療法（group3）を治療早期より行うことにより追加併用療法（group2）やスィッチング（group1）といった手法の治療よりも明らかに関節破壊を抑制できることが報告されている（図2, 表5）[4]．

さらにインフリキシマブとMTX併用療法によりX線写真やMRIにて破壊された骨のリモデリングの誘導を認めた報告がなされている[4]．神戸らはインフリキシマブ治療後に，人工

group1：単剤療法
MTX → SASP → LEF → IFX + MTX

group2：ステップアップ療法
MTX → MTX + SASP → MTX + SASP + HCQ → MTX + SASP + HCQ + PSL → IFX + MTX

group3：既存DMARDs併用療法からのステップダウン療法
MTX + SASP + PSL → MTX + CSA + PSL → IFX + MTX

group4：インフリキシマブ併用療法からのステップダウン療法
IFX + MTX → SASP → LEF → MTX + CSA + PSL

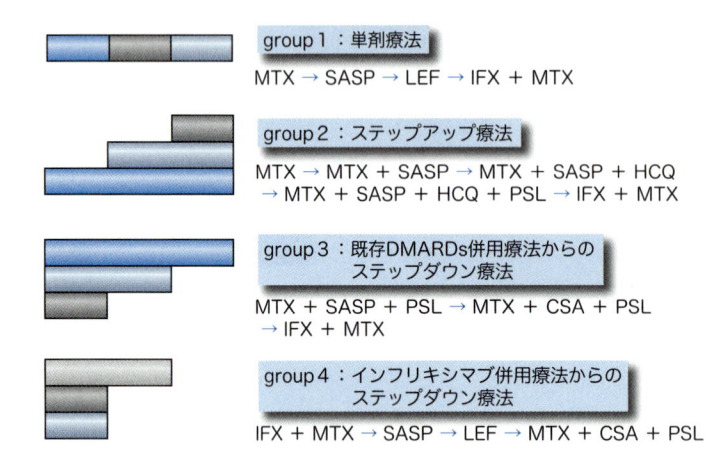

図2 BeSt試験：治療プロトコール概略
治療目標に達しない場合は→へ治療方針変更する
IFX：インフリキシマブ，SASP：サラゾスルファピリジン，LEF：レフルノミド，CSA：シクロスポリン，HCQ：ヒドロキシクロロキン，PSL：プレドニゾロン
（文献3より引用）

表5 BeSt試験：4年間の経過観察での各群の転帰

	単剤療法（group1）	ステップアップ療法（group 2）	既存のDMARDs併用療法からのステップダウン療法（group 3）	インフリキシマブ併用療法からのステップダウン療法（group 4）	p値
HAQ改善平均（SD）					
3年	0.8（0.7）	0.7（0.7）	0.8（0.8）	0.9（0.7）	0.66
4年	0.8（0.6）	0.7（0.8）	0.8（0.8）	0.8（0.8）	0.64
トータルSharpスコアの（4年間での）進行度					
平均値（SD）	11.7（17.3）	9.7（12.8）	6.7（9.6）	5.4（9.2）	
中央値（IQR）	5.0（1.0〜15.8）	5.5（1.0〜13.8）	3.0（1.0〜7.5）	2.5（0.5〜6.5）	0.005[†]
骨びらんスコア					
平均値（SD）	6.0（8.8）	5.7（6.8）	3.0（4.1）	3.0（5.2）	
中央値（IQR）	3.0（0.5〜8.5）	3.5（0.5〜10.0）	2.0（0.5〜3.5）	1.5（0.5〜4.0）	0.001[*]
JSNスコア					
平均値（SD）	5.7（10.0）	4.0（7.0）	3.7（6.7）	2.4（4.6）	
中央値（IQR）	1.8（0.0〜7.0）	1.0（0.0〜4.5）	1.0（0.0〜3.9）	1.0（0.0〜2.5）	0.17

[*]：4年後までの骨びらんスコアではgroup1とgroup2 vs group3とgroup4のそれぞれの比較において$p < 0.05$を認めた

[†]：group 1 vs group 2, $p = 0.77$; group 1 vs group 3, $p = 0.06$; group 1 vs group 4, $p = 0.002$; group 2 vs group 3, $p = 0.10$; group 2 vs group 4, $p = 0.005$; group 3 vs group 4, $p = 0.18$である

（文献3より抜粋）

膝関節置換術の際に得た線維骨において，骨代謝の改善によると考えられる骨梁間での骨髄細胞の増殖と間質隔壁の肥厚といった骨新生を，組織病理学的に認めたと報告している[5]．

中和抗体

インフリキシマブはマウス由来の可変領域25％とヒト由来の定常領域75％をつなぎ合わせ構成されたTNF-αに対するキメラ型モノクローナル抗体であるため，**human anti chimeric antibody（HACA）の誘導が生体内で発現しやすいとされている**．

さらにHACAの発現は関節リウマチではインフリキシマブの効果減弱を誘導し，二次無効の原因とされている．

インフリキシマブは異種タンパクを一部に使用したキメラ抗体であるためHACAの誘導率が高いとされている．関節リウマチ以外の疾患に行われたインフリキシマブ単独療法では関節リウマチの治療と同様にHACAの発現をみている．しかし免疫抑制薬の非併用であるにもかかわらずHACA発現率は関節リウマチのそれとほぼ同等である．さらに，関節リウマチ以外の疾患ではHACA発現による効果減弱の報告が顕著ではない．

関節リウマチと他適応疾患では初期治療に使用できる用量設定がと異なることや，インフリキシマブが効果を発現する組織が異なることなどの相違点もあるため一概にHACAの発現が及ぼす影響を比較できないのかもしれない．病態的に関節リウマチと似ていると考えられる関節症性乾癬や強直性脊椎炎などの関節炎治療におけるHACAの発現とインフリキシマブの治療効果持続については今後も引き続き検証することが必要である．

しかしながら，関節リウマチではHACA発現を抑制することが効果減弱を来さないために重要であると考えられる．そのためMTXの併用がインフリキシマブ使用に推奨される．理論的にはHACA発現抑制のためにはいかなる免疫抑制薬の使用でも構わない．しかし本邦においてのインフリキシマブ承認試験でMTXのみしかカップリング試験を行われなかったために保険適応はMTXのみである．さらには薬剤費の観点からも他免疫抑制薬に比較しMTXは安価であり対費用効果の側面で比較すればMTXに適わないのが現状であろう．さらには，MTXは用量依存的に効果増強効果も期待できる．そのためインフリキシマブの関節リウマチ患者への使用において，リスクベネフィットを鑑み，その症例に応じて適切な使用上限までMTXの増量併用をすることが重要であることはいうまでもない．

第4章 生物学的製剤

§1 インフリキシマブ

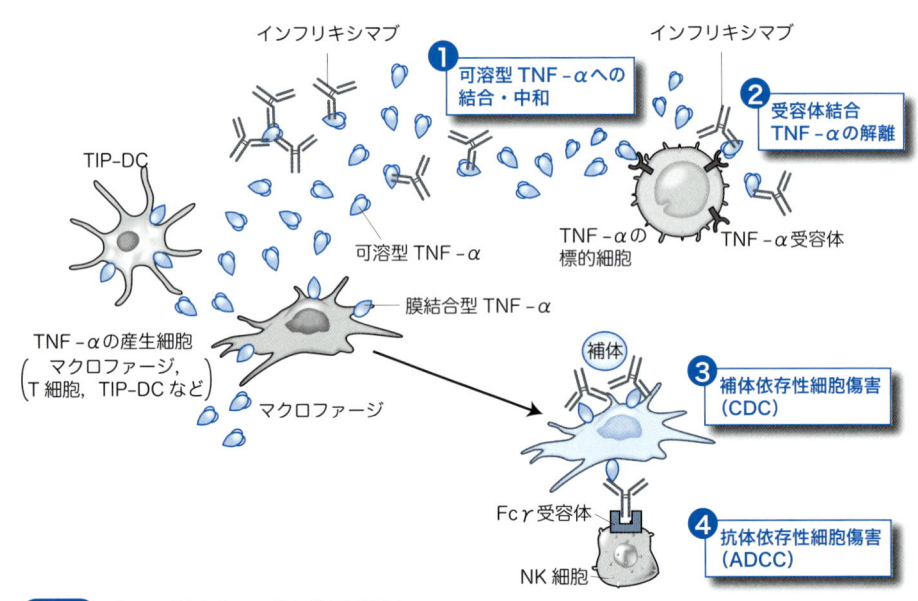

3. インフリキシマブの作用機序

　関節リウマチのような慢性的関節炎を呈する病態では，炎症性サイトカイン（TNF-α，IL-6）が通常以上の濃度に達し飽和状態を持続している．

　インフリキシマブはTNF-αに対する「モノクローナル抗体」であり，TNF-αと結合することでその炎症に対する機能を抑制し，関節炎を消炎する．

　表6に現在証明されているもしくは議論されている作用機序について列記する．

表6 インフリキシマブの作用メカニズム

① 可溶型TNF-αと結合し中和する
② 標的細胞の受容体と結合しているTNF-αを解離する
③ 膜結合型TNF-αと結合し，補体依存性細胞傷害（complement-dependent cytotoxicity：CDC）によりTNF-α産生細胞を傷害する
④ 膜結合型TNF-αと結合し，抗体依存性細胞傷害（antibody-dependent cellular cytotoxicity：ADCC）によりTNF-α産生細胞を傷害する
⑤ サイトカイン産生細胞のアポトーシスを誘導する
（何らかの刺激を介して免疫系細胞に発現する誘導型受容体であるp75TNFRの細胞死の関与については2010年現在も未だ議論が分かれている．さらにTNF阻害薬がアポトーシス誘導や細胞死を誘導できるか同じく未だ議論が分かれているため未確定機序とする）

図3 インフリキシマブの作用機序

TIP-DC：TNF-α iNOS producing dendritic cell，NK細胞：ナチュラルキラー細胞
CDC：補体を介して抗体が結合した標的細胞を殺傷すること．ADCC：標的細胞に結合した抗体がNK細胞のエフェクター細胞上のFcγ受容体と結合することで抗体依存的に誘導される標的細胞を殺傷すること

第4章　生物学的製剤

§1　インフリキシマブ

4. インフリキシマブはこんな時に使う

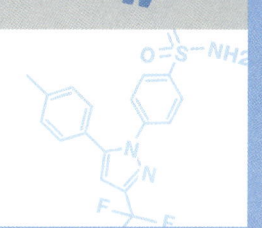

アメリカの約1,200人のリウマチ医に生物学的製剤をどのような状態で使用するか聞き取り調査がなされた．その結果，生物学的製剤を使用しているトップ5の理由として以下があげられた．

- MTXで効果が得られない時
- 多剤DMARDsで治療効果が得られない時
- 疾患活動性が強いと医師が判断した時
- 画像的に骨びらんが形成されたり，悪化が認められた場合
- 機能的制約が発生した時

わが国ではインフリキシマブの大規模な市販後調査（post marketing survey：PMS）を行うにあたり使用ガイドラインが作成され，TNF阻害療法ガイドライン[6]として公表された（表7）．

表7　日本リウマチ学会「TNF阻害療法施行ガイドライン」（対象患者）（文献6より引用）

- 既存のDMARD[注1] 通常量を3ヵ月以上継続して使用してもコントロール不良のRA患者
  コントロール不良の目安として以下の3項目を満たす者
    - 圧痛関節数6関節以上
    - 腫脹関節数6関節以上
    - CRP 2.0mg/dL以上あるいはESR 28mm/時間以上

  これらの基準を満足しない患者においても，
    - 画像検査における進行性の骨びらんを認める
    - DAS28-ESRが3.2（moderate activity）以上

  のいずれかを認める場合もTNF阻害療法を考慮する

- さらに日和見感染症の危険性が低い患者として以下の3項目も満たすことが望ましい
    - 末梢血白血球数 4000/mm³以上
    - 末梢血リンパ球数 1000/mm³以上
    - 血中βD-グルカン陰性

[注1] インフリキシマブの場合には，既存の治療とはMTX 6〜8mg/週を指す．エタネルセプトとアダリムマブの場合には，既存の治療とは本邦での推奨度Aの抗リウマチ薬である，MTX，サラゾスルファピリジン，ブシラミン，レフルノミド，タクロリムスのいずれかを指す　DAS：disease activity score, ESR：赤血球沈降速度

TNF阻害療法の適応

MTX通常量（MTX6〜8 mg/週）を3ヵ月以上継続して使用してもコントロール不良のRA患者

本邦ではMTXはDMARDs使用で不応の場合使用という保険上の整合性を満たすための制約である．実際にはMTXが使用できないケースもあるため，複数のDMARDsの使用にも関わらず治療効果が得られないケースと考えるのが妥当である．しかし，実際にDMARDs

不応にのみ使うケースが関節破壊抑制や臨床的寛解を得る目的に対して本当に理に適っているかは今後の検証等もふくめて社会経済的，医療経済的にもそして患者のコストベネフィットの観点よりも必要になると考える．

> コントロール不良の目安として以下の3項目を満たす者
> ・圧痛関節数6関節以上
> ・腫脹関節数6関節以上
> ・CRP 2.0 mg/dL 以上あるいは ESR 28mm/時間以上

DAS（3）28-CRP≧4.62 もしくは DAS 28-ESR≧4.90 の疾患活動性を有する患者が対象となるという文面である．この3項目すべてを満たすという基準は，日本で行われた治験の組み入れ基準そのものであったため，日常診療の中では活動性の極めて高い関節破壊の進行した症例に相当する．しかし治療の進歩に伴い治療目標が症状軽減から臨床的寛解に，そして画像的寛解や機能的寛解まで含めた完全寛解へと高まる中でこの基準は適切ではないという指摘がなされるようになった．そのため2008年改訂され，以下の文章が追記される経緯となった．

> これらの基準を満足しない患者においても，
> ・画像検査における進行性の骨びらんを認める
> ・DAS28-ESR が 3.2（moderate activity）以上
> のいずれかを認める場合もTNF阻害療法を考慮する

すなわち，中等度以上の疾患活動性であるか，関節破壊が進行するケースにも上記3項目を満たさずともインフリキシマブとMTXの併用療法を検討できるようになり，早期診断早期治療を行い関節リウマチ治療における完全寛解を目指す上で，大きな足枷の一つが外れたのである．

しかしながら，治療反応性が良好な因子は，疾患活動性が低値であり，関節破壊が進行していない症例であるため，今後もTNF阻害薬の適応基準は，順次時代に即して見直す必要があると思われる．

さらに日和見感染症の危険性が低い患者として以下の3項目も満たすことが望ましい．

> ① 末梢血白血球数 4,000/mm^3 以上
> ② 末梢血リンパ球数 1,000/mm^3 以上
> ③ 血中 β-D-グルカン陰性

好中球減少の基準値は3,500/mm^3，リンパ球減少の基準値は1,500/mm^3 である．

しかしながらこのTNF阻害薬の適応としての基準値には日内変動等も踏まえて疑問点も多く，医師は臨床症状や画像所見等で弾力的に対応することが期待される．

末梢白血球数3,500 mm^3 以下が持続するケースでは，7〜14日程度での再検等で確認した上でTNF阻害薬を使用を検討するべきであろう．さらには2系統以上の血球低下などの異常を認めた場合は薬剤性骨髄抑制，全身性エリテマトーデスや赤芽球癆等の汎血球減少症等も含めて検討し，TNF阻害薬を開始できるか総合的に判断するべきである．

（1→3）-β-D-グルカンは，真菌のみが持つ細胞膜構成成分である．血液を用いた深在性真菌感染症のスクリーニング検査として利用され，陽性であれば*Pneumocystis jiroveci*,

アスペルギルス，クリプトコックス等の真菌感染を疑う必要がある．そのためTNF阻害薬投与前では少なくともこの検査は陰性であることが必須である．

胸部画像等や神経症状等で一切の疑いもなくTNF阻害薬投与後にβ-D-グルカンの上昇をみた場合は，深在性真菌感染症と考え対応する必要がある．原因真菌の検索とST合剤などの使用といった感染症の顕在化抑制のために治療を行う必要がある．

インフリキシマブ投与禁忌の対象

絶対禁忌として，活動性結核，HBVキャリア，非結核性抗酸菌症，NYHA Ⅲ度以上の心不全患者，悪性腫瘍合併，脱髄疾患合併があげられる．

相対的禁忌としてHCVキャリア（ウイルス量だけを判断材料にすることには意見が分かれている），陳旧性結核，NYHA Ⅱ度までの心不全患者となるが，いずれもその疾患に精通した医師のもとでTNF阻害薬による治療は行われるべきである．以下に各疾患について解説を行う．

感染症

肝炎ウイルス

B型肝炎ウイルス（HBV）感染者に対しては，TNF阻害薬投与に伴いウイルスの活性化および肝炎悪化が報告されており，投与してはならない（HBs抗原もしくはIgM HBc抗体の検索を行い異常値がある場合は投与してはならない．HBc抗体もしくはHBs抗体を認めた場合は生物学的製剤投与前であれば基本的に投与を避けることが望ましいと考える．HBc抗体，HBs抗体陽性の無症候性キャリアに対してTNF阻害薬や免疫抑制薬，ステロイドの使用は，HBVの再活性化の可能性を有するが，現在のところ明確な見解は示されていない）．

C型肝炎ウイルス（HCV）感染者に対しては，一定の見解は得られていない．TNF阻害療法開始前に感染の有無に関して検索を行い，陽性者においては慎重な経過観察を行うことが望ましいが，基本的に投与は避けるべきである．

非結核性抗酸菌症

有効な抗菌薬すなわち根治療法が存在しないため，同感染患者には投与すべきでない．

結核（活動性結核，陳旧性肺結核，結核既感染）

活動性結核症を有する場合は，結核治療が何よりも優先される．

胸部X線写真で陳旧性肺結核に合致する陰影（胸膜肥厚，索状影，5 mm以上の石灰化影）を有する場合において，本剤による利益が危険性を上回ると判断された場合，必要性およびリスクを十分に評価し，慎重な検討を行った上で投与前3週間よりイソニアジドなどの予防投与を開始した上で本剤の開始を考慮する．呼吸器科や感染症に精通した医師の管理下で治療を行うことが必須である．結核の既感染者では本剤による利益が危険性を上回ると判断された場合，必要性およびリスクを十分に評価し，慎重な検討を行った上でイソニアジドなどの抗結核薬を予防投与の上本剤の開始を考慮する．

心不全

NYHA (New York heart association) 心機能分類 (1964年) (表8) Ⅲ度以上のうっ血性心不全を有する場合は禁忌である．Ⅱ度以下は慎重な経過観察を行う．

心不全ではTNF-αの血中濃度上昇を示す．ゆえにTNF阻害薬は心不全に対する効果が期待されていた．しかしながら海外の臨床試験（ATTACH trial[7]）で特にインフリキシマブ10 mg/kg群においてNYHA心機能分類Ⅲ度以上での心不全症状悪化および死亡が高率に認められた．

表8 NYHA心機能分類

NYHAクラス	症状
Ⅰ	日常的な身体活動において制限と症状を認めない （例：歩行や階段を昇る際に息切れをするなど） No symptoms and no limitation in ordinary physical activity. (e.g. shortness of breath when walking, climbing stairs etc.)
Ⅱ	軽度の症状（軽度の息切れや狭心症状） 日常活動でごく軽度の制限を認める Mild symptoms (mild shortness of breath and/or angina) and slight limitation during ordinary activity.
Ⅲ	日常的な活動以下の活動でも症状のため明らかな制限を認める （例：20～100m程度の短距離歩行でも症状を認める．安静によってのみ症状の改善を認める） Marked limitation in activity due to symptoms, even during less-than-ordinary activity. [e.g. walking short distances (20～100 m).comfortable only at rest.]
Ⅳ	著明な身体活動の制限．安静でも症状を認める．ほとんど寝たきり Severe limitations. Experiences symptoms even while at rest. Mostly bedbound patients.

〈注意!!〉

NYHA分類は主治医の主観的な印象に影響されるため，循環器や心不全管理に精通した医師に判断してもらうことが大事である．

一般的にNYHA Ⅱ度は，散歩程度の激しくない労作までが可能な範囲と考えるべきである．NYHA Ⅲ度は20～100 m程度の短距離歩行が可能な程度で，日常生活でも身の周りのことをこなす程度の運動量では心不全症状が出現しない範囲と認識を持つべきである．

関節リウマチに合併する心不全は，拡張障害型心不全も多く認められ，心臓超音波検査での左心室収縮機能の評価だけでは判断できない．拡張機能障害を含めた評価のために循環器に精通した医師の元で慎重にTNF阻害薬の投与は行われるべきである．

悪性腫瘍，脱髄疾患

TNF阻害薬はその作用機序より悪性腫瘍発生の頻度を上昇させる可能性が懸念されている．全世界でモニタリングは継続されているが，現時点では明らかな発生頻度の上昇を示す十分なデータは示されていない．今後もモニタリングを継続するとともに，悪性腫瘍の既往

歴・治療歴を有する患者，前癌病変（食道，子宮頸部，大腸など）を有する患者への投与は慎重に検討すべきであるし，投与が必要となった場合も定期的な経過観察を必要とする．

インフリキシマブ使用適応患者（より効果的・安全に使用するために）

　前述の禁忌がなく，関節リウマチの活動性を中等度以上有し，もしくは関節破壊が進行することが予見できる場合にはインフリキシマブをMTXに併用し治療することが推奨される．

　しかしながら，より効果的に，より安全に使うという観点から推奨されるインフリキシマブの使用対象患者のプロファイルについて検討するとなると，本邦におけるインフリキシマブのPMS[8)9)]，海外のBeSt試験[3)]の結果より患者像のプロファイルを検討することが可能であろう．

　本邦でのPMS解析[8)9)]にて，肺炎や重篤な感染症のリスク因子としてインフリキシマブでは以下の因子が示された．

〈肺炎のリスク因子〉
・男性
・高齢
・stage Ⅲ以上の関節破壊
・既存肺疾患の合併

〈重篤な感染症のリスク因子〉
・高齢
・既存肺疾患の合併
・ステロイド薬併用（投与量とリスクの関係は明らかとなっていない）

　上記リスクを避け使用することが，インフリキシマブ併用療法を最低限安全に行うことができるプロファイルといえる．

　次にBeSt試験[3)]では，治療プロトコールを終了しその後4年間drug-free remission（ドラッグフリー寛解）を維持できている関節リウマチの患者像プロファイルが報告された（表9）．

・男性
・症状のある期間が中央値で18週（11～33週）であり罹病期間が短いこと
・IgM RFや抗CCP抗体が陰性であり，自己抗体の産生が活性化されていないこと
・疾患活動性が低いこと
・身体機能の低下が顕著でないこと
・関節破壊が進行していないこと

　BeSt試験[3)]では，RA発病早期より強力な治療を行えば臨床的寛解を得ることができ，関節破壊抑制といった画像的寛解やHAQ寛解を治療ゴールとして見出せることが示された．さらにインフリキシマブ併用療法を行い臨床的寛解に達した後，生物学的製剤を中止し，MTX単独もしくはドラッグフリーとしても，再燃してこないケースが51％に認められたことが報告されている（図4）．そのため病期初期にインフリキシマブ併用療法を行い，臨床的寛解を得た後には，既存DMARDsによる維持療法での寛解維持が現実的にも可能であることが示されたと考えられる．

　国内増量試験Rising試験[10)]においてはインフリキシマブナイーブな関節リウマチ患者においてインフリキシマブの増量を速やかに行うことで初期治療段階における効果不十分例でも臨床的寛解を得ることが可能であることが示された．しかしながらインフリキシマブ長期

使用における二次無効でのインフリキシマブ増量の有効性が示されたデータでないことには注意を要する．

長期使用における二次無効は中和抗体の産生量増加にともなって惹起された可能性が高いと考えられる．そのため免疫抑制薬を追加しインフリキシマブを増量したとしても，その効果は一時的もしくは時間のかかる可能性が高く，医療経済的にもそして患者受益の観点よりも好ましくない．したがって的確で迅速な治療効果を得るためには他の生物学的製剤へのスィッチングがより好ましいと筆者は考える．

表9 BeSt試験（ドラッグフリー寛解に至った患者と非ドラッグフリー寛解の患者との背景）

	ドラッグフリー寛解 N＝67	非ドラッグフリー寛解 N＝441	p値
年齢	56（15）	54（14）	0.45
男性（%）	35（52%）	130（29%）	＜0.001*
診断から治療までの期間, 週（中央値, IQR）	2（1～4）	2（1～5）	0.63
症状持続期間, 週（中央値, IQR）	18（11～33）	24（14～56）	0.007*
リウマチ因子陰性（%）	32（48%）	147（33%）	0.02
抗CCP抗体（%）	38（57%）	144（36%）	0.001*
DAS	4.1（0.8）	4.5（0.9）	0.004
HAQ, 0～3スケール	1.2（0.6）	1.4（0.7）	0.002
VAS：疼痛（mm）	45（22）	55（22）	0.001
VAS：疾患活動性（mm）	55（19）	61（23）	0.04
VAS：朝のこわばり（mm）	54（24）	60（24）	0.04
骨びらん（%）	44（69）	313（72）	0.6
トータルSharpスコア（0～448スケール）	3.3（1.0～6.9）	4.0（1.5～9.0）	0.18

*4年後におけるドラッグフリー寛解に関連した独立因子を項目としている．特に記載のないかぎり値は平均値（標準偏差）を示す．トータルSharpスコアはvan der Heidje変法により評価された．IQR：interquartile range, DAS：disease activity score（44 joints）, HAQ：health assessment questionnaire, VAS：visual analogue scale
（文献3より抜粋）

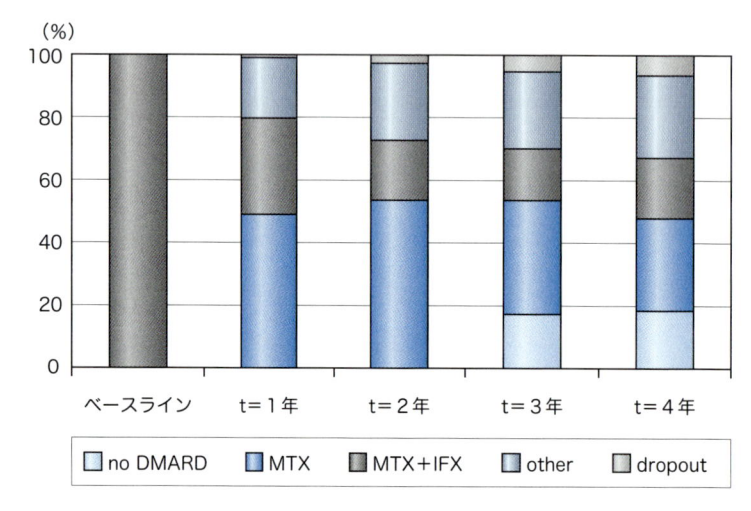

図4 インフリキシマブ併用療法群での経時的使用薬剤の変遷

初期よりインフリキシマブ併用群での試験経過中の治療薬剤の変遷を示す．51％はインフリキシマブを中止された上で，MTX単独療法もしくはDMARD中止の状態で，4年後でも寛解を維持していることが示された

第4章　生物学的製剤

§1　インフリキシマブ

5. インフリキシマブの実際の使い方

処方の実際

　本邦において関節リウマチの治療としてインフリキシマブは，MTX製剤による治療に併用して行う．通常，体重1 kgあたり3 mgを1回の投与量として点滴静脈注射を行う．初回投与後，2週，6週に投与し，以後8週間の間隔で投与を行う．

　なお6週の投与以後，効果不十分または効果減弱が認められた場合には，投与量の増量（体重1 kgあたり3〜10 mg）や投与間隔を短縮（体重1 kgあたり6 mgまでを投与量上限として投与間隔を4週間まで短縮）しての投与が可能である．

　以下に実例を示す．図5を参照していただきたい．

〈内服〉

> Rp　メトトレキサート「タナベ」(2 mg錠) 4錠（1日目朝2錠夕1錠，2日目朝1錠）/毎週*

*：2011年2月23日よりMTXは最大16 mg/週まで使用できるようになった．そのため，患者におけるリスクベネフィットを考慮した上で，MTX増量が可能であればMTX10〜12 mg/週程度まで増量した上に，インフリキシマブ治療の併用を考慮することが望ましいと筆者は考える

〈点滴静注〉

> Rp　初回　　　　　　　　　　　レミケード® 3 mg/kg
> 　　2回目（2週間後）　　　　　レミケード® 3 mg/kg
> 　　3回目（6週間後）　　　　　レミケード® 3 mg/kg
> 　　4回目（14週間後）　　　　 レミケード® 3〜6 mg/kg
> 　　　　　　　　　　　　　　　（効果不十分時増量検討）
> 　　5回目（22週間後）　　　　 レミケード® 3〜10 mg/kg
> 　　　　　　　　　　　　　　　（効果減弱または不十分時増量検討）
> 　　6回目（30週間後）　　　　 レミケード® 3〜10 mg/kg
> 　　7回目（38週間後）　　　　 レミケード® 3〜10 mg/kg
> 　　8回目以降（46週間後以降）レミケード® 3〜6 mg/kg

　46週までに臨床的寛解を得られればインフリキシマブの6 mg/kg程度での減量維持を検討することが好ましい．もしくはインフリキシマブ休薬を検討できる可能性がある．

　臨床的寛解もしくは低疾患活動性レベルでの維持に14〜38週までに達しない場合には，生物学的製剤の変更かレミケード®の投与期間短縮を検討する必要がある．

インフリキシマブ投与の実際（1～4回目の対応）

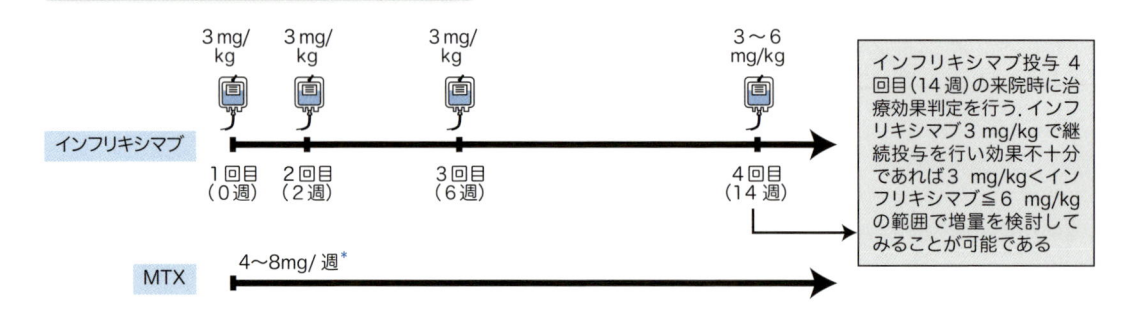

インフリキシマブ
- 1回目（0週）: 3 mg/kg
- 2回目（2週）: 3 mg/kg
- 3回目（6週）: 3 mg/kg
- 4回目（14週）: 3～6 mg/kg

MTX: 4～8 mg/週*

> インフリキシマブ投与4回目（14週）の来院時に治療効果判定を行う．インフリキシマブ3 mg/kgで継続投与を行い効果不十分であれば3 mg/kg<インフリキシマブ≦6 mg/kgの範囲で増量を検討してみることが可能である

インフリキシマブの投与の実際（5回目以降の対応）

> 臨床的寛解（6ヵ月持続）でインフリキシマブの減量，休薬を検討してみるべきである．その後は既存治療薬のみでも臨床的寛解を維持できる可能性がある

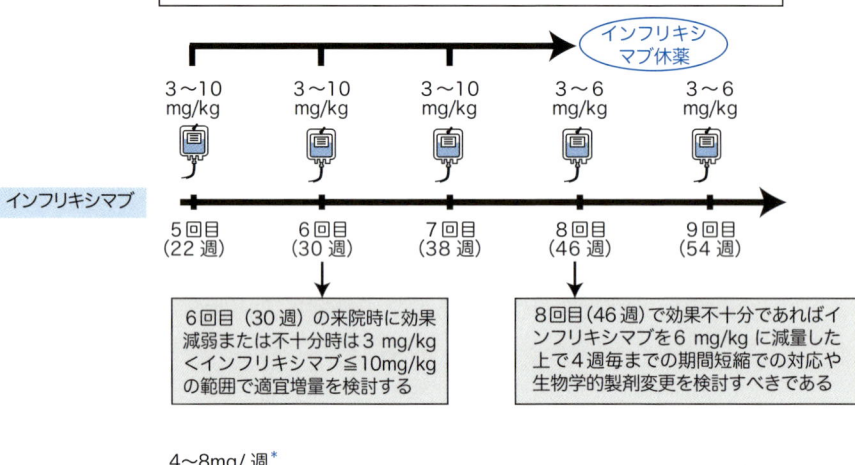

インフリキシマブ
- 5回目（22週）: 3～10 mg/kg
- 6回目（30週）: 3～10 mg/kg
- 7回目（38週）: 3～10 mg/kg
- 8回目（46週）: 3～6 mg/kg（インフリキシマブ休薬）
- 9回目（54週）: 3～6 mg/kg

> 6回目（30週）の来院時に効果減弱または不十分時は3 mg/kg<インフリキシマブ≦10 mg/kgの範囲で適宜増量を検討する

> 8回目（46週）で効果不十分であればインフリキシマブを6 mg/kgに減量した上で4週毎までの期間短縮での対応や生物学的製剤変更を検討すべきである

MTX: 4～8 mg/週*

＊：2011年2月23日よりMTXの最大使用可能量が16 mg/週まで増量認可された．患者におけるリスクベネフィットを考慮した上で，MTX増量が可能であればMTX10～12 mg/週程度まで増量した上にインフリキシマブ治療の併用を開始検討することが望ましく，導入後にもMTX16 mg/週までの増量は検討に値すると筆者は考える

図5 インフリキシマブ投与の実際

同種・類似薬との使い分けポイント

　TNF阻害薬の中で唯一の点滴静注製剤であるため，血清中のインフリキシマブ濃度が速やかに立ち上がる．そのため初期効果が比較的速やかに体感でき，疼痛腫脹関節を有する関節炎のあるADLが低下した関節リウマチ患者においては，その治療効果としての満足度改善度を考慮するに最初に使いやすい生物学的製剤である．

　インフリキシマブは点滴静注であるため，投薬は医療施設で行う必要があり，皮下注射が施行できないケースや，自己注射に抵抗を感じるケースでは優先的に使用できる薬剤であり患者さんに受け入れられやすい薬剤である．

第4章　生物学的製剤

§1　インフリキシマブ

6. 副作用と投与時の留意事項

感染症

　本邦および海外のTNF阻害薬の市販後調査において，重篤な有害事象は感染症が最多である．

　START試験[11]ではインフリキシマブ10 mg/kgの維持療法で重症感染症が増加したことが示されており，**増量の際には特に感染症に注意して経過を観察・対処を要する**．TNF阻害療法施行中に肺炎を発症した場合は，通常の市中肺炎とは異なり，結核・ニューモシスチス肺炎・薬剤性肺障害・原疾患に伴う肺病変などを想定した対処を行う．

　呼吸器感染症予防のために，インフルエンザワクチンは可能な限り接種すべきであり，65歳以上の高齢者には肺炎球菌ワクチン接種も考慮すべきである．

　特に結核・日和見感染症のスクリーニング・副作用対策の観点から，以下の項目が重要である．

- 胸部X線写真撮影が即日可能であり，呼吸器内科医，放射線専門医による読影所見が得られること
- 日和見感染症を治療できる環境にあること（感染症に精通し管理できる内科医と相談できる環境・施設であることが望ましい）

結核

- 活動性結核では，抗結核治療薬による化学療法を何よりも優先する．
- スクリーニング時には問診・ツベルクリン反応・胸部X線撮影を必須とし，必要に応じて胸部CT撮影などを行い，肺結核を初めとする感染症の有無について総合的に判定する．
- ツベルクリン反応検査が10mm×10mm以上の陽性反応であれば，BCG接種による影響もあるが結核感染の可能性ありと考え，予防投与の対象とすることが好ましい．高齢者や免疫抑制宿主であれば，ツベルクリン反応検査は陰性となるため，画像診断などを含め総合的に判断する必要がある．
- クォンティフェロン®TB第二世代（QFT-2G）での陽性は，BCG接種の影響を受けないため絶対的な結核既感染を示す．ステロイドや免疫抑制薬，生物学的製剤の使用下においての判定不能ならびに陰性は絶対的陰性とならないことに注意を要する．そのため陰性であっても胸部X線や胸部CTといった画像診断などを含め総合的に判断する必要がある．
- 結核既感染のリスクが高い患者では，インフリキシマブ治療開始3週間前よりイソニアジド内服（原則として300 mg/日，低体重者には5 mg/kg/日に調節）とビタミンB_6欠乏による末梢神経炎や視神経萎縮予防のため，ピリドキサール内服（30 mg/日）を6〜9ヵ月行う．

- イソニアジドが肝障害等で使用できない場合は，漸増投与にて開始することで使用できることや，他抗結核薬を使用できることもあるため，結核治療に精通した内科医と相談する必要がある．さらに抗結核薬の多くは肝機能障害の副作用が多いため，肝臓への負荷軽減のためにも禁酒が必要であり，その指導も抗結核薬予防内服期間中は特に必要である．

〈予防投与の処方〉

> **Rp** ①イソニアジド（イスコチン®錠100 mg）1回1錠1日3回
> ②ピリドキサールリン酸エステル化合物（ピドキサール®錠10 mg）1回1錠1日3回

ニューモシスティス肺炎

- 本邦でのPMS解析[8)9)]で，22例（0.4％）に発症を認めた．発症平均年齢64歳（50〜80歳），インフリキシマブ投与平均回数2.8回でニューモシスチス肺炎発症が報告されている．発症時診断に誘発喀痰でのPCR検査にて21例陽性（1例は臨床的診断による）を示し，診断の一助として有効であることが示された．
- ステロイド薬投与は，感染症合併の危険因子であることが示されているため可能な範囲で減量できることが好ましい．
- 高齢・既存の肺疾患・ステロイド薬併用などのニューモシスティス肺炎のリスク因子を有する患者では，スルファメトキサゾール・トリメトプリム合剤（ST合剤）などの予防投与を考慮する．

〈予防投与の処方〉

> **Rp** ①ST合剤（バクタ®）1回2錠1日1回　（隔日内服）．（1錠はスルファメトキサゾールとして400mg，トリメトプリムとして80mg）
> ②ST合剤内服が不可能例に対しては
> 　ペンタミジン（ベナンバックス®）吸入　300 mg×1回　（月1回）

細菌性肺炎

市中肺炎診療ガイドライン[12)]・院内肺炎診療ガイドライン[13)]を参照し，院内肺炎ならびに市中肺炎の診断ならびに治療手順に従う．

水痘・帯状疱疹ヘルペス

TNF阻害薬は水痘・帯状疱疹ヘルペスの発病リスクとなることが報告されている[14)]．発病時にはヘルペスの治療を優先するが，症状軽快後にTNF阻害薬の使用は可能である．

> **Rp** ①アシクロビル（ゾビラックス®）1回5 mg/kgを1日3回点滴静注（8時間毎）
> 　または
> ②バラシクロビル（バルトレックス®錠500 mg）1回1,000 mg 1日3回　経口内服

Infusion reaction（投与時反応）

- インフリキシマブ投与においてinfusion reaction（投与時反応）の中でも重篤なもの（アナフィラキシーショックを含む）が起きる可能性があることを十分に考慮し，その準備が必要である．
- 緊急処置を直ちに実施できる環境（点滴施行中のベッドサイドで，気道確保，酸素，エピネフリン，副腎皮質ステロイド剤の準備）は，インフリキシマブ投与を行うにあたり必須である．
- 本邦における市販後調査において，治験でインフリキシマブを使用し2年間以上の中断の後に再投与を行った症例で重篤なinfusion reactionの頻度が有意に高かったため，**長期間の中断や休薬の後の再投与は特に厳重な準備とともに行うことが望ましい**．
- infusion reactionとしては，発熱，湿疹といった軽症のものが多いが，アナフィラキシーショックのような重篤なものも起こる可能性があるために，定期的なバイタルサインの観察を行うことは重要である．
- infusion reactionは投与中ならびに投与終了2時間以内に発現する．そのため少なくとも投与後2時間までは十分な観察が必要である．
- 点滴速度が速いケースでは投与時反応が起こりやすいとの報告があるため，投与開始30分から1時間は特にゆっくりと点滴を行う必要がある．

〈infusion reaction 対策〉

①アセトアミノフェンもしくはジフェンヒドラミンなどの抗ヒスタミン薬（H_1ブロッカー）のいずれかをインフリキシマブ投与前1.5時間に服用する．
（以下のいずれかを用いる）

> **Rp** ①アセトアミノフェン （ピリナジン®）　0.5 g×1
> ②ジフェンヒドラミン塩酸塩 （ベナ®錠10 mg）　50 mg×1
> ③ベポタスチンベシル酸塩 （タリオン®OD錠10 mg）　10 mg×1

②過去に投与時反応があれば，完全ヒスタミンブロックとして上記抗ヒスタミン薬に加えてH_2ブロッカー，ファモチジン20 mg静脈注射をインフリキシマブ投与前に追加して行う．

> **Rp** ファモチジン注射液（ガスター®注射液20 mg 2mL）　20 mg
> ＋
> 5％糖液（大塚糖液5％ 20mL）　20 mL×1　静脈注射

③ヒスタミンブロックを行っても投与時反応を認める場合は，水溶性プレドニゾロン20 mg静注もしくはソル・コーテフ®200 mg点滴静注をインフリキシマブ投与前30分に行うことを考慮する（ステロイドは投与後効果発現まで30分程度要すること考慮する必要がある）．

> **Rp** ①プレドニゾロン （水溶性プレドニン20 mg） 20 mg
> 　　　　　　＋
> 　5％糖液 （大塚糖液5％20mL） 20mL×1　静脈注射
> 　もしくは
> 　②ヒドロコルチゾン （ソル・コーテフ®注射用100 mg） 200 mg
> 　　　　　　＋
> 　5％糖液 （大塚糖液5％100mL） 100mL×1　点滴静注

その他の留意事項

- 手術後の創傷治癒，感染防御に影響がある可能性があり，外科手術はTNF阻害薬の最終投与より2～4週間（インフリキシマブでは半減期が長いため4週間）の間隔の後に行うことが望ましい．手術後は創がほぼ完全に治癒し，感染の合併がないことを確認できれば再投与が可能である．
- TNF阻害薬の胎盤，乳汁への移行が確認されており，胎児あるいは乳児に対する安全性は確立されていないため，投与中は妊娠，授乳は回避することが望ましい．ただし現時点では動物実験およびヒトへの使用経験において，児への毒性および催奇形性の報告は存在しないため，意図せず胎児への曝露が確認された場合は，ただちに母体への投与を中止して慎重な経過観察のみ行うことを推奨する．

第4章 生物学的製剤

§1 インフリキシマブ

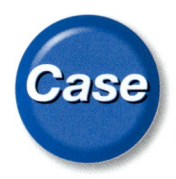

Case 症例でわかるインフリキシマブの使い方

症例1 結核既感染のMTX不応早期関節リウマチ

47歳，男性，建築業．

2007年2月ごろより多関節痛を認め，前医にてMTX 8 mg/週，プレドニゾロン8 mg/日，ロキソプロフェンナトリウム150 mg/日にて内服加療され継続されていた．

関節炎コントロールができていないため治療方針の検討のため当院を受診した．

〈受診時〉朝のこわばり6時間，腫脹関節18関節，疼痛関節8関節，PtVAS 52/100 CRP 2.6 mg/dL, ESR 29mm/1時間, ANA×40（Speckled&Homogenous type), CARF 386.3AU/mL, RF 258U/mL, MMP-3 624.0ng/mLであった（図6）．

両手X線（図7）ならびに両足X線（図8）にてstageⅢの関節破壊を認めていた．関節機能はclass 2であった．

〈初診時所見〉
- 47歳　男性　建築業
- RA発症　　　　：2007年2月
- 罹病期間　　　：13ヵ月
- 朝のこわばり　：6時間
- 疼痛関節数　　：8関節
- 腫脹関節数　　：18関節
- CRP　　　　　 ：2.6 mg/dL
- ESR　　　　　 ：29 mm/1時間
- DAS(3)28-CRP ：4.98
- DAS(3)28-ESR ：5.19
- RF　　　　　　：258 U/mL
- MMP-3　　　　：624.0 ng/mL

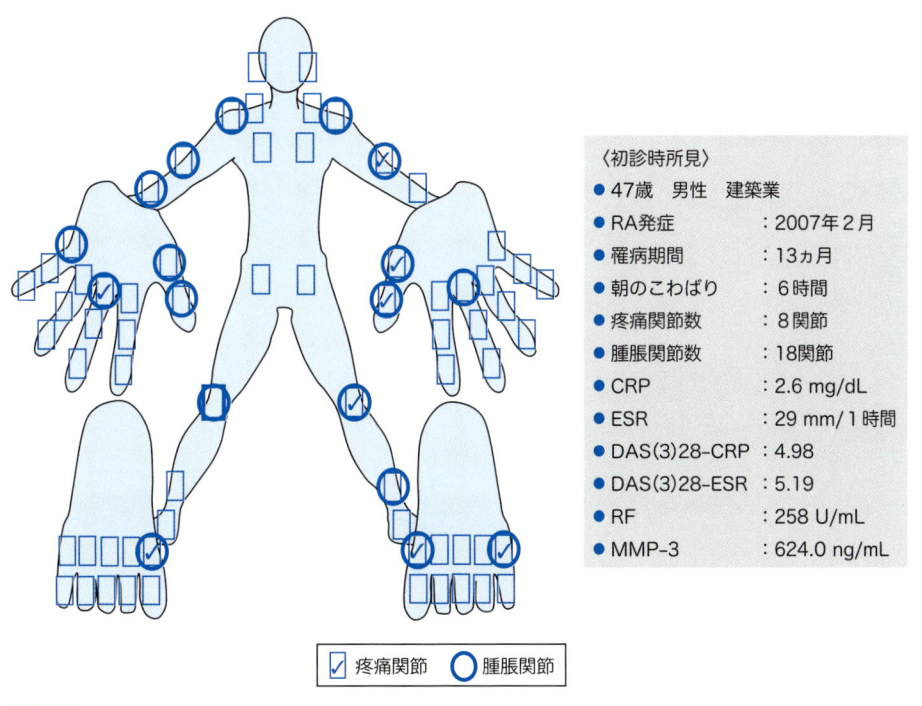

☑ 疼痛関節　　〇 腫脹関節

図6　初診時所見

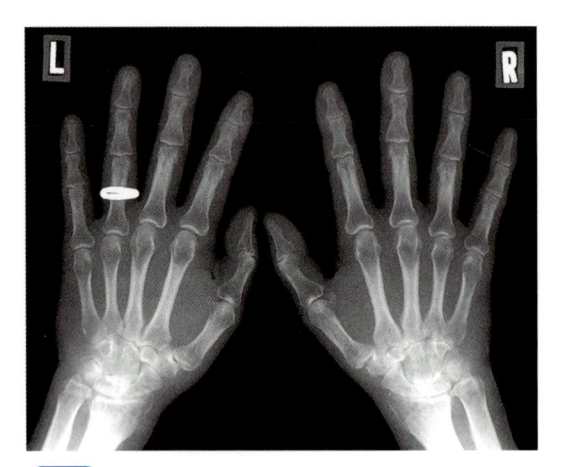

図7 両手単純X線

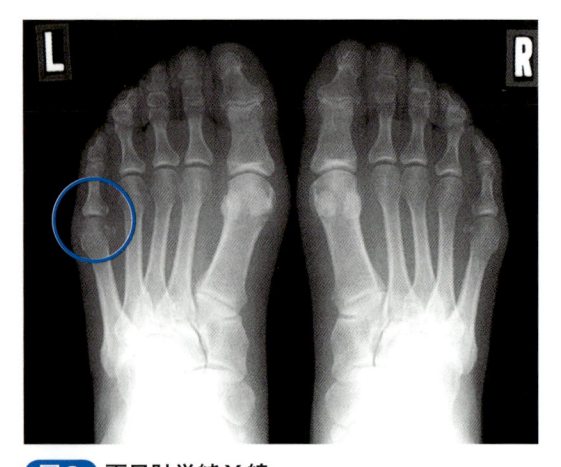

図8 両足趾単純X線
左第5趾MTP関節に骨びらんを認める

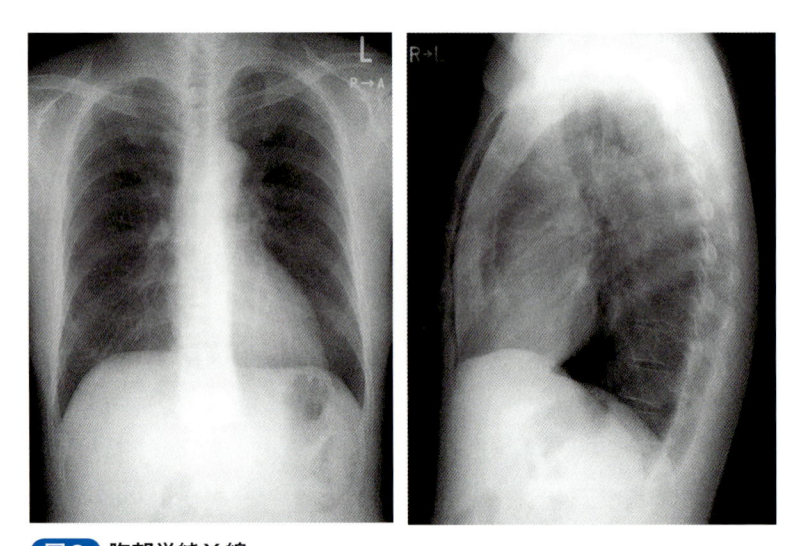

図9 胸部単純X線
肺門部リンパ部石灰化は認めない．他明らかな肺病変は認めない

　ツベルクリン皮内反応テスト（＋）50 mm×50 mm大の発赤のみ認め，クォンティフェロン®TB第二世代は陽性であったため，結核の既感染と判断された．しかし胸部単純X線では明らかな活動性肺結核は認めず（図9），肺外結核の存在も認められなかった．
　このような結核既感染者で，なおかつMTXでコントロール不良な疾患活動性の高い関節リウマチ患者にどのような治療方針で対応するべきであろうか？

行われた治療法と投与された薬剤

治療法：結核発病予防のために抗結核薬を3週間先行投与した後に，TNF阻害薬とMTX併用療法を行った

使用薬剤：
イソニアジド　　　（イスコチン®錠100 mg）
ピリドキサール　　（ピドキサール®錠10 mg）
インフリキシマブ　（レミケード®点滴静注100 mg）
メトトレキサート　（メトトレキサート「タナベ」2 mg錠）
プレドニゾロン　　（プレドニゾロン「トーワ」錠5 mg）
ロキソプロフェンナトリウム　（ロキソニン®錠50 mg）

▶なぜこの薬剤を選択したのか？

着目ポイント **点滴静注であること**

患者の選択として自己注射等に抵抗を示すことがある．その際は点滴静注といった薬剤が患者の精神的負担の軽減に役立つ．

着目ポイント **1回目より速やかな効果発現が体感できること**

短期間での関節炎の増悪があり，速やかな機能改善とその実感が今後どうなるのか？といった精神的不安を安らげることができる．点滴静注による速やかな効果体感も関節リウマチにおける将来的不安が強い場合は役立つ．

着目ポイント **MMP-3の上昇が著しく画像上も関節破壊が進行していたこと**

MTXならびにステロイドの使用によっても急激なMMP-3の上昇と関節所見の増悪をみている．このようなケースではTNF阻害薬の禁忌がなく，早期であれば速やかに強力な治療を導入することが将来的なさらなる関節破壊の抑制につながる．

▶実際の投与スケジュールと治療経過（図10）

Rp
- MTX，PSL，ロキソプロフェンナトリウムを併用した前治療の処方を継続する．結核感染既往があるため，イソニアジドの予防投与を開始し，肝機能の異常が出現しないことを確認する．ピリドキサールはイソニアジドの副作用発現予防として投与しておくことが好ましい．
- インフリキシマブ（レミケード®）を3 mg/kgで開始する
- インフリキシマブ（レミケード®）5回目投与でより効果減弱が現れたため，6回目よりインフリキシマブ（レミケード®）投与量を6 mg/kgまで増量する

▶この処方でうまくいかなかった時

インフリキシマブを増量してもさらに効果減弱が認められた場合は，薬剤作用機序の異なる生物学的製剤へスイッチングを検討する．現在上市されている作用機序の異なる生物製

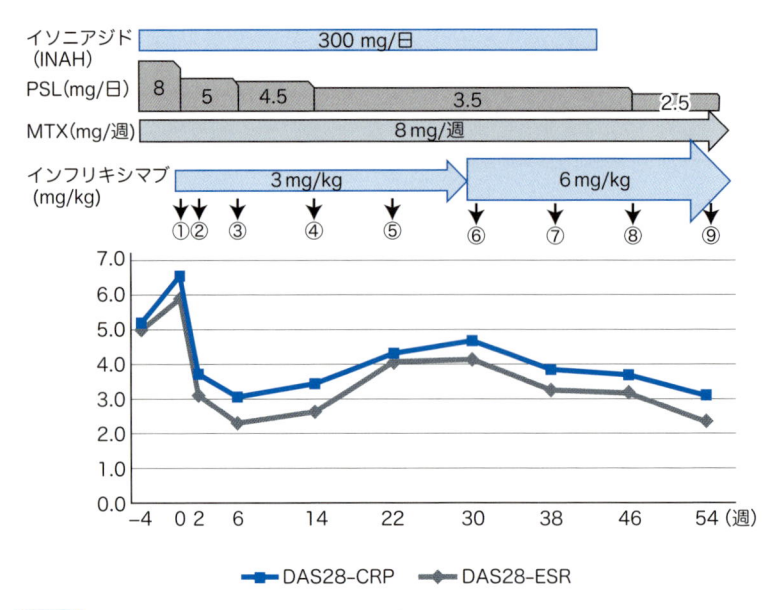

図10 実際の投与スケジュールと治療経過

は，①IL-6受容体抗体；トシリズマブ（アクテムラ®），②CTLA-4IgG；アバタセプト（オレンシア®）があるため，それらの薬剤へ変更を検討するべきであろう．③一部機序の異なるTNF阻害薬としてLT-αの阻害作用を併せ持つエタネルセプト（エンブレル®）も検討に値する可能性がある．

▶患者への説明

　関節リウマチではできるだけ早期に治療することで良好な治療反応性を得る可能性が高く，臨床的寛解への到達を高確率で得られることを説明すべきである．加えて臨床的寛解を得た上でその維持ができれば，将来的な関節破壊を防ぎQOLを維持できる可能性が高まることを説明すべきである．さらに早期より的確な必要十分な強力な治療を開始することで，完全寛解を達成できる可能性もあり，それにより生物学的製剤の永続的使用の必要性も減ることを説明すべきであろう．患者の将来に対する精神的不安や経済的な不安を考慮し，しっかりした治療について説明することが大事である．

第4章 §1 文献・参考にしたいガイドラインとエビデンス

1) Lipsky PE, van der Heijde DM, St Clair EW, et al. : For the anti-tumor necrosis factor trial in rheumatoid arthritis with concomitant therapy study group. Infliximab and methotrexate in the treatment of rheumatoid arthritis. N Engl J Med, 343 : 1594-1602, 2000
2) St Clair EW, van der Heijde DM, Smolen JS, et al. : Combination of infliximab and methotrexate therapy for early rheumatoid arthritis: a ramdomized, controlled trial. Arthritis Rheum, 50 : 3432-3443, 2004
3) van der Kooij SM, et al. : Drug-free remission, functioning and radiographic damage after 4 years of response-driven treatment in patients with recent-onset rheumatoid arthritis. Ann Rheum, 68 : 914-921, 2009
4) Gaylis NB, Needell SD, Rudensky D. : Comparison of in-office magnetic resonance imaging versus conventional radiography in detecting changes in erosions after one year of infliximab therapy in patients with rheumatoid arthritis. Mod Rheumatol, 17 : 273-278, 2007
5) Kanbe K, Inoue K, Inoue Y, Suzuki Y. : Histological changes in bone marrow after treatment of infliximab for rheumatoid arthritis. Clin Rheumatol, 27 : 497-501, 2008
6) 日本リウマチ学会：関節リウマチ（RA）に対するTNF阻害療法施行ガイドライン（2010年改訂版）．http://www.ryumachi-jp.com/info/guideline_TNF_100930.html
7) Chung ES, Packer M, Lo K H, et al. : Randomized, doubleblind, placebo-controlled, pilot trial of infliximab, a chimeric monoclonal antibody to tumor necrosis factor-alpha, in patients with moderate-to-severe heart failure : results of the anti-TNF therapy against congestive heart failure（ATTACH）trial. Circulation , 107 : 3133-3140, 2003
8) 田辺三菱製薬株式会社：レミケード点滴静注用100　市販後全例調査結果より
9) Takeuchi T, Tatsuki Y, Nogami Y, et al. : Postmarketing surveillance of the safety profile of infliximab in 5000 Japanese patients with rheumatoid arthritis. Ann Rheum, 67 :189-194, 2008
10) Takeuchi T, Miyasaka N, Inoue K, et al. : Impact of through serum level on Radiographic and Clinical Response to Infliximab plus Methotrexate in Patients with Rheumatoid Arthriti : results from the RISING Study. Mod Rheumatology, 19 : 478-487, 2009
11) Westhovens R, Yocum D, Han J, Berman A, et al. : The Safety of Infliximab, combined withbackground treatments, among patients withRheumatoid arthritis and various comorbidities a large, randomized, placebo-controlled trial. Arthritis & Rheumatism, 54 : 1075-1086, 2006
12)「呼吸器感染症に関するガイドライン」成人市中肺炎診療ガイドライン，日本呼吸器学会，2007
13)「呼吸器感染症に関するガイドライン」成人院内肺炎診療ガイドライン，日本呼吸器学会，2008
14) Strangfeld A, Listing J, Herzer P, et al. : Risk of herpes zoster in patients with rheumatoid arthritis treated with anti-TNF-α agents. JAMA, 301 : 737- 744, 2009

memo

第4章 生物学的製剤

§2 エタネルセプト

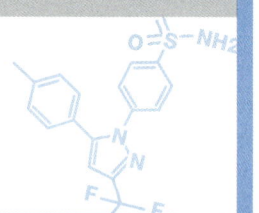

1. エタネルセプトの特徴

エタネルセプトの特徴

エタネルセプト（エンブレル®）は，可溶性TNF受容体が生体内でTNFの作用を抑制する役割を果たしていることに着目し，可溶性TNF受容体2分子をヒトIgG1のFc領域と遺伝子組換え技術で融合させた**"完全ヒト型可溶性TNF-α/LT-α受容体製剤"**である（図1）．

エタネルセプトは世界では最も早く抗リウマチ薬として承認された生物学的製剤であるが（米国：1998年），国内においてはインフリキシマブ（レミケード®）に次いで2005年に承認・発売された．本剤の効能・効果は，2009年に若年性特発性関節炎（JIA）が効能追加され，現在"関節リウマチ"と"多関節に活動を有するJIA"になる．

本剤に先行して国内発売されたインフリキシマブはキメラ型抗体製剤であったため，中和抗体（HACA）発現抑制のためメトトレキサート（MTX）の併用が必須であり，MTX使用不可の患者には投与することができなかった．しかし，エタネルセプトは完全ヒト型製剤であるためMTX併用は必須でなく，MTX使用不可の患者に対しても投与可能であったためか，本剤が発売された当初は腎・肺障害などでMTX使用不可の患者に投与される傾向があった．

MTX使用不可の患者に対しても使用できる生物学的製剤の登場は，治療薬の選択肢が大きく広がり，RA患者ならびに臨床医にとってよい結果となった（現在はMTX併用が必須でない生物学的製剤としてアダリムマブ，トシリズマブ，アバタセプトもある）．

しかし，図2，3に示すようにTEMPO試験[2]（The trial of etanercept and methotrexate with radiographic patient outcome）において，エタネルセプトはMTXと併用し

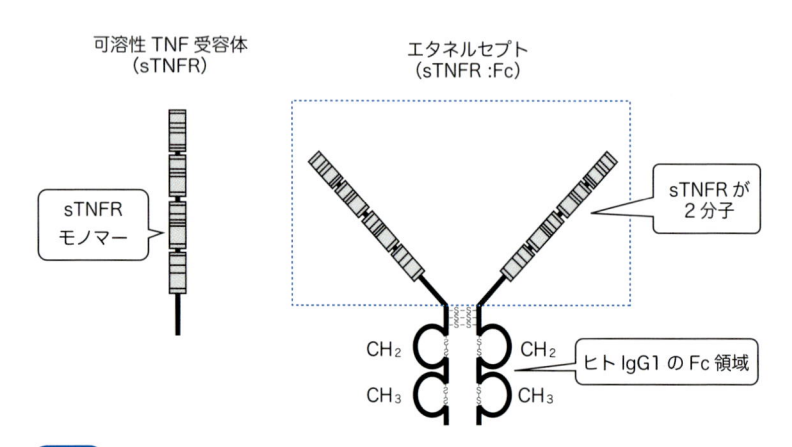

図1 エタネルセプトの構造
（文献1より一部改変）

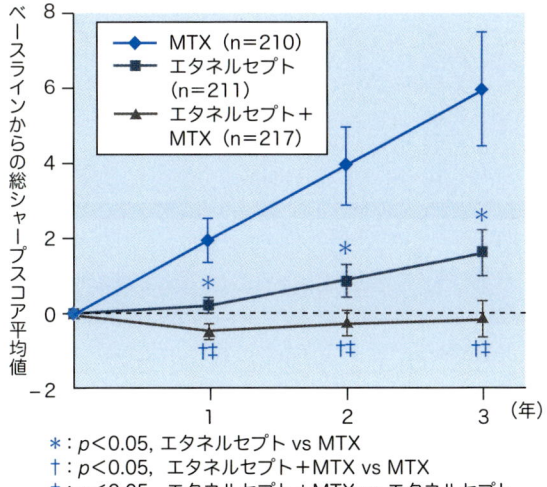

図2 関節破壊進行抑制効果（TEMPO 試験）
（文献2より引用）

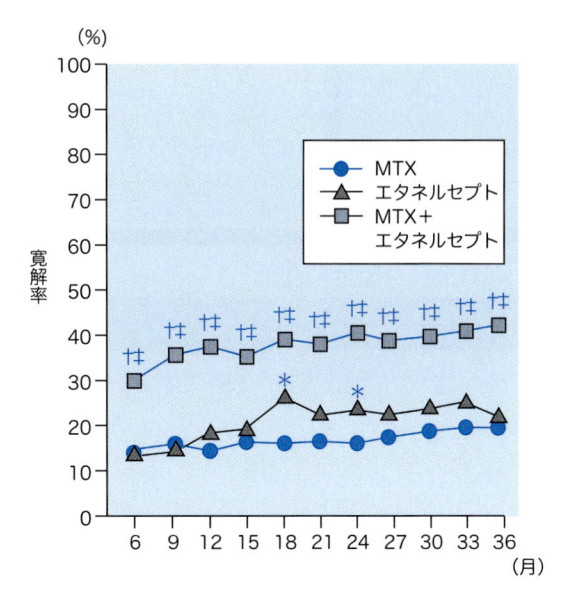

＊：$p<0.05$，エタネルセプト vs MTX
†：$p<0.05$，エタネルセプト＋MTX vs MTX
‡：$p<0.05$，エタネルセプト＋MTX vs エタネルセプト

図3 寛解率の推移（TEMPO 試験）
（文献2より引用）

た方が関節破壊進行抑制効果ならびに臨床的寛解率・維持がよいことが報告されている．特に，ベースラインからの総Sharpスコア平均値においては，エタネルセプトとMTXを併用することにより3年間にわたりマイナスを示している（図2）．これは骨びらんの修復（リペア）の可能性をも示唆している．

また，国内においてもエタネルセプト全例調査成績[3]やJESMR試験[4)5)]（Japanese etanercept study on MTX resistance）において，**エタネルセプトはMTXと併用した方が臨床的・構造的・機能的に優れていることが確認されおり，MTXとの併用が推奨される**．

他の生物学的製剤との比較

国内において現在使用可能な生物学的製剤を表1に示す．各薬剤のターゲットはエタネルセプト，インフリキシマブ，アダリムマブがTNF-α，トシリズマブはIL-6，アバタセプトはT細胞である．TNF-αをターゲットとする3剤のうちインフリキシマブ，アダリムマブ，は「抗体製剤」であるが，**エタネルセプトは"受容体製剤（レセプター製剤）"**と製剤的には異なる．効果的には抗体製剤の方が受容体製剤より強い印象があるが直接的に比較検討したデータはないようである．

表1 国内使用可能な生物学的製剤

製　剤	ターゲット	一般名	商品名	投与経路
完全ヒト型可溶性TNF-α/LT-α受容体	TNF-α, LT-α	エタネルセプト	エンブレル®	皮下注射
キメラ型抗TNF-αモノクローナル抗体	TNF-α	インフリキシマブ	レミケード®	点滴静注
ヒト型抗TNF-αモノクローナル抗体	TNF-α	アダリムマブ	ヒュミラ®	皮下注射
ヒト化抗IL-6受容体モノクローナル抗体	IL-6	トシリズマブ	アクテムラ®	点滴静注
T細胞選択的共刺激調整剤	T細胞	アバタセプト	オレンシア®	点滴静注

各添付文書より作成

有効性・安全性・継続率の比較

　昨年，Cochrane collaborationから6種類の生物学的製剤（アバタセプト，アダリムマブ，アナキンラ，エタネルセプト，インフリキシマブ，リツキシマブ）のランダム化比較試験をメタ分析して，生物学的製剤同士の有効性と安全性を比較したデータが報告された[5]．本報告は有効性ついてはACR50で評価し，安全性は有害事象により投与中止した患者数で評価し，オッズ比を算出して比較検討している．なお，Cochrane collaborationとは，1992年にイギリスの国民保健サービス（national health service：NHS）の一環として始まり，現在，世界的に急速に展開している治療・予防に関する医療テクノロジーアセスメントのプロジェクトのことである．

　有効性に関する生物学的製剤間の比較では，アナキンラ（国内未発売の抗IL-1）はエタネルセプトと比べてオッズ比0.34（95%CI　0.14〜0.81）と明らかにエタネルセプトの方が優れていたが，他グループ間の比較では有意差は認められなかった．しかし，エタネルセプトはインフリキシマブと比べてオッズ比1.70，アダリムマブはエタネルセプトと比べてオッズ比が0.74であり，本剤はTNF-α抗体製剤2剤に比べて有効性で劣ることはなく優れる傾向であった（図4）．

　安全性に関する生物学的製剤間の比較では，エタネルセプトはインフリキシマブに比べてオッズ比0.37（95%CI：0.19〜0.70），アダリムマブはエタネルセプトに比べて1.89（95%CI：1.18〜3.04）であり，エタネルセプトはインフリキシマブ・アダリムマブより安全性について有意に優れていた（図5）．

　Cochraneデータは間接的な比較検討ではあるものの，**エタネルセプトは有効性においてTNF-α抗体製剤より劣ることなく優れる傾向であり，安全性は有意に優れていることが確認された結果であった．**

　薬剤の有効性および安全性が関与する薬剤投与継続率について，LORHEN（Lombardy rheumatology network）レジストリー[7]やKristensenら[8]の報告などがある．LORHENレジストリーはイタリアで実施されたコホート試験で，エタネルセプト，アダリムマブ，インフリキシマブの薬剤投与継続率を比較検討している．各薬剤の36ヵ月後の継続率はエタネルセプト（62.5%），インフリキシマブ（49.1%），アダリムマブ（53.6%）と明らかにエ

薬剤間比較	オッズ比 （95％ 信頼区間）	優位
アバタセプト vs アダリムマブ	0.81 （0.43〜1.49）	アダリムマブ
アバタセプト vs アナキンラ	1.77 （0.78〜4.00）	アバタセプト
アバタセプト vs エタネルセプト	0.60 （0.29〜1.25）	エタネルセプト
アバタセプト vs インフリキシマブ	1.02 （0.43〜2.40）	アバタセプト
アバタセプト vs リツキシマブ	0.73 （0.32〜1.65）	リツキシマブ
アダリムマブ vs アナキンラ	2.20 （1.01〜4.75）	アダリムマブ
アダリムマブ vs エタネルセプト	0.74 （0.37〜1.48）	エタネルセプト
アダリムマブ vs インフリキシマブ	1.26 （0.56〜2.86）	アダリムマブ
アダリムマブ vs リツキシマブ	0.90 （0.41〜1.96）	リツキシマブ
アナキンラ vs エタネルセプト	0.34 （0.14〜0.81）	エタネルセプト
アナキンラ vs インフリキシマブ	0.58 （0.22〜1.52）	インフリキシマブ
アナキンラ vs リツキシマブ	0.41 （0.16〜1.05）	リツキシマブ
エタネルセプト vs インフリキシマブ	1.70 （0.68〜4.22）	エタネルセプト
エタネルセプト vs リツキシマブ	1.21 （0.51〜2.90）	エタネルセプト
インフリキシマブ vs リツキシマブ	0.71 （0.27〜1.89）	リツキシマブ

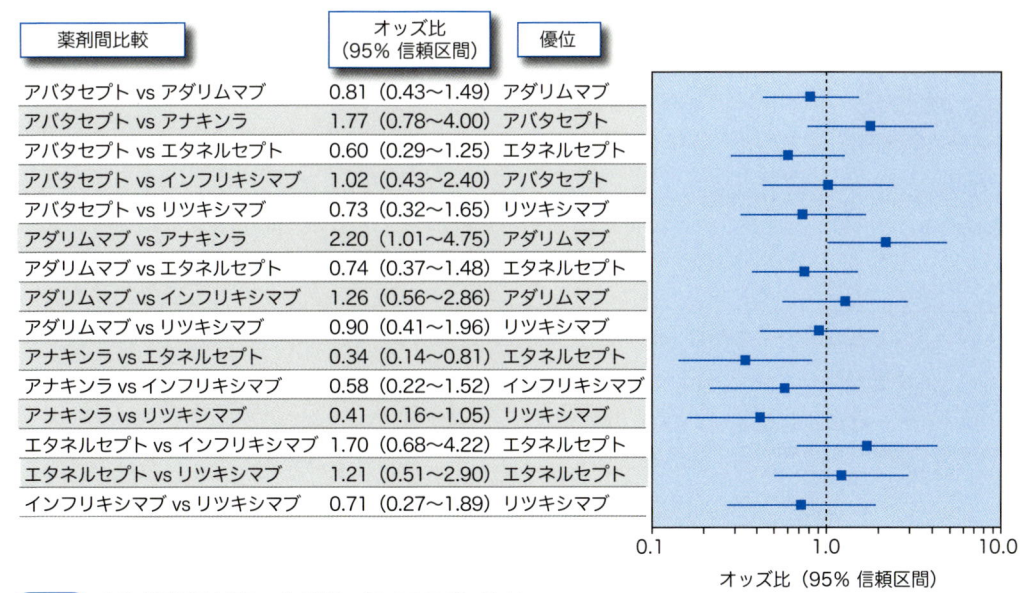

図4 生物学的製剤間の有効性（ACR50）比較 （文献6より引用）

薬剤間比較	オッズ比 （95％ 信頼区間）	優位
アバタセプト vs アダリムマブ	0.80 （0.51〜1.26）	アバタセプト
アバタセプト vs アナキンラ	0.74 （0.47〜1.17）	アバタセプト
アバタセプト vs エタネルセプト	1.52 （0.93〜2.49）	エタネルセプト
アバタセプト vs インフリキシマブ	0.56 （0.30〜1.05）	アバタセプト
アバタセプト vs リツキシマブ	0.93 （0.43〜2.02）	アバタセプト
アダリムマブ vs アナキンラ	0.92 （0.60〜1.42）	アダリムマブ
アダリムマブ vs エタネルセプト	1.89 （1.18〜3.04）	エタネルセプト
アダリムマブ vs インフリキシマブ	0.70 （0.38〜1.28）	アダリムマブ
アダリムマブ vs リツキシマブ	1.15 （0.54〜2.48）	リツキシマブ
アナキンラ vs エタネルセプト	2.05 （1.27〜3.29）	エタネルセプト
アナキンラ vs インフリキシマブ	0.76 （0.41〜1.39）	アナキンラ
アナキンラ vs リツキシマブ	1.25 （0.58〜2.69）	リツキシマブ
エタネルセプト vs インフリキシマブ	0.37 （0.19〜0.70）	エタネルセプト
エタネルセプト vs リツキシマブ	0.61 （0.28〜1.35）	エタネルセプト
インフリキシマブ vs リツキシマブ	1.66 （0.69〜3.98）	リツキシマブ

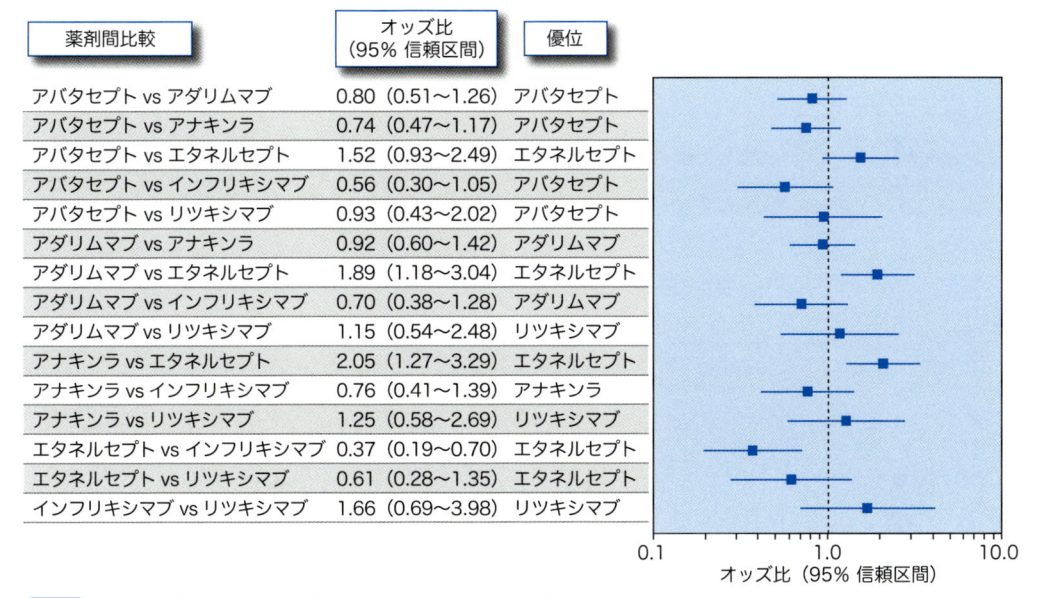

図5 生物学的製剤間の安全性比較（AEによる投与中止） （文献6より引用）

タネルセプトの継続率が高い結果が報告されている．KristensenらはSSATG（South Swedish arthritis treatment group）より得られたデータよりエタネルセプトとインフリキシマブの治療継続率を検討し，エタネルセプトの有効性・安全性の両面におけるインフリキシマブより高い治療継続率を報告している．

また，当教室の検討でもエタネルセプトは83％と他の生物学的製剤よりも高い継続率であった[9]．**エタネルセプトは他の生物学的製剤よりも投与継続率が高いようである．**

以上，生物学的製剤間の有効性・安全性・継続率の比較データを紹介したが，罹病期間，年齢などの患者背景が治療効果のみならず有害事象発生の予測因子として重要であり，エタネルセプトに限らず生物学的製剤を導入するタイミングを遅らせないようにする必要がある．

投与経路と自己注射

　生物学的製剤の投与経路としては皮下注射と点滴静注があり，エタネルセプトとアダリムマブは皮下注射，インフリキシマブ，トシリズマブ，アバタセプトは点滴静注である．**皮下注射であるエタネルセプトは自己注射への移行も可能であるが，自己注射移行には導入指導が必要である**．当教室[9]では患者は自己注射導入指導については当院地域医療総合相談センター外来療養指導室の専任看護師によって週2回1ヵ月間の指導を受け，1ヵ月後から自己注射を行っている．当院地域医療総合相談センター外来療養指導室で行ったエタネルセプトの自己注射導入率は100％（2009年6月時点）であり，地域医療総合相談センター外来療養指導室との連携により，専任看護師による導入指導が功を奏している．

　なお，自己注射に関する医療関係者および患者向けのトレーニング資材をメーカーが作成しており（ファイザー，武田），また患者を直接サポートするシステム（看護師が24時間電話対応）などがあるので活用するのもよい．

第4章 生物学的製剤

§2 エタネルセプト

2. エタネルセプトの作用機序

関節リウマチ（RA）の炎症や関節破壊の原因となるTNF（tumor necrosis factor）は，細胞表面のTNF受容体に結合することで，細胞内にシグナルを伝え生理作用を示す．とくに，RA患者ではTNF-αやLT-αが過剰に産生され，本来これらの作用を抑制する可溶性TNF受容体が不足していると状態と考えられる．

エタネルセプトは，ヒトTNF可溶性受容体が，過剰に産生されたTNF-αおよびLT-αを，おとり（デコイ）受容体として捕捉し（受容体結合反応），細胞表面の受容体との結合を阻害することで，抗リウマチ作用，抗炎症作用を発揮すると考えられている（図6）．

なお，本剤とTNF-αおよびLT-αとの結合は可逆的であり，いったん捕捉したTNF-αおよびLT-αは再び遊離される（図7）．インフリキシマブなどの抗体型は不可逆的結合形式である．また，本剤はTNF-α抗体製剤とは異なり，補体依存性細胞傷害（CDC）および抗体依存性細胞媒介型細胞傷害（ADCC）によるTNF-α産生細胞傷害性はないといわれている．

図6 エタネルセプトの作用機序

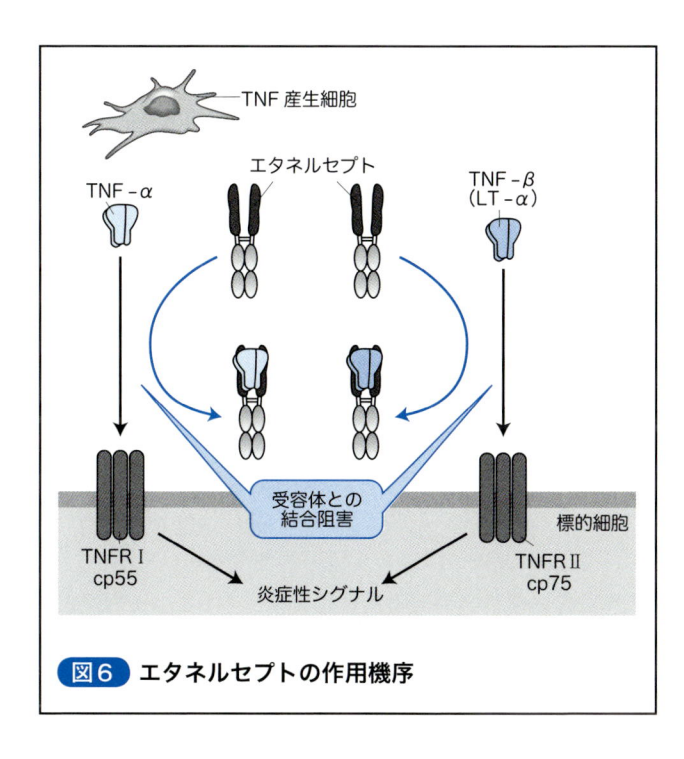

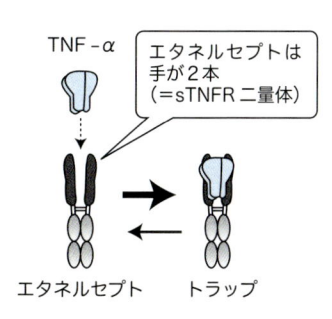

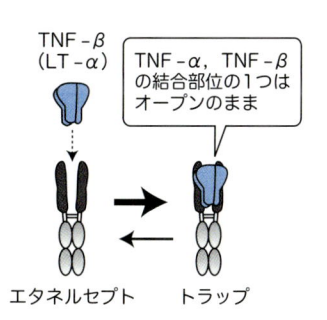

図7 エタネルセプトとTNFの結合様式
（文献9より改変）

第4章 生物学的製剤

§2 エタネルセプト

3. エタネルセプトを有用に使うために

ここでは，どのような病態・患者にエタネルセプトを投与すれば最も有用性が得られるかについて「MTX併用」，「投与前の疾患活動性」，「関節破壊を考慮した罹病期間」について解説する．

MTX併用

MTX併用に関しては，国内全例調査（約14,000例）[3]においてMTX併用有無による有効性・安全性について解析している．

安全性についてはMTX併用有群がMTX併用無群よりも副作用全体・重篤な副作用ともに有意に発現頻度が低く，MTX併用量が増加しても副作用発現頻度が高くなることはなかった（図8）．これはMTX併用無群の患者にMTXが使用できないという合併症などの患者状態が影響していると推察される．

さらに有効性については，24週時の臨床的寛解率（DAS28-ESR＜2.6）はMTX併用有群がMTX併用無群よりも有意に高く，さらにMTX併用量が増加すれば寛解率は高くなっていた．寛解に対する患者背景要因を多変量解析したオッズ比においてもMTX併用有の方が併用無に対して有意に寛解になりやすい結果であった．

本結果から，**MTX使用可能な患者に対しては，エタネルセプトとMTXを併用することにより，副作用発現頻度を高めることなく，高い臨床的寛解率が得られる可能性があり，エタネルセプトとMTXの併用が推奨されると考える**．また，MTX効果不十分の場合にMTXの投与を中断せずにエタネルセプトを追加併用した場合の有用性がJESMR試験[4)5)]にて確認されている．

しかし，当然のことながらすべての患者がMTX使用可能ではなく，MTXによる副作用や腎・肺障害などの合併症でMTXが使用できない患者がいる．エタネルセプトはMTX併用が必須ではないので当然のことながら投与が考慮されるが，国内全例調査[3]などの結果からMTXを併用しない場合は有効性が十分発揮できないことがあり，また安全性においても副作用発現率が高くなる可能性がある．これは前述したように，合併症によりMTXが使用できないという患者状態が影響していると考えられるため，**MTXが使用不可の患者に対して本剤を投与する場合は，副作用の発生に注意が必要と考えられる**．

A) 安全性：MTX併用量（週間投与量）別副作用発現頻度

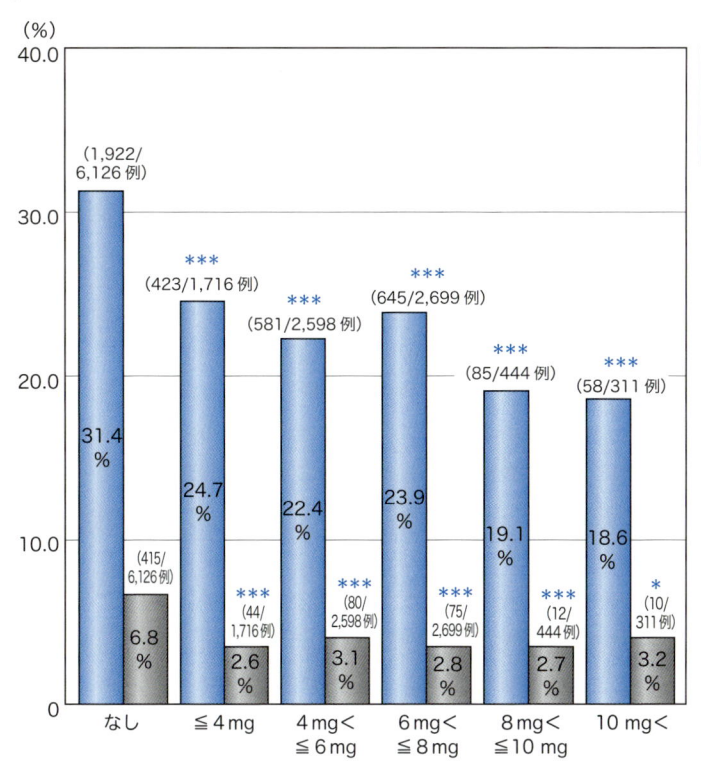

B) 有効性：MTX併用量（週間投与量）別寛解率（DAS28-ESR＜2.6）（24週時）

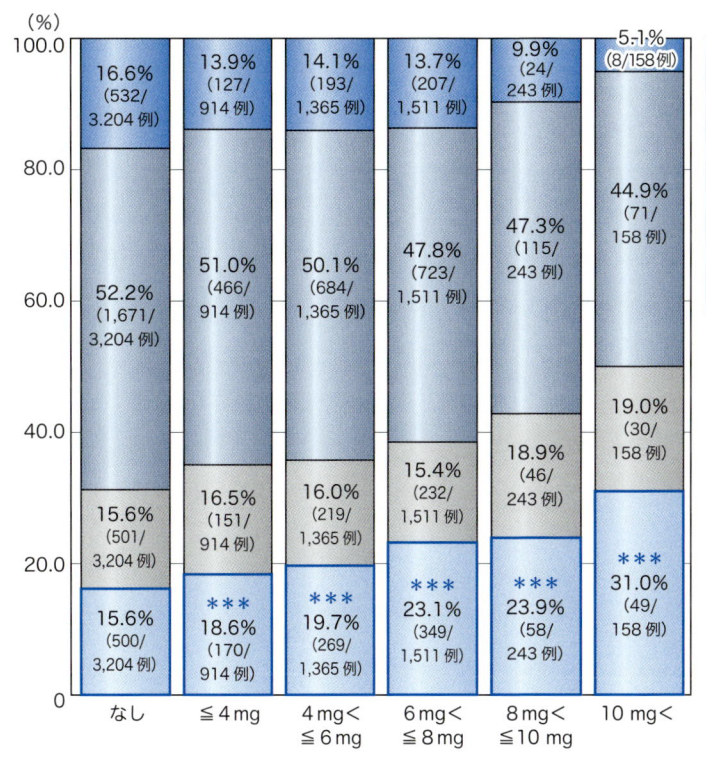

図8 MTX併用有無による安全性・有効性

注1：MTXの関節リウマチに対する国内の承認用量の上限は8 mg/週である（2011年1月現在）
注2：MTXの他にDMARDsを併用している症例を含む
（文献3より引用）

投与前の疾患活動性

疾患活動性については，DAS28（disease activity score）でmoderate以上（DAS28-ESR≧3.2）の状態が継続している患者では，将来的には身体機能障害が進行する可能性が高く，疾患活動性をlow以下（DAS28-ESR＜3.2）までコントロールすることで身体機能障害の進行を抑制することが報告されている[11]．**現治療における疾患活動性をmoderate状態で満足せずに，lowおよびremissionという状態を目指して，エタネルセプトをはじめとする生物学的製剤の投与を考慮する必要がある．**

日本リウマチ学会のTNF阻害療法施行ガイドラインにおいてもエタネルセプト全例調査結果から2008年2月の改訂版には「DAS28-ESRが3.2（moderate activity）以上」も本剤の投与対象患者として追加されている（「インフリキシマブ」p102参照）．約14,000例のエタネルセプト全例調査結果[3]ではmoderate患者（DAS28が3.2～5.2）に投与した場合，24週後に3人に1人が寛解に達し（31.5%），high患者（DASが5.2超）の13.4%に対して有意に高い寛解率が得られている．また，エタネルセプトによる寛解に対する因子を多変量解析によって抽出したところ，寛解達成に対して最も大きな因子は投与前の疾患活動性であり，エタネルセプト投与前のDAS28が5.1≧群は，5.1＜群に比べて約3倍寛解に達す可能性が示されている（図9）．

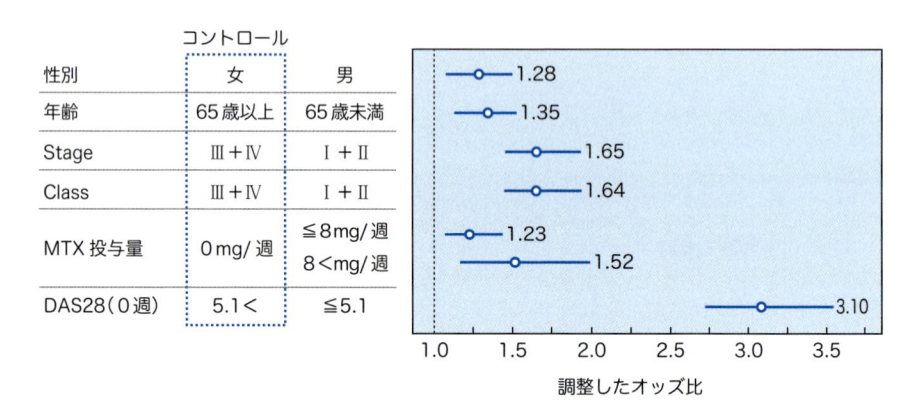

図9 寛解に対する患者背景要因（エタネルセプト全例調査）

性別	コントロール 女	男	
年齢	65歳以上	65歳未満	
Stage	Ⅲ＋Ⅳ	Ⅰ＋Ⅱ	
Class	Ⅲ＋Ⅳ	Ⅰ＋Ⅱ	
MTX投与量	0mg/週	≦8mg/週	
		8＜mg/週	
DAS28（0週）	5.1＜	≦5.1	

調整したオッズ比：1.28／1.35／1.65／1.64／1.23／1.52／3.10

関節破壊を考慮した罹病期間

関節破壊と罹病期間については，**関節破壊が発症2年以内に急激に進行することがわかっていることから，関節破壊進行を抑制する生物学的製剤の導入時期を遅くしないことが重要である．**罹病期間2年以下の早期活動性RA患者を対象としたCOMET試験[12]（The combination of methotrexate and etanercept in early rheumatoid arthritis）にて，エタネルセプトとMTX併用により関節破壊の優れた進行抑制効果が報告されている．mTSSの変化が2年目1年間で0.5以下，すなわち構造的寛解が得られた患者は，エタネルセプト50 mg/週とMTXとの併用投与より90%という結果であり，早期RA患者へのエタネルセプトをはじめとする生物学的製剤の導入タイミングが重要である．

しかし，診察に訪れる患者がすべて早期RA患者だけでなく，罹病期間の長い患者もいる．罹病期間の長い患者に対してもTEMPO試験[2]（罹病期間6ヵ月以上20年以下）などでエタネルセプトとMTXとの併用で，高い関節破壊進行抑制効果とその維持が報告されているので，将来的な身体機能維持の面からも本剤の導入の意義は十分にある．

本剤の禁忌

本剤の禁忌は次の通りであり，投与を避ける必要がある．

① 敗血症の患者またはそのリスクを有する患者
② 重篤な感染症の患者
③ 活動性結核の患者
④ 本剤の成分に対して過敏症の既往歴のある患者
⑤ 脱髄疾患（多発性硬化症等）およびその既往歴のある患者
⑥ うっ血性心不全の患者

なお，B型肝炎ウイルス（HBV）感染者は重篤な感染症に入ると考えられるが，日本リウマチ学会のTNF阻害療法施行ガイドライン（改訂版）には**「B型肝炎ウイルス（HBV）感染者に対しては，TNF阻害薬投与によりウイルスの活性化および肝炎悪化が報告されており，投与すべきではない」**と禁忌として記載されている．

B型肝炎ウイルスキャリア患者において，本剤を含む抗TNF製剤投与により再活性化が報告されている．しかし，これらの報告の多くは，他の免疫抑制作用を有する薬剤を併用投与した患者に起きており，抗ウイルス剤であるラミブジンやエンテカビルとの併用で，B型肝炎の再活性化を抑えながらRAコントロールができたという報告もあるが，原則的には禁忌と考えた方よい．

第4章 生物学的製剤

§2 エタネルセプト

4. エタネルセプトの使い方

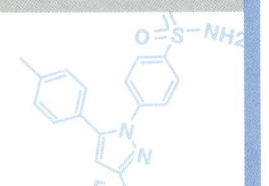

処方の実際

エタネルセプトの関節リウマチ（RA）に対する用法・用量は当初「10～25 mgを1日1回，週2回」であったが，2010年2月に「**25 mg～50 mgを1日1回，週1回**」が追加承認された．

JESMR試験

MTX効果不十分なRA患者にエタネルセプトを投与する際には，MTXは投与中止か継続投与かという疑問が残る場合がある．これに関してはJBASIC（Japan biological agent study integrated consortium）研究グループが実施し，当教室も参画したJESMR試験[4]にて検討されている．本試験は当時のMTX国内承認用量（6～8 mg/週）で効果不十分な症例に対して，MTXを残したままエタネルセプトを追加投与した群（エタネルセプト＋MTX群）とMTXを中止しエタネルセプトを単独投与した群（エタネルセプト単独群）に分けて臨床効果評価，身体機能評価，関節破壊進行抑制および安全性について検討している．投与後24および52週の臨床効果評価（EULAR基準改善度，DAS28寛解率），身体機能評価（HAQなど），関節破壊進行抑制効果において，エタネルセプト＋MTX群の方が有意に優れていることが示された．また，安全性に関しては両群間で副作用の発生状況に差はなかった．

JESMR試験結果から，MTX効果不十分な患者に対してエタネルセプトを投与する場合は，MTXを投与中止するよりもMTXを残したままエタネルセプトを追加投与する方を選択すべきと思われる．

当教室では，MTXを中心としたDMARDsを用いても疾患活動性のコントロールが不十分〔DAS28-ESRが3.2以上（疾患活動性中等度以上）〕な患者に対して，エタネルセプトを原則的には1週間に50 mgで投与開始している．

また，近年のbio-off，drug-off報告とエタネルセプト週1回投与承認を考慮し，本剤の漸減療法，bio-off，drug-offを当教室で検討中である．

同種・類似薬との使い分けポイント

Point 1 MTX使用不可能患者の選択薬

前述した通り，エタネルセプトはMTX効果不十分例にアドオンするMTX併用が最もよいが，合併症などでMTX使用不可の患者の選択薬の1つになる．

Point 2 安全性

エタネルセプトの投与継続率は他の生物学的製剤より高く[7〜9]，Cochrane[6] データなどから，他の生物学的製剤と有効性は同等でありながら，安全性については優れていることから，安全性を重視または不安がある場合は本剤を選択する方がよいかもしれない．

Point 3 妊婦・授乳婦への投与

妊娠希望がある患者に対してはMTX投与は差し控えるべきであり，エタネルセプト投与などMTX併用が必須でない薬剤の投与が考慮される．アダリムマブも考慮されるが，妊娠に関する報告数はエタネルセプトの方が多いためか本剤が選択される機会は多いように思う．本剤の妊娠に対するFDAカテゴリーは「B」ではあるが，胎盤への移行が確認されており，妊娠中の安全性は確立していないので，添付文書に記載されている通り「治療上の有益性が危険性を上まわると判断された場合のみ投与する」とし，妊娠が判明した際は本剤を投与中止するほうがよいと考える．

授乳に対しては動物実験で乳汁移行が確認されており，本剤の添付文書にも「授乳中の婦人に投与することを避け，やむを得ず投与する場合は授乳を中止させる」と記載されており，本剤投与中は授乳を避けるべきと考える．また，AAP勧告（American academy of pediatrics）でも本剤投与中の授乳は禁忌になっている．

第4章　生物学的製剤

§2　エタネルセプト

5. 副作用と投与時の留意事項

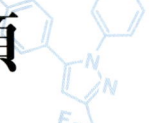

副作用の概要

国内のエタネルセプト全例調査（13,894例）[3]の結果では，副作用発現頻度は26.7%，重篤な副作用発現頻度は4.6%であった．器官別大分類副作用発現頻度では，副作用全体および重篤な副作用とも「感染症および寄生虫症」が8.68％，2.40％で最も頻度が高く，その中では「肺炎」の発現頻度が高い結果であった．重篤感染症発現症例334/13,894例（2.40%）を多変量解析によるリスク因子分析した結果では，「非重篤感染症合併」（あり），「副腎皮質ホルモン剤併用」（あり），「肺疾患既往・合併」（あり）は「なし」に比べて，各々のハザード比は2.8（95%CI：1.58～4.92），2.4（95%CI：1.57～3.65），2.3（95%CI：1.68～3.10）であり，このようなリスク因子を有する患者では特に副作用の発現に注意をする必要があると考えられる（図10）．

本剤は，細胞性免疫反応を調整するTNFの生理活性を抑制し，感染症に対する宿主側防御に影響を及ぼす可能性がある．本剤投与に際しては感染症の発現や憎悪に注意し，患者に対しては発熱や倦怠感等が現れた場合には，速やかに主治医に相談するよう指導しておくことが必要であると考えられる．

	重篤感染症 2.40%（334/13,894例）		＜多変量解析による重篤感染症のリスク因子分析＞
	コントロール		
年齢（10歳増加毎）			1.3
肺疾患既往・合併	なし	あり	2.3
非重篤感染症合併	なし	あり	2.8
糖尿病合併	なし	あり	1.5
結核既往歴	なし	あり	1.5
Class	Ⅰ＋Ⅱ	Ⅲ＋Ⅳ	1.6
副腎皮質ホルモン剤併用	なし	あり	2.4
MTX併用	なし	あり	0.66

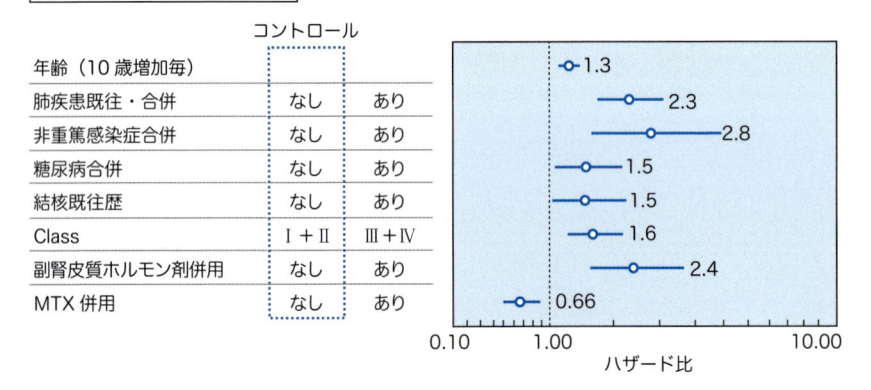

図10　重篤感染症のリスク因子（エタネルセプト全例調査）

結核の予防

また，結核の既感染者では症状の顕在化および悪化のおそれがあるため，本剤投与に先立って結核に関する十分な問診，胸部X線検査およびツベルクリン反応検査を行い，適宜胸部CT検査等を行うことにより，結核感染の有無を確認することは必要である．結核の既感染者および検査により結核が疑われる患者には抗結核薬の投与をした上で，本剤を投与する．

日本リウマチ学会作成のTNF阻害療法施行ガイドライン（改訂版）に，「TNF阻害薬開始3週間前よりイソニアジド（INH）内服（原則として300 mg/日，低体重者には5 mg/kg/日に調整）を6〜9ヵ月行う」と記載されている通り，抗結核薬投与が必要と考えられる．（「インフリキシマブ」p109参照）ただし，この投与期間は結核菌保有者の再燃を予防するためであり，結核の感染予防については適応とはならないと考えられる．

RA患者における生物学製剤の結核発症頻度については，BSRBR（British society for rheumatology biologics register）からエタネルセプト，インフリキシマブ，アダリムマブの比較が報告されている[13]．結核発症頻度はエタネルセプトに対してインフリキシマブでは3.1倍，アダリムマブでは4.2倍という報告があり，**TNF-α抗体製剤では結核発症頻度が高いようである**．また，エタネルセプトの国内全例調査での結核発症頻度は12例（疑い2例を含む）で0.09％であり，インフリキシマブの国内全例調査で0.3％であったことからも，TNF抗体製剤では多い傾向にあるかもしれない．

第4章 生物学的製剤

§2 エタネルセプト

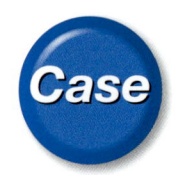

Case 症例でわかるエタネルセプトの使い方

症例 1 　MTXにエタネルセプトを追加してコントロールした関節リウマチの症例

31歳女性．29歳時発症の関節リウマチ（Steinbrocker分類stage Ⅱ, class 1）．MTX（リウマトレックス®）にて治療開始され，MTX 8 mg/週で加療されていたが関節痛強く，CRP, ESR高値認めていた．当科受診時WBC 9,760/μL, CRP 2.1 mg/dL, ESR 44mm/時間と炎症反応が亢進しており，圧痛関節数8，腫脹関節痛6，VAS 65mmであり，DAS28-ESR4 5.83と高疾患活動性であり，コントロール不良であった．さらにX線上でも発症時に比べて骨破壊の進行を認めた．

● 行われた治療法と投与した薬剤

治療法：MTXに生物学的製剤を追加した関節リウマチ治療
使用薬剤：MTX（リウマトレックス® カプセル2mg）
　　　　　　エタネルセプト（エンブレル® 皮下注25mgシリンジ）

▶この症例での薬剤選択のポイント

着目ポイント 関節炎の鎮静化

MTX単独ではDAS28-ESRが5.1以上と疾患活動性が高く，また骨破壊が以前に比べて進行している．またMTXを最大量（8 mg/週）まで増量しているにもかかわらず効果不十分であり，他のDMARDsの追加では骨破壊の進行を止めることが難しいと考えられ生物学的製剤の適応と考えられた．

関節リウマチに対するTNF阻害療法施行ガイドラインでは，① 疼痛関節痛6ヵ所以上，② 腫脹関節痛6ヵ所以上，③ ESR28mm/時間以上あるいはCRP2.0 mg/dL以上を満たすものとなっている．しかし，この基準はひとつの目安であり，投与の適応に際してはそれぞれの症例に対して主治医の判断が必要であると考えられる．

▶この薬剤を選択した理由

当症例では患者の仕事が忙しく，インフリキシマブ導入時の入院が困難であった（当院ではインフリキシマブ導入は入院にて行っていたため）．

エタネルセプトはMTXとの併用での有用性が報告されている[5]．さらに，若年女性であり，今後の結婚，妊娠のことを考え，MTX中止後も投与可能なエタネルセプトを選択した．

▶投与スケジュール

> **Rp** MTX（リウマトレックス®）1カプセル2 mgを4カプセル/週　（朝2カプセル，夕1カプセル，翌日朝1カプセルを週1回）
> エタネルセプト（エンブレル®）25 mgシリンジ　2シリンジ/週　（2もしくは3日間隔）

▶この症例で注意すべきこと

　最初の数回は投与時反応に注意し，外来にて医師がエタネルセプトを施行することが望ましい．2，3回投与し問題なければ自己注射の指導を行い，自己注射可能となれば自宅での自己注射を許可する．

　生物学的製剤追加により，さらに免疫力の低下，易感染性となりやすく，感染予防に努めるよう注意する．

　発熱を認める際には早期受診し採血検査等感染の検索を行い，明らかな感染徴候があればいったんエタネルセプト，MTXを中止とし，感染症の治療を行う（感染徴候が落ち着けば治療を再開する）．

▶この処方でうまくいかなかった時

　エタネルセプトの効果が得られない場合には，アダリムマブ（ヒュミラ®），トシリズマブ（アクテムラ®），アバタセプト（オレンシア®）など他の生物学的製剤への変更も検討する．

症例2　高齢で合併症を有する関節リウマチ患者のMTXからエタネルセプトへのスイッチ例

　68歳，男性．65歳時発症の関節リウマチ（Steinbrocker分類stage Ⅰ，class 2）．サラゾスルファピリジン（アザルフィジン® EN）1,000 mg/日にて治療開始するが関節痛改善せず．MTX 4 mg/週開始，MTXを徐々に増量し8 mg/週とするも関節痛改善せず．タクロリムス（プログラフ®）3 mg/日追加するも，関節症状を強く認めていた．このため，タクロリムスは中止とし，67歳時インフリキシマブ（レミケード®）3 mg/kg投与開始．開始後インフリキシマブが著効し，関節痛は改善していたが，インフリキシマブ投与4回目終了後頃より息切れ，呼吸困難感が出現．SpO$_2$低下，画像検査にて間質性肺炎像を認め，精査加療目的にて当科入院．入院後の検査で感染症等は否定的であり，MTXによる薬剤性肺炎と診断．MTX中止とし，メチルプレドニゾロン（m-PSL）パルス療法（1 g×3日間，計2回）にて間質性肺炎は改善．この間は関節症状は消失しており，その後プレドニゾロン（PSL）を漸減していたが，PSL 15 mg/日まで減量してから徐々に関節症状が出現，増強が認められた．腫脹関節数10，疼痛関節数7，VAS 80mm，CRP 6.8 mg/dL，ESR 55mm/時間と炎症反応亢進，DAS28-ESR46.44と高疾患活動性であった．

行われた治療法と投与された薬剤

治療法：高齢者，合併症を有する患者の関節痛に対する薬物治療
使用薬剤：エタネルセプト（エンブレル® 皮下注25mgシリンジ）

▶この症例での薬物選択のポイント

着目ポイント 関節炎の鎮静化

関節症状が強く，CRP，ESRも高値であり非常に活動性の高い関節リウマチの症例である．インフリキシマブ投与にて関節症状はコントロール良好であったが，間質性肺炎のためMTX中止．ステロイド大量療法などにて一時期は関節症状が安定していたが，ステロイド減量とともに関節症状が再度増強しているため，何らかの治療強化が必要である．

着目ポイント 合併症を考慮した治療

この症例では，間質性肺炎の合併を認めたことから，MTXは使用不可であり，MTXの併用が必須であるインフリキシマブも今後は使用できない．MTXを併用せずに使用可能な生物学的製剤はエタネルセプト（エンブレル®），アダリムマブ（ヒュミラ®），トシリズマブ（アクテムラ®），アバタセプト（オレンシア®）がある．しかしながら，どの生物学的製剤においても間質性肺炎の増悪の報告はあるので，注意深く使用することが望ましい．

着目ポイント 高齢者に対する治療

一般的に，高齢者では腎機能が低下していることもあり，MTXの使用は推奨されず，他のDMARDs〔サラゾスルファピリジン（アザルフィジン®EN），ブシラミン（リマチル®）〕を使用することが多い．また，タクロリムス（プログラフ®），ミゾリビン（ブレディニン®）は副作用が少なく高齢者に比較的安全に使用できるとされている．

▶この薬剤を選択した理由

関節リウマチの疾患活動性が高いため，何らかのDMARDs追加が必要と考えられたが，この症例では，当初サラゾスルファピリジン（アザルフィジン®EN），その後タクロリムス（プログラフ®）が使用され効果が乏しかったため，DMARDsのみでは今回もあまり治療効果が期待できないと考えられた．

エタネルセプトはMTXの併用なしでの単独投与が可能である．また血中半減期が約3〜4日と抗体製剤に比べて短く，感染症合併時の影響が少ないと考えられる．

▶具体的な投与スケジュール

Rp エタネルセプト（エンブレル®）25 mgシリンジ　2シリンジ/週　（2日または3日間隔）

▶この症例で注意すべき点

65歳以上の高齢患者では感染症のリスクが有意に上昇するといわれており，感染症の合併には十分注意して投与することが必要である．

より安全性を重視する場合は，効果が多少落ちるが25 mgを週1回と減量する検討が必要と考える．

▶この処方でうまくいかなかった時

エタネルセプトと同様に，MTX併用が必須でない生物学的製剤としてアダリムマブ（ヒュミラ®），トシリズマブ（アクテムラ®），アバタセプト（オレンシア®）があるが，やはり，感染症の合併には十分な注意が必要であると考える．特にトシリズマブでは，CRPが感染時にも上昇しないことがあるため，特に注意する必要がある．

症例3　挙児希望の高疾患活動性関節リウマチの症例

34歳女性．27歳時発症の関節リウマチ（Steinbrocker分類stage Ⅲ，class 2）．過去サラゾスルファピリジン（アザルフィジン®EN）にて加療されるも無効．前医にてプレドニゾロン（PSL）5 mg/日，MTX6 mg/週で加療されていたが，関節痛，関節腫脹が増強し，また近い将来挙児希望もあり，当院受診となる．受診時，圧痛関節数4，腫脹関節数5，VAS 70mmであった．血清学的所見ではWBC 11,060/μL，CRP 1.8 mg/dL，ESR 31mm/時間と炎症反応亢進を呈し，MMP-3 193 ng/mLと上昇していた．肝機能，腎機能に特に異常は認めず，胸部単純X線ではCTR正常，かつ肺野に異常陰影は認めなかった．単純X線では関節変形はみられないものの骨破壊像は散見された．DAS28-ESRは5.13と高疾患活動性であり，挙児希望であるが治療強化が必要であった．

行われた治療法と投与された薬剤

治療法：妊娠を見据えた関節リウマチ治療
使用薬剤：MTX（リウマトレックス®カプセル2mg）増量
　　　　　　エタネルセプト（エンブレル®皮下注25mgシリンジ）

▶この症例での薬物選択のポイント

着目ポイント　関節炎の鎮静化

DAS28-ESRが5.1を超えており，画像上骨破壊も認めていることから，治療強化の必要性がある．まずはMTXを最大量（8 mg/週）まで増量し，効果不十分なら速やかに生物学的製剤の導入を検討する．ステロイドは関節痛，腫脹などにより日常生活やADLに支障を来す場合，抗リウマチ薬の効果発現までの橋渡しとして併用や追加が推奨される．

着目ポイント　妊娠を考慮した治療

現状の活動性では妊娠・分娩・育児は困難と考え，十分に疾患活動性を抑制した後での妊娠・出産が望ましいと考えた．MTXは妊娠中は絶対禁忌（妊娠の際は使用中止後1排卵期の空白期間が必要）であり，生物学的製剤についても現時点においては妊婦，胎児への安全性は確立されていない．現在本邦で使用できる生物学的製剤（TNF-α阻害薬）はインフリキシマブ（レミケード®），エタネルセプト，アダリムマブ（ヒュミラ®）の3剤であるが，現時点おいてはこれらの製剤は妊娠判明後の中止が望ましいとされている．しかしインフリキシマブはMTX併用が必須であることから，妊娠を見据えた際の生物学的製剤の選択としては避けることが望ましい．

▶その薬剤を選択した理由

　妊娠の可能性がある以上，妊娠中禁忌の薬剤は使用を控えることが望ましいが，高疾患活動性の場合はそれらの薬剤を含めた強力な治療も必要となる．エタネルセプトは妊娠中や授乳期においても安全であるとの報告もある[15]．本症例において，まずは病勢の抑制を第一に考え，MTX継続のもと生物学的製剤を導入した．生物学的製剤は前述の理由およびMTXを必須としないエタネルセプトを選択し，ある程度病勢が抑制され，妊娠に耐えうると判断された時点でMTXを中止，エタネルセプト単独とし，妊娠が判明した時点でエタネルセプトも中止するという計画とした．

　MTX増量（8 mg/週）およびエタネルセプト導入（25 mg×2/週）後，約6ヵ月経過時点で圧痛関節数1，腫脹関節数1，CRP 0.0 mg/dL，ESR 8mm/時間，VAS 6mmと改善傾向を呈し，DAS28-ESRは2.38まで低下，寛解と判断された．本人と相談の上，MTXを中止し，現在はエタネルセプト単剤で経過観察，妊娠可能な状態で病勢は安定している．

▶投与スケジュール

> **Rp**　MTX（リウマトレックス®）1カプセル2 mgを4カプセル/週　（朝2カプセル，夕1カプセル，翌日朝1カプセルを週1回）
> エタネルセプト（エンブレル®）25 mgシリンジ　2シリンジ/週　（2もしくは3日間隔）

▶この症例で注意すべきこと

　MTX内服中および中止後約3ヵ月までは確実に避妊をさせることが必要．
　感染症併発およびMTXによる副作用（骨髄抑制，間質性肺炎，肝機能障害など）に注意し，定期的な診察，採血が必要である．

▶この処方でうまくいかなかった時

　MTX，エタネルセプト中断にてRAの活動性が再燃するようであればステロイドを投与する．プレドニゾロン（PSL）換算で15 mg/日以下では胎児にほぼ影響ないといわれている．したがってMTX，エタネルセプト中断にてPSL換算15 mg以上服用しても，病勢が抑制困難であれば，妊娠は慎重に検討した方がよい．

第4章 §2 文献・参考にしたいガイドラインとエビデンス

1) Mohler KM, et al.：Soluble tumor necrosis factor (TNF) receptors are effective therapeutic agents in lethal endotoxemia and function simultaneously as both TNF carriers and TNF antagonists. J Immunol, 151: 1548-1561, 1993
2) van der Heijde D, et al.：Disease remission and sustained halting of radiographic progression with combination etanercept and metheotrexate in patients with rheumatoid arthritis. Arthritis Rheum, 56：3928-3939, 2007
3) エンブレル適正使用情報vol 9：ワイス（現ファイザー），武田薬品
4) 亀田秀人，他：メトトレキサートは効果不十分例においてもエタネルセプト開始時に中止せず継続した方が良好な関節破壊の阻止と身体機能の改善が得られる（JESMR試験52週の結果から），第53回日本リウマチ学会総会・学術集会, S08-3, 2009
5) Kameda H, et al.：Etanercept (ETN) with methotrexate (MTX) is better than ETN monotherapy in patients with active rheumatoid arthritis despite MTX therapy: a randomized trial. Mod Rheumatol, 20：531-538, 2010
6) Singh JA, et al.：A network meta-analysis of randomized controlled trails of biologics for rheumatoid arthritis : a Cochrane overview. CMAJ, 181：787-796, 2009
7) Marchesoni A, et al.：TNF-α antagonist survival rate in a cohort of rheumatoid arthritis patients observed under conditions of standard clinical practice. Ann NY Acad Sci, 1173：837-846, 2009
8) Kristensen LE, et al.：The LUNDEX, a new index of drug efficacy in clinical practice. Arthritis Rheum, 54：600-606, 2006
9) 松井 聖，他：現場におけるリウマチ性疾患の治療体系の動向と他科との連携．臨床リウマチ, 21：99-105, 2009
10) Scallon B, et al.：Binding and functional comparisons of two types of tumor necrosis factor antagonists. J Pharmacol Exp Ther, 301：418-426, 2002
11) Tanaka E, et al.：Efficient management of rheumatoid arthritis significantly redues long-term functional disability. Ann Rheum Dis, 67：1153-1158, 2008
12) Emery P, et al.：Two-year clinical and radiographic results with combination etanercept-methotrexate therapy versus monotherapy in early rheumatoid arthritis. Arthritis Rheum, 62：674-682, 2010
13) Dixon WG, et al.：Drug-specific risk of tuberculosis in patients with rheumatoid arthritis treated with anti-TNF therapy: results from the British Society for Rheumatology Biologics Register (BSRBR). Ann Rheum Dis, 69：522-528, 2010
14) Takeuchi T, et al.：The Japanese experience with biologic therapies for rheumatoid arthritis. Nat Rev Rheumatol, 6：644-652, 2010
15) Scioscia C, et al.：Intentional etanercept use during pregnancy for maintenance of remission in rheumatoid arthritis. Clin Exp Rheumatol. 2011 Jan 19. [Epub ahead of print]

memo

第4章 生物学的製剤

§3 アダリムマブ

1. アダリムマブの特徴と作用機序

アダリムマブ（ヒュミラ®）は遺伝子組換え技術を利用して作られた，正確にいえばpharge-display library法を用いて作成された，国内初の完全ヒト型抗TNFモノクローナル抗体である．構造的にはヒトIgG1とほぼ同じで，分子量は148kDであり，約14日の血中半減期を有している（図1）．

アダリムマブ
完全ヒト型抗TNF-αモノクローナル抗体

- 構造的にはヒトIgG1とほぼ同じ
- 分子量は148kD
- 約14日の血中半減期
- 可溶性TNF-αの中和作用
- TNF-α産生細胞上の膜結合型TNF-αと結合し，補体活性化を介してTNF-α産生細胞を壊す作用（抗体依存性細胞障害作用，ADCC）

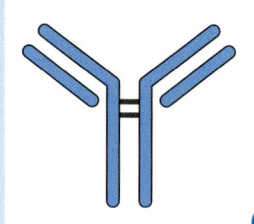

図1 アダリムマブの構造と特徴

　米国および欧州では，関節リウマチ（RA）治療薬として，それぞれ2002年および2003年に承認され，多くのRA患者を対象にした臨床試験が発表されており[1)〜3)]．その後，乾癬性関節炎，強直性脊椎炎，クローン病，乾癬，若年性特発性関節炎の適応が追加承認され，現在，世界82ヵ国，42万人以上に使用されている．本邦では2008年4月に関節リウマチの承認が得られ，2010年7月乾癬性関節炎にも承認が得られた．

　本薬剤は抗体成分であるタンパク配列が完全ヒト由来であるため，第4章-§1のキメラ型抗TNFモノクローナル抗体（インフリキシマブ：レミケード®）よりも理論的に生体適合性が高く（より過敏症を起こしにくい），また，第4章-§2の融合タンパク受容体製剤（エタネルセプト：エンブレル®）と比較しても，標的分子は同じTNFでありながら，受容体製剤対モノクローナル製剤という点で異なる（表1）．

　本薬剤の作用機序は，可溶性のTNF-αを中和するだけでなく，TNF-α産生細胞上の膜結合型TNF-αとも結合し，補体活性化を介してTNF-α産生細胞を壊す作用（抗体依存性細胞障害作用，ADCC）にある（「インフリキシマブ」作用機序，p100参照）．受容体製剤であるエタネルセプトでは後者の作用はない．また，**100％ヒトの成分でできていることは，現在国内で治験が進められている次世代の抗TNFモノクローナル抗体製剤（ゴリムマブ，セルトリズマブ・ペゴルなど）の先駆的な薬剤**といえる．

表1 RAの治療に使用されるTNFを標的とした生物学的製剤

	インフリキシマブ（レミケード®）	エタネルセプト（エンブレル®）	アダリムマブ（ヒュミラ®）
標的分子	TNF-α	TNF-α／β（LT-α）	TNF-α
製剤	キメラ型モノクローナル抗体	可溶性TNF受容体とIgGのリコンビナント融合タンパク	ヒト型モノクローナル抗体
作用機序	・TNF-αの中和 ・TNF-α産生細胞傷害	・TNF-α／βの中和	・TNF-αの中和 ・TNF-α産生細胞傷害
半減期	8〜10日	4.2日	10〜14日
用法	点滴静注 0，2，6週目と以後1回／8週	皮下注 2回／週	皮下注 1回／2週
MTXとの併用	必要	しなくてもよい（ただしMTX併用を推奨）	しなくてもよい（ただしMTX併用を推奨）
中和抗体	あり（HACA）	なし	あり（AAA）
1回の用量	3 mg/kg	25 mg	40 mg
注意すべき副作用	投与時反応・感染症など	注射部位反応・感染症など	注射部位反応・感染症など
国内での状況	2003年7月発売	2005年3月発売	2008年6月発売

アダリムマブは，2週に1回の投与で開始し，主治医の判断で患者自身による自己注射への移行が可能な生物学的製剤である．**点滴製剤の使用が難しいクリニックでの使用，病診連携による普及にも寄与できる，利便性が高い薬剤**である．

第4章 生物学的製剤

§3 アダリムマブ

2. 処方・投与法と注意点

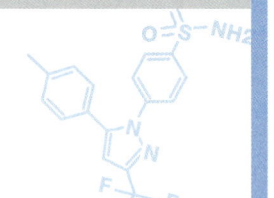

<処方の実際>

> **Rp** アダリムマブ（ヒュミラ®）1シリンジ　40mg　2週に1回皮下注射
> ※MTX非併用下では2シリンジ　80mg　2週に1回の増量が認められている

投与法は2週間に1回0.8mL（40mg）の皮下注射を行う（図2）．すでに溶解された液体製剤が充填されているプレフィルドシリンジ（図3）を使用する．1週間に2回の皮下注射が標準とされているエタネルセプトと比較するとコンプライアンスに優れている．ただ，本薬剤は**pHが4.9～5.5の弱酸性であることから注射時の疼痛に特別な配慮が必要**である．

一般的には注射時疼痛は，針刺入における皮膚の傷害による局所の痛み（針刺入時痛），注入される薬液の特性（温度やpHなど），化学反応による違和感，異物注入に伴う皮下・骨格筋組織の異常な感覚によるものに影響を受けるが，アダリムマブの注射時疼痛は薬液の特性に起因することが多く，初回投与時には疼痛を訴えることが少なくない．自験例では1例，初回投与時にその旨の説明を行わず皮下注射を行い，予想以上の疼痛に，その後体調を崩し2回目以降の投与を拒否された例を経験した．アダリムマブの場合，医師，看護師サイドは初回投与を受ける患者側の心理的な配慮が必要である．**しかし，有効性が確認され，注射を受けることに慣れれば，特に不満を訴えることはほとんどない．**

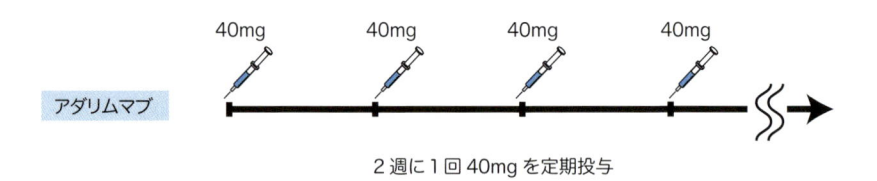

2週に1回40mgを定期投与

> 2週に1回 40mg を定期投与する．皮下注射製剤で，インフリキシマブのように投与間隔の量を調節することは認められていない．

図2 アダリムマブ投与の実際

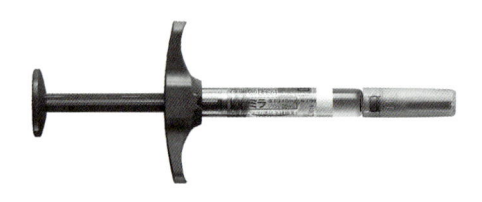

図3 アダリムマブのプレフィルドシリンジ

第4章　生物学的製剤

§3　アダリムマブ

3. 自己注射普及への試み

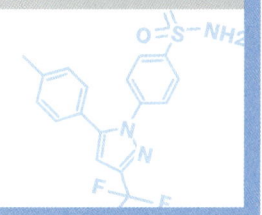

　2009年7月より投薬制限が解除となり，アダリムマブの自己注射処方が可能となった．
当院ではエタネルセプトの自己注射指導の経験を活かし，看護師，薬剤師が中心となって**主として外来でのアダリムマブの自己注射指導を推進している**（図4）．

　2009年秋に行われた当院での自己注射指導の体制作りを述べる．まず，アダリムマブ投与患者の一部にアンケート調査を実施，自己注射の希望を募った．アンケートに回答した25名中8名が自己注射を希望，14名が自己注射は希望しない，2名がどちらでもない，1名が医師の指示に従うという結果であった．次に患者全員に希望もくみながら自己注射を勧め，指導を実施，アンケート実施当時のアダリムマブ投与52名中24名が自己注射へ移行した．

　アンケートでの回答，指導開始時に寄せられた患者側の意見，自己注射を希望しないと回答した患者側の不安は以下の3点にあった．「自己注射行為が怖い」「アダリムマブの注射が痛くて自分ではできない」「2週間に1回の通院ならば構わない」であった．そこで我々は上記3つの不安を考慮して自己注射指導を開始した．

自己注射指導のポイント

　以下，これらの不安解消を考慮した自己注射指導のポイントを述べる．

　「自己注射行為が怖い」という不安に対しては，医師・看護師・薬剤師が連携して，正しく，安全に自己注射できるよう，製薬会社から提供されているDVDやキットなどを十分に活用し指導にあたっている．エタネルセプトでは原則，2週間で3～4回の指導を実施していたが，アダリムマブでは同様に指導すると1ヵ月半かかり，前回指導した内容を忘れてしまうといった懸念がある．そこで投与間隔である2週間隔の中間に1回練習のため来院いただき，2週間で計3回のトレーニングにて移行できるようパスを作成し，指導を開始している．ポイントは短期間集中して手技を覚えることにある．

　「アダリムマブの注射時疼痛」の不安に対しては，疼痛軽減の策を説明している．注射シリンジを常温に戻す，注射部位を冷やす，ゆっくり注射することの3点である．実際，注射針の刺入時の痛みは冷やすことで多少軽減できるが，製剤自体が弱酸性であるため注入時の痛みは軽減されないという意見が多い．そこで注入中に痛みを感じた際はいったん注入を中断し，痛みが引いた時点でゆっくり注入を再開することを勧めている．ポイントは患者自身が注入速度やタイミングを調節できることにある．

　「2週間に1回の通院ならば，あえて自己注射にしなくても構わない」という意見もあるが，実際，同じ皮下注射製剤でもエタネルセプトとアダリムマブでは通院回数は異なり，2週間に1回の利便性は決して悪くない．しかし，我々はあえて，長い目で見れば通院に関わ

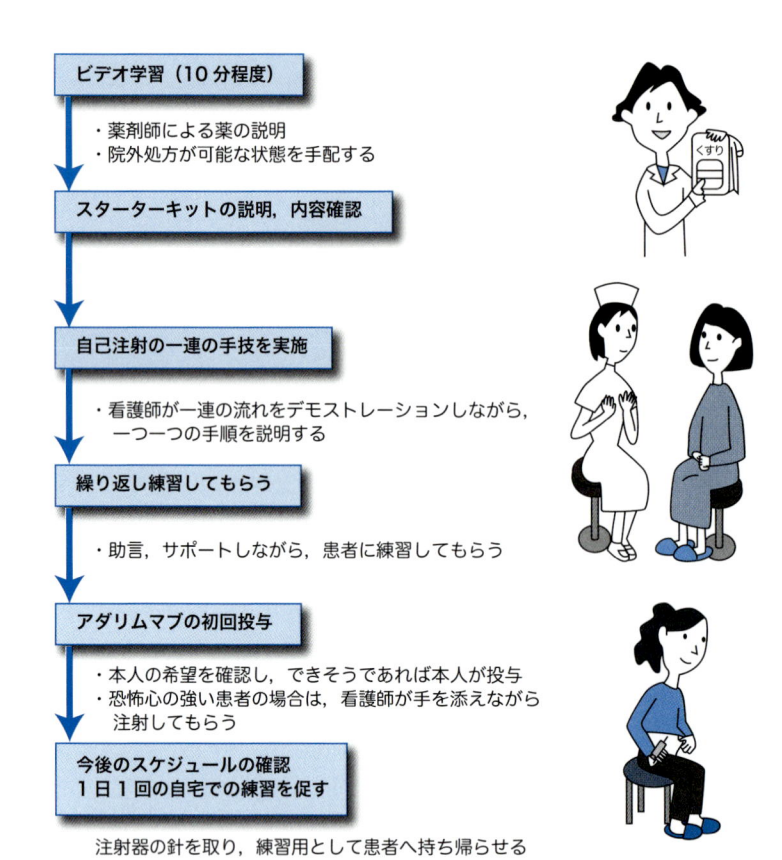

```
ビデオ学習(10分程度)
    ↓
・薬剤師による薬の説明
・院外処方が可能な状態を手配する
    ↓
スターターキットの説明，内容確認
    ↓
自己注射の一連の手技を実施
    ↓
・看護師が一連の流れをデモンストレーションしながら，
  一つ一つの手順を説明する
    ↓
繰り返し練習してもらう
    ↓
・助言，サポートしながら，患者に練習してもらう
    ↓
アダリムマブの初回投与
    ↓
・本人の希望を確認し，できそうであれば本人が投与
・恐怖心の強い患者の場合は，看護師が手を添えながら
  注射してもらう
    ↓
今後のスケジュールの確認
1日1回の自宅での練習を促す
    ↓
注射器の針を取り，練習用として患者へ持ち帰らせる
```

注射器を毎日持つことで恐怖心を軽減する．自宅で練習をすることで，2回目以降の指導が比較的スムーズに実施できる．初回投与から1週後来院して2回目指導．

図4 自己注射指導の流れ（2週間で3回指導）

る費用や時間の手間を考慮すれば，自己注射の方が患者自身のメリットになると説明している．また，自己注射では，患者自身の都合が悪くて来院できない場合や，投与予定日が祝日・年末年始などで投与できない場合にも対応できるのでコンプライアンスの向上が期待できる．医療側から見ても，アダリムマブの有効性が安定し半年以上経過した症例では，自己注射を処方している方が診療も月1回で楽である．**ポイントは自己注射する意義を説明し，患者のモチベーションを向上させることにある**．自己注射は単に医療側・患者側の時間拘束を減らすことが目的でなく，長期に渡ってRAの活動性を抑制し，QOL向上に結びつけるための手段である．さらに介護者や付添い人の通院に伴う負担が軽減でき，病状が軽快した患者ほど精神的に楽になったとの声も聞く．

この点に関して，すでにアダリムマブをクリニックで使用している，あるいは導入を予定している名古屋近郊のクリニックの専門医13名にアンケート調査を依頼したところ，9名の先生に「自己注射にするかどうかは患者の要望に応じて選択する」という貴重な御意見を頂いた．最終的には，医療側の考えを説明し，患者の希望を尊重すればよいと考える．

同種・類似薬（インフリキシマブ・エタネルセプト）との使い分けのポイント

① 完全ヒト型抗体であることから，キメラ型抗体で懸念される重篤なアナフィラキシー症状は少ない
② 皮下注射製剤であることから投与経路が点滴製剤に比べ簡便である
③ 投与間隔が2週間に1回で利便性が高い
④ 通院投与・自己注射投与のいずれも選択が可能である
⑤ ただし，先行2剤に比べ，投与早期の有効性に欠ける，一次無効がある

第4章　生物学的製剤

§3　アダリムマブ

4. アダリムマブのベストユース

　それでは，どのような使用法がアダリムマブの有効性を最も引き出すことができるか？すでに数々の欧米のエビデンスが証明しているように発症早期からの使用，early and aggressive therapyが有効であることに間違いない．ただし，実臨床では，理想的なケースのみに投与はできない．そこで今回は名古屋大学整形外科教室関連施設（Tsurumai biologics communication：TBC）の多施設共同研究による早期例から晩期例まで含まれた175例の6ヵ月の臨床成績から，アダリムマブの有効性，安全性を検証し，本薬剤の日本人におけるベストユースを述べる．

　対象はTBC施設においてアダリムマブ市販後にアダリムマブが開始された175例である．男性34例，女性141例，平均年齢は57.5歳，平均罹病期間は155.2ヵ月，投与前のDAS28-ESR4は平均5.5，病期（Steinbrocker stage分類）はStage Ⅰ：21例，Stage Ⅱ：31例，Stage Ⅲ：55例，Stage Ⅳ：68例，MTX併用の有無および過去の生物学的製剤の使用歴の有無，いわゆるbio naïveであるかないかで4群（表2，3）に分け，6ヵ月時のDAS28-ESR4によるEULAR改善基準，治療継続か否か（無効，有害事象）で治療効果を比較検討した．

　LOCF法で解析した6ヵ月時のDAS28-ESR4によるEULAR改善基準の結果を図5に示す．最も治療成績がよかったのはMTX併用bio naïve群（n=87）で6ヵ月時点のDAS28-ESR4によるEULAR改善基準による評価において，good responderが28例，moderate responderが25例，no responderが19例，脱落群が15例であった．脱落群の内訳は一次無効8例，二次無効2例，経済的理由1例，来院中止1例，有害事象3例であった．有害事象は白血球減少1例，薬疹1例，気管支拡張症にPCP合併1例であった．

　次に成績がよかった群はMTX非併用bio naïve群（n=17）で，6ヵ月時点のDAS28-ESR4によるEULAR改善基準による評価において，good responderが5例，moderate responderが7例，no responderが3例，脱落群が2例であった．脱落群の内訳は二次無効1例，有害事象1例（器質化肺炎）であった．

　3番目は過去に生物学的製剤使用歴を持ち，アダリムマブが投与されたMTX併用bio switch群（n=45）である．6ヵ月後の有効性はgood responderが6例，moderate responderが11例，no responderが10例，脱落例が13例であった．脱落群の内訳は一次無効5例，二次無効3例，経済的理由1例，転院1例，有害事象3例であった．有害事象3例は白血球減少1例，薬疹1例，口唇ヘルペス1例であった．

　最後に最も成績が悪かった群は，過去に生物学的製剤使用歴を持ち，アダリムマブが投与されたMTX非併用bio switch群（n=16）である．6ヵ月後の有効性はgood responderが0例，moderate responderが3例，no responderが12例，脱落5例であった．脱落群の内訳は1次無効4例，掻痒症1例であった．

表2　4群別患者背景①

背景因子		全体	naïve MTX併用		MTX非併用		χ2 test p†	switch MTX併用		MTX非併用		χ2 test p†
症例数		175	88	100.0%	19	100.0%		49	100.0%	19	100.0%	
性別	男	34	13	14.8%	3	15.8%	0.9103	12	24.5%	6	31.6%	0.5521
	女	141	75	85.2%	16	84.2%	1.0000	37	75.5%	13	68.4%	0.7731
合併症	有	77	29	33.0%	12	63.2%	0.0141*	23	46.9%	13	68.4%	0.113
	無	98	59	67.0%	7	36.8%	0.0281*	26	53.1%	6	31.6%	0.1862
既往歴	有	71	34	38.6%	9	47.4%	0.4814	22	44.9%	6	31.6%	0.3167
	無	104	54	61.4%	10	52.6%	0.6556	27	55.1%	13	68.4%	0.4647
アレルギー	有	15	1	1.1%	1	5.3%	0.2453	9	18.4%	4	21.1%	0.7816
	無	153	83	94.3%	18	94.7%	0.8093	38	77.6%	14	73.7%	1.0000
喫煙歴	有	20	9	10.2%	1	5.3%	0.5558	9	18.4%	1	5.3%	0.2918
	無	104	57	64.8%	12	63.2%	0.8943	26	53.1%	9	47.4%	0.5333
導入時ステロイド	有	126	59	67.0%	16	84.2%	0.1934	35	71.4%	16	84.2%	0.1679
	無	44	26	29.5%	3	15.8%	0.3089	13	26.5%	2	10.5%	0.2941
DMARDs併用	有	18	7	8.0%	7	36.8%	0.0012**	1	2.0%	3	15.8%	0.0337*
	無	141	71	80.7%	11	57.9%	0.0041**	44	89.8%	15	78.9%	0.1206
病期分類 (Steinbrocker stage分類)	I	21	10	11.4%	2	10.5%	0.1627	7	14.3%	2	10.5%	0.8123
	II	31	19	21.6%	1	5.3%		9	18.4%	2	10.5%	
	III	55	30	34.1%	5	26.3%		14	28.6%	6	31.6%	
	IV	68	29	33.0%	11	57.9%		19	38.8%	9	47.4%	
機能分類	I	21	9	10.2%	3	15.8%	0.0854	9	18.4%	—	—	0.0841
	II	89	50	56.8%	7	36.8%		22	44.9%	10	52.6%	
	III	60	29	33.0%	8	42.1%		14	28.6%	9	47.4%	
	IV	5	—	—	1	5.3%		4	8.2%	—	—	
葉酸使用	有	85	55	62.5%	1	5.3%	0.0000**	29	59.2%	—	—	0.0000**
	無	83	28	31.8%	18	94.7%	0.0000**	18	36.7%	19	100.0%	0.0000**
タクロリムス併用	有	15	3	3.4%	4	21.1%	0.0055**	1	2.0%	7	36.8%	0.0001**
	無	157	83	94.3%	15	78.9%	0.0232*	47	95.9%	12	63.2%	0.0004**

†：Wilcoxon rank sum test　*$p < 0.05$，**$p < 0.01$

　総じて，MTX併用例では全体の4分の3以上がmoderate responderあるいはgood responderの有効性が認められ，継続治療がなされており，特にbio naïveの症例が最も治療成績が良好であった．一方でMTX非併用例ではbio naïveの継続率は低くなかったが，期待された臨床成績をあげることはできなかった．よって**アダリムマブはMTX不応性の関節リウマチ患者に対してMTX併用下で第一選択薬として使用することがベストユースである．**

〈アダリムマブ　こんな時に使う〉

MTXを十分量使用したにもかかわらず，不応性であった場合，第一選択の生物学的製剤としてMTX併用下で使用する

表3 4群別患者背景②

背景因子	全体				naïve											switch										
					MTX併用				MTX非併用							MTX併用				MTX非併用					
	n	平均	中央値	標準誤差	n	平均	中央値	標準誤差	n	平均	中央値	標準誤差	p †			n	平均	中央値	標準誤差	n	平均	中央値	標準誤差	p †
年齢（歳）	175	57.5	60	1.0	88	55.5	59	1.5	19	62.7	63	2.6	0.0343*			49	56.2	58	1.9	19	65.2	66	21	0.0099*
罹病期間（月）	169	155.2	60	9.8	88	162.8	143	14.5	18	184.2	200	27.3	0.3438			44	117.0	112	14.2	19	181.3	93	35.8	0.2082
IgG	105	1572	60	52	63	1527	1442	58	7	1708	1349	338	0.7393			26	1525	1450	83	9	1913	1593	278	0.2906
Cr（mg/dL）	170	0.62	60	0.01	87	0.58	0.56	0.02	18	0.73	0.73	0.04	0.0014**			47	0.6	0.6	0.02	18	0.72	0.74	0.05	0.0519
投与前 DAS28-ESR	152	5.5	60	0.1	80	5.7	5.7	0.1	18	5.48	5.51	0.21	0.4168			35	5.2	5.3	0.2	19	5.7	5.9	0.3	0.0868
投与前 DAS28-CRP	162	4.8	60	0.1	83	5.0	5.0	0.1	18	4.78	4.7	0.24	0.3583			42	4.4	4.5	0.2	19	5.0	5.1	0.3	0.1086

*$p < 0.05$, **$p < 0.01$　†：Wilcoxon rank sum test

MTX併用 bio naïve 群（n=87）

週	good	moderate	no
4週	26%	37%	37%
12週	23%	48%	30%
24週	39%	35%	26%

MTX非併用 bio naïve 群（n=17）

週	good	moderate	no
4週	21%	50%	29%
12週	29%	50%	21%
24週	33%	47%	20%

MTX併用 bio switch 群（n=45）

週	good	moderate	no
4週	10%	43%	47%
12週	21%	45%	34%
24週	22%	41%	37%

MTX非併用 bio switch 群（n=16）

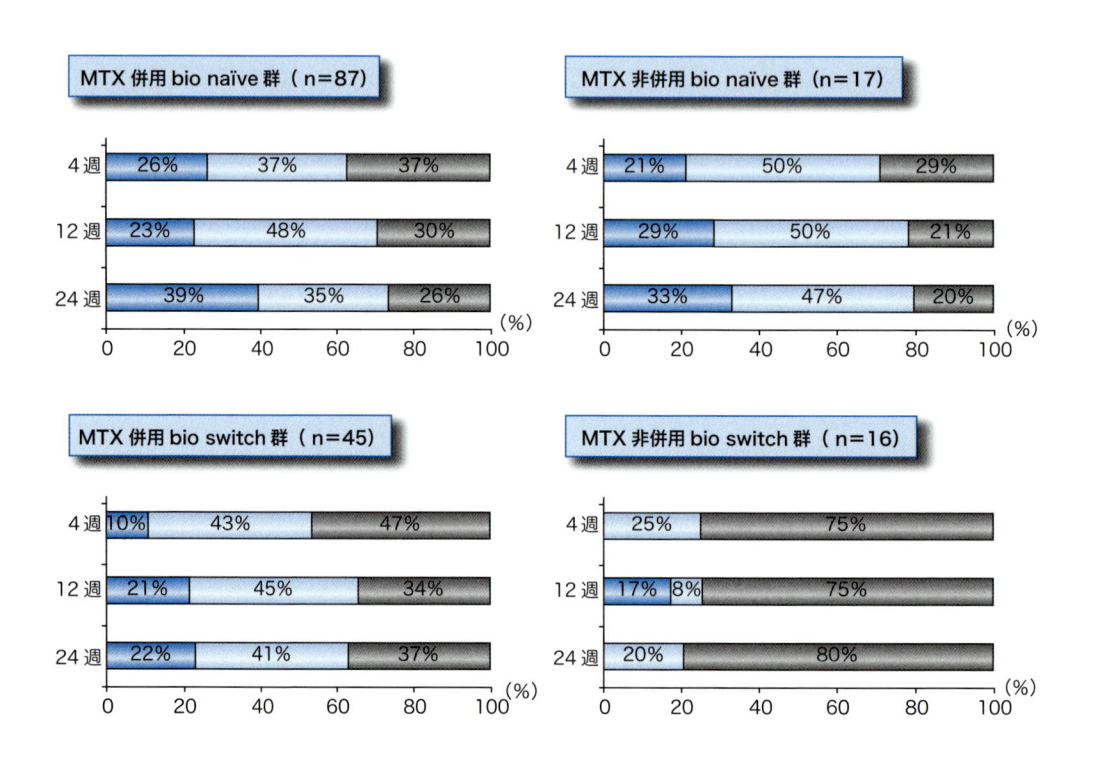

週	good	moderate	no
4週	—	25%	75%
12週	17%	8%	75%
24週	—	20%	80%

図5　24週の4群比較：LOCF法で解析したDAS28-ESR4によるEULAR改善基準

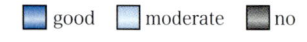

□ good　□ moderate　■ no

第4章 生物学的製剤

§3 アダリムマブ

5. アダリムマブの問題点と対処法

中和抗体（抗アダリムマブ抗体：AAA）

それではアダリムマブを使用する際にMTX非併用に，どのような問題があるのか．本邦では多施設二重盲検無作為化プラセボ対照試験として，国内第Ⅱ～Ⅲ相試験がMTX非併用下のみで実施されており，参考となる（CHANGE試験）[4]．この試験ではMTXの投与量が本邦と海外とで異なっていたため，海外データと比較し，日本人RA患者におけるアダリムマブ単剤投与の有効性・安全性をプラセボ群と比較し，日本人における至適用量を決定することを目的として実施された．詳細は対象患者をアダリムマブ20 mg群（n＝87），40 mg群（n＝91），80 mg群（n＝87）およびプラセボ群（n＝87）に無作為に割付け，アダリムマブ，プラセボともに投与間隔は隔週とし，有効性の評価は，24週のACR20改善率をプライマリー・エンドポイントとした．結果，4週のACR20改善率は，プラセボ群（13.8％）に比べ，すべてのアダリムマブ群で用量依存性に有意に高かった（20 mg群：28.7％，$p<0.05$，40 mg群：44.0％，$p<0.001$，80 mg群：50.6％，$p<0.001$〔x2 test〕）．また，安全性の面から，注射部位反応は，プラセボ群（2.3％）に比べ，アダリムマブ群で有意に多く認められた（20 mg群：31.0％，$p<0.05$，40 mg群：30.8％，$p<0.051$，80 mg群：33.3％，$p<0.051$〔Fisher exact test〕）．それ以外では，有害事象の発生頻度は全群で同等であった．これらの結果から中等度～重度の日本人RA患者において，アダリムマブは有効性・安全性ともに良好な結果を示し，有効性・安全性データと欧米での治験より，アダリムマブ40 mg隔週投与が日本人における至適用量とされ，現在の市販に至っている．

しかし，この試験のサブ解析で日本人におけるアダリムマブの中和抗体，抗アダリムマブ抗体（anti-adalimumab antibody：AAA，トリプルA）が高率に認められたことが明らかとなった．本邦におけるAAAの発生率は国内第Ⅰ/Ⅱ相試験DE035X試験では32.4％，CHANGE試験では37.0％で，同様の海外のアダリムマブ単剤投与試験DE011（第Ⅲ相試験）では12.4％であり，**日本人におけるAAA陽性率は同一用量における欧米人のそれと比較し，2倍以上高率にみられた**．また，日本では組まれなかった海外のMTX併用臨床試験では概ねAAAの陽性率は1％前後であり，MTX併用下で陽性率はさらに低下していた．

それでは，AAAはアダリムマブ投与後，いつの時点で発現するのであろうか．CHANGE試験のサブ解析（図6）でAAA陽性群と陰性群に分けて血清中アダリムマブ濃度を測定した結果，AAA陽性群では開始後4週から血清アダリムマブ濃度は低い値を示し，その後も陽性群と陰性群の比較で明らかに差を生じていた．つまり，AAAはアダリムマブ投与早期から発現していることが予想される．

それではAAA陽性の有効性と安全性に及ぼす影響はどうか？冒頭で述べたように，インフリキシマブはマウスタンパクを含むキメラ型であり，単独投与では高率に中和抗体を生じるが，完全ヒト型抗体であるアダリムマブは中和抗体による効果減弱が起こりにくいと考え

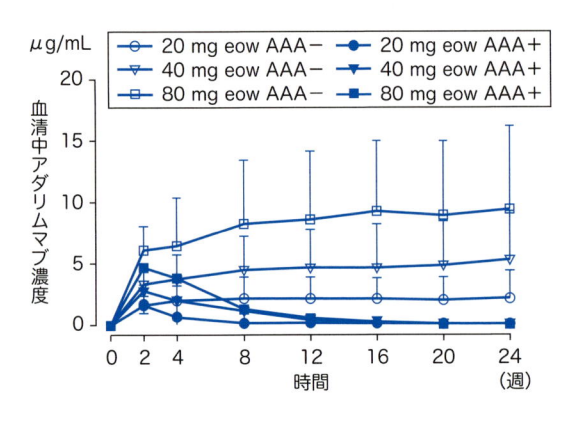

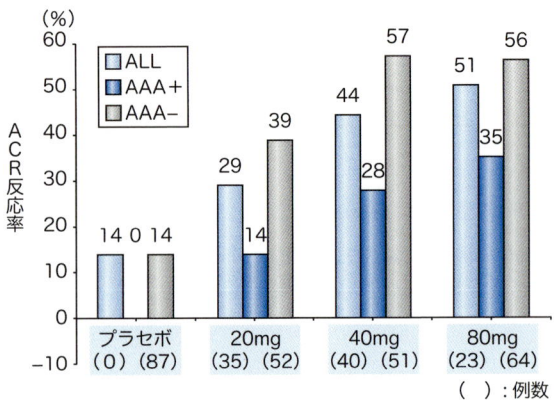

図6 AAA陽性/陰性別の血清中アダリムマブ濃度推移
（文献4より引用）

図7 ACR20反応率とAAA
（文献4より引用）

表4 安全性とAAA

	例数（%）		
	AAA＋ N=98	AAA－ N=167	プラセボ N=87
すべての有害事象	95（96.9）	156（93.4）	71（81.6）
重篤な有害事象	14（14.3）	21（12.6）	8（9.2）
高度な有害事象	4（4.1）	8（4.8）	5（5.7）
感染症	48（49.0）	60（35.9）	32（36.8）
重篤な感染症	7（7.1）	6（2.6）	1（1.1）
注射部位反応	41（41.8）	43（25.7）	2（2.3）
免疫反応	4（4.1）	2（1.2）	0
悪性腫瘍	0	0	2（2.3）
結核を含む日和見感染	0	0	0
死亡に至った有害事象	1（1.0）	1（0.6）	0
中止に至った有害事象	3（3.1）	17（10.2）	4（4.6）
治験薬との因果関係が「多分関連あり」の有害事象	76（77.6）	116（69.5）	32（36.8）

（文献4より引用）

られていた．しかしCHANGE試験では図7に示すように，例えばアダリムマブ隔週40 mg群の24週時のACR20達成率がAAA陽性群（n=40）では28％，AAA陰性群（n=51）では57％，全体では44.0％とすべての用量群でAAAの有無で明らかに有効性に隔たりがあった．安全性においては表4に示すように，全体の有害事象の発生頻度，重篤な有害事象の発生頻度に大きな差はないが，注射部位反応はAAA陽性群に高率に発生していた．一方で中止に至るような有害事象はAAA陰性群に多かった．

　総じて**AAAは安全性には大きな影響を及ぼさず，副作用による脱落にも影響を及ぼすことも少ないが，注射部位反応を増やす．また，MTX非併用で使用した場合，AAAは開始**

後4週時にはすでに血清アダリムマブ濃度を低下させるだけの量が存在し，少なくともその存在は有効性を下げる一因となる．海外同様にMTXとの併用でAAAの陽性率が減じればよいが，この点は未知である．現在，国内では市販後臨床試験としてMTX併用例におけるAAAの陽性率と骨関節破壊抑制効果を調査する試験が組まれており，結果を期待したい．ただし，治験あるいは重篤な副作用が発現した場合を除き，実臨床の現場ではAAAを測定することは不可能であることを付け加えておく．次の項では，以上のことを踏まえ，アダリムマブの一次無効について考える．

一次無効

アダリムマブの早期脱落の理由に一次無効があげられる．これは明らかにインフリキシマブやエタネルセプトに比して多い．つまり数回投与しても，全く効かず，投与中止に至らざるをえないというケースである．今回のTBCの分析でも全症例の1割が4〜8週の時期に一次無効で中止となっていた．4群の比較でもMTX併用bio naïve群，MTX併用switch群，MTX非併用switch群で一次無効が散見された．特にエタネルセプトからのswitch群が早期に一次無効を理由に脱落していた．

要因

一次無効の理由として先行TNF阻害薬2剤の効果が投与早期から発現するのに対し，アダリムマブは効果発現が遅いことが挙げられる．また，エタネルセプトからのswitch例に多く認められる理由として，エタネルセプトが薬理作用上競合的阻害であるため十分な効果を発揮するには高い濃度が必要であり，また急止によりRAの再燃が急激に起こること，エタネルセプトはTNF-αだけでなくTNF-β（LT-α）も抑制するが，アダリムマブはTNF-αしか抑制しないといった作用機序の違い，さらにエタネルセプトは中和抗体産生が少ない特性から，エタネルセプト無効例は抗TNF療法自体が無効であることが考えられる．

また，前述したCHANGE試験から推察される原因として中和抗体AAAの関与がある．図6で示したようにAAA陽性群は開始後2週の段階で陰性群に比べ最高血中アダリムマブ濃度が低く，8週までに急激に下降していく．その後は低値が持続していた．インフリキシマブの場合，投与開始時にloading doseをかけ血中濃度をあげるため一次無効は少なく，中和抗体HACAは8週間隔投与になってから産生され，そのことが二次無効の一因とされている．しかし，アダリムマブの場合，インフリキシマブに比べ，予想よりも早く中和抗体であるAAAが産生される．その結果，**薬効が発現する前にAAAが産生され血清アダリムマブが有効血中濃度に達することができず，一次無効と診断される例が多いことが推察される．**

対策

考えられる対策としてはMTX非併用例であればアダリムマブの増量，MTX併用例であればMTXの増量，タクロリムスなど他の免疫抑制薬の追加併用となるが，特にこれといった決め手はない．アダリムマブの薬効が全く認められなければ，中和抗体産生の可能性が少な

いエタネルセプトかIL-6阻害薬トシリズマブへの速やかな変更が勧められる．

　AAA産生抑制を考慮するとMTXの併用可能な症例では，できる限り多い量のMTXを併用すること，MTXが併用不可能な症例では初回投与時から80 mgのloading doseをかけ，効果が認められた後に漸減していくのも一法である．また，中和抗体の産生抑制にインフリキシマブで一定の効果が認められたステロイドの単回投与も試してみる価値がある．以下に例を挙げる．

> **Rp** 水溶性プレドニン20 mgの静脈投与，トリアムシノロンアセトニド注射液（ケナコルトA®）40mgの筋肉内投与を投与早期にアダリムマブと併用する

　自験では一次無効と診断した症例にアダリムマブ投与時にトリアムシノロンアセトニド注射液を3回連続で同時併用し，有効性が発現した症例を最近1例経験した．その後症状は安定し，アダリムマブを継続投与できている．

二次無効

　アダリムマブは，現時点ではTBCの継続率で示すように3ヵ月以降の薬剤継続率は決して低下せず，二次無効は少ない．効果減弱と思われた場合の対処策は一次無効と同じである．MTX非併用例であればまずは80 mgへの増量を行う．しかし，MTX併用例で明らかに二次無効と判断した場合は，アダリムマブを継続しながら策を練るのは難しいので別の生物学的製剤に速やかに変更した方が無難であると思われる．

> **アダリムマブ使用時の留意事項①〈一次無効・二次無効対策〉**
> 1．一次無効，二次無効ともに症例によっては中和抗体AAAの関与が疑われる
> 2．中和抗体の産生抑制を視野にいれた対策を講じる
> 3．ただし，明らかに二次無効と判断した場合は，TNF阻害薬無効例でも有効性が高いトシリズマブあるいはエタネルセプトを使用していなければ使用する

注射部位反応・アレルギーによる薬疹

　続いて有害事象について述べる．**頻度が高い有害事象として注射部位反応・アレルギーによる薬疹がある．TBCのデータでは中止に至った4割が皮膚アレルギー関連によるものであった．**皮下注射製剤であるため，ある程度の注射部位反応は避けられない．ただし，その多くは数日中には消退し，投与を続けていけば感作され問題はなくなる．しかし，アダリムマブの場合，時として体幹に拡がるような広範囲の薬疹がありうる．TBCのデータでは8例が薬疹を理由に中止となっているが，初回投与時に認められ中止に至った例もあれば10カ月経過後に全身薬疹を併発し中止となった例もある．中和抗体の項で述べたように，注射部位反応はAAA陽性群に高率に発生していたことから，投与早期の薬疹例はAAAの関与が疑われる．それを示唆するように，薬疹による中止例はMTX非併用例に多く，また，一次無効も重なる理由として薬剤中止に至っていた．

対策として，AAAの関与が疑われる症例では前述した産生抑制を考慮した対処法，薬疹が広範囲である場合には専門科（皮膚科）へのコンサルトを行う．また，薬剤アレルギー対策として2010年度の日本リウマチ学会において，ヒスタミン遊離抑制作用を有するH_1，H_2ブロッカーの併用が報告されていた．筆者自身，経験はなく一施設のみの検討なので今後は多施設での検討が必要であろう．

感染症

アダリムマブはヒトの免疫機構（細胞性免疫）の一部に関与するTNF-αの生理活性を抑制する一種の免疫抑制作用を有する．そのため先行2剤のTNF阻害薬同様，投与前のスクリーニング検査，患者への感染症に関する注意事項の啓蒙，投与中は特に細菌，真菌，ウイルスによる重篤な感染症（肺炎，結核等）の発現に注意しながら使用することが重要である．TBCのデータでも入院を有した有害事象で9例中5例，中止に至った有害事象20例中6例が，感染症関連，呼吸器疾患によるものであった．ただし，発生頻度は全症例の5％以内であることから，すでに公表されているインフリキシマブやエタネルセプトのPMS（市販後全例調査）の重篤な感染症の発生頻度と大差はない．現在，アダリムマブも全例PMSが実施中であり，近い将来，リスクファクターが明らかにされると思われる．**現時点では日本リウマチ学会から提示されているガイドラインやインフリキシマブやエタネルセプトの項で述べられているような注意事項を遵守することが重要である．**

その他の有害事象

その他，TBCのデータでは中止に至った有害事象の中に白血球減少が2例，血小板減少が1例認められた．強力な薬理作用が発現したものと思われる．いずれも開始後2ヵ月以内に併発していることより，投与早期に注意を要する．今後，注意が必要であろう．

また，非ホジキンリンパ腫が1例認められた．幸い悪性腫瘍ではなく，その後適切な治療が施されて事なきを得ている．アダリムマブ等の生物学的製剤は臨床応用（ヒトでの使用）が開始されてからまだ歴史が浅い．今後，悪性腫瘍の発生頻度などデータの集積が待たれるという点で未知の要素を残している．この点では抗ds-DNA抗体陽性化，ループス様症状，その他の自己免疫現象，脱髄性疾患の合併，間質性肺病変の悪化など長期使用で併発する可能性があるため，今後注意が必要であろう．

一方，アダリムマブは皮下注射製剤でその利便性の高さから，今後クリニックでの使用，病診連携での普及が期待される．前述したように**主たる副作用対策はアレルギーと感染症対策である．地域のリウマチの基幹病院はリスクマネジメントを，院内では他科との院内連携，地域では0との病診連携で体制作りされることを勧める．**

アダリムマブ使用時の留意事項②〈副作用対策〉

主たる副作用はアレルギーと感染症であることから，その対策は先行2剤のTNF阻害薬と同様でよい．ただし，呼吸器科，皮膚科との院内連携，さらにクリニックで使用される場合は地域の基幹病院との病診連携でリスクマネジメント体制を行うことを勧める．

第4章 生物学的製剤

§3 アダリムマブ

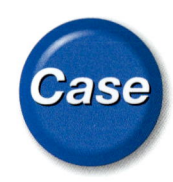

Case 症例でわかるアダリムマブの使い方

症例1 MTX不応性のRAに対し第1選択の生物学的製剤としてアダリムマブを使用し臨床的寛解に至った症例

62歳女性,罹病期間29年,Stage Ⅳ,Class3

1979年	RA発症
1984年	注射用金剤.短期間で発疹にて中止
1989～92年	ブシラミン使用.効果減弱で中止
1992～2007年	スルファサラゾピリジン使用.長年に渡って使用したが効果減弱で中止.この間に95年 右人工膝関節置換術(TKA),98年 左TKA,2000年 手関節滑膜切除術+腱移行術,2004年 右足関節固定術,2006年 右人工肘関節置換術(TEA)施行
2007年	MTX 4 mg/週で開始,その後数年かけて増量
2008年	DAS28-ESR4は6.48となり,アダリムマブの追加併用に同意された.MTX8 mg/週+ヒュミラ®隔週40 mgで治療開始.速やかに疾患活動性は軽快し,DAS28-ESR4は2.03に改善(図8).現在,寛解状態である.一時,白血球減少(正常値以下)となりMTX減量8⇒4 mg/週とするも,寛解状態が維持されている.また,X線学的にも(図9)骨破壊が進行した症例でありながら,mTSSで評価対象となっている両手母指のCM関節の骨びらんが約1年の経過で縮小している修復像が観察された.

行われた治療法と投与された薬剤

治療法:MTX不応例へのアダリムマブの追加併用
使用薬剤:MTX(カプセル2mg)
アダリムマブ(ヒュミラ®皮下注40mgシリンジ0.8mL)

▶なぜこの薬剤を選択したか

着目ポイント MTX不応例への第一選択薬

当時,本邦で認められていたMTXの最大用量8 mg/週の投与にて,DAS28-ESR4が6.48であり,十分な疾患活動性の制御が得られていない.患者さんにはTNF阻害薬3剤選択のインフォームド・コンセントを施行し,利便性が高いアダリムマブを選択された.

▶投与スケジュール

> Rp　MTX 8 mg/週＋ヒュミラ® 隔週40 mg 皮下注射投与

▶この症例で注意すべきこと

注射部位反応，広範な薬疹などの薬剤アレルギー，免疫抑制による感染症の合併など，p150で述べた有害事象に注意を要する．

▶この処方でうまくいかなかった時

3ヵ月以上使用し，十分な疾患活動性の制御が得られなかった際は，エタネルセプトなど他のTNF阻害薬，IL-6阻害薬のトシリズマブ，T細胞選択的共刺激調節薬アバタセプトなどの他の生物学的製剤への変更，MTXの増量，タクロリムスの追加併用療法などを検討する．

▶患者への説明

MTXの本邦の最大用量8 mg/週の投与にても多発関節痛・腫脹があり，DAS28-ESR4も高疾患活動性であり，十分な病状の制御ができていないため，骨関節破壊抑制効果も期待できるTNF阻害薬の追加併用療法をお勧めする．ただし，有害事象（感染症，薬剤アレルギーなど）に関して注意が必要であり，諸検査後，安全性が確認された後で投与を開始する．日本で使用可能なTNF阻害は現在3製剤あり，投与形態（点滴，皮下注射）の違いなどを説明し，さらに経済的負担にも配慮してインフォームド・コンセントを施行する．アダリムマブを選択された場合，希望に応じて自己注射指導を開始する．

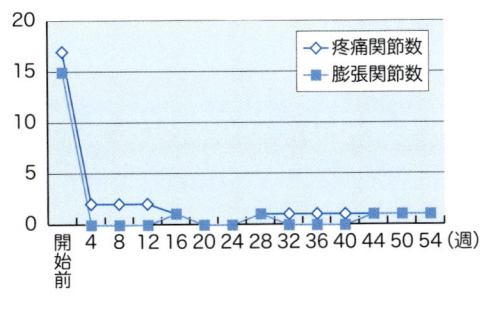

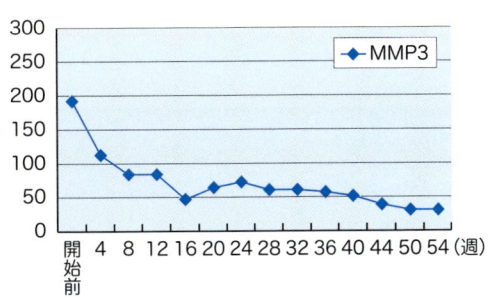

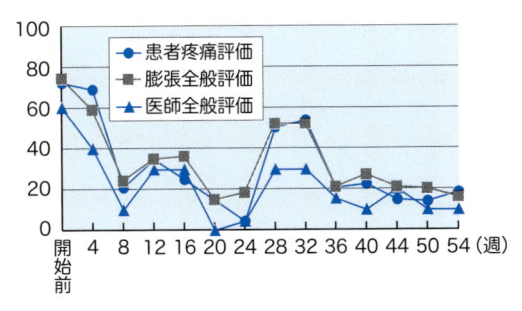

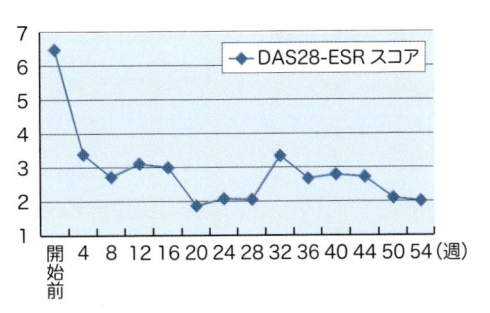

図8 アダリムマブ導入後の疾患活動性の推移

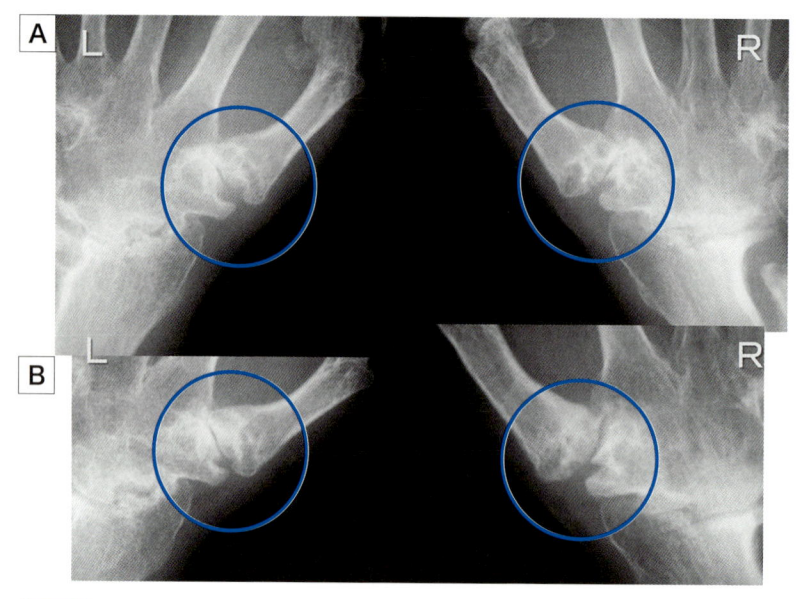

図9 アダリムマブ開始前⇒開始後1年の両手母指X線
A）アダリムマブ開始前，両手CM関節〔DAS28-ESR4　6.48, MMP3　194.4, m-HAQ　1〕
B）ヒュミラ®開始後1年，両手CM関節〔DAS28-ESR4　2.03, MMP3　33.2, m-HAQ　0.5〕

▶症例のポイント

　　長期罹患例であっても，MTXを併用すればアダリムマブは有効であり，やはりアダリムマブはMTX不応性のRAに対し第一選択薬として使用することが最も有効性を発揮することを筆者が初めて経験した症例であった．

症例2　MTX併用下でアダリムマブを約1年使用し，徐々に有効性が認められた1例

48歳女性．罹病期間3年8ヵ月，StageⅡ，Class2	
2007年1月	両足MTP関節から発症のRA
	クリニックでRAの診断，当初はNSAID療法と物理療法などを受けていた
5月	MTX 4 mg/週を開始，その後，数ヵ月おきに増量，8 mg/週へ
2008年5月	有効性が確認されず，MTX 8 mg/週にミゾリビン追加併用療法開始
9月	上記併用療法が無効と診断され，生物学的製剤導入目的で紹介となる
	諸検査後，MTX併用下でアダリムマブ隔週40 mgを投与開始
	開始時DAS28-ESR4 5.94，両膝関節腫脹を認め，MMP3は916であった
10月	Injection site reaction併発，数日後に消失．症状は改善傾向
2009年1月	両膝痛，両手関節痛が再燃，CRPおよびMMP3が悪化
9月	開始後1年，両膝関節痛消失し，歩行は正常化．DAS28-ESR4 3.13と低活動性，MMP3 50.4と正常化した（図10）．mHAQは4/8点から1/8点へ改善

行われた治療法と投与された薬剤

治療法：MTX不応例へのアダリムマブの追加併用
使用薬剤：MTX（カプセル2mg）
アダリムマブ（ヒュミラ®皮下注40mgシリンジ0.8mL）

▶なぜこの薬剤を選択したか

着目ポイント MTX不応例への第一選択薬

本邦で認められているMTXの最大用量8 mg/週とミゾリビンの併用療法にてDAS28-ESR4が5.94であり，十分な疾患活動性の制御が得られておらず，特に両膝関節の腫脹が著明で，現在の薬物療法の継続では関節破壊の進行が懸念される症例である．患者さんにはTNF阻害薬3剤選択のインフォームド・コンセントを施行し，利便性が高いアダリムマブを選択された．

▶投与スケジュール

Rp MTX 8 mg/週＋ヒュミラ®隔週40 mg皮下注射投与

▶この症例で注意すべきこと

注射部位反応，広範な薬疹などの薬剤アレルギー，免疫抑制による感染症の合併など，p150～151で述べた有害事象に注意を要する．

▶この処方でうまくいかなかった時

3ヵ月以上使用し，十分な疾患活動性の制御が得られなかった際は，エタネルセプトなど他のTNF阻害薬，IL-6阻害薬のトシリズマブ，T細胞選択的共刺激調節薬アバタセプトなどの他の生物学的製剤への変更，MTXの増量，タクロリムスの追加併用療法などを検討する．

▶患者への説明

MTXの本邦の最大用量8mg/週の投与とミゾリビンの併用療法にても多発関節痛・腫脹，DAS28-ESR4も高疾患活動性であり，特に膝関節病変の進行，骨関節破壊が懸念される状態である．高度の疾患活動性の制御のため，骨関節破壊抑制効果が期待できるTNF阻害薬

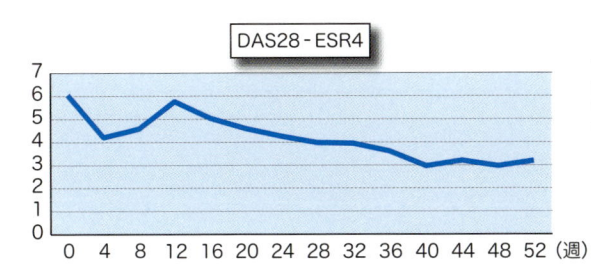

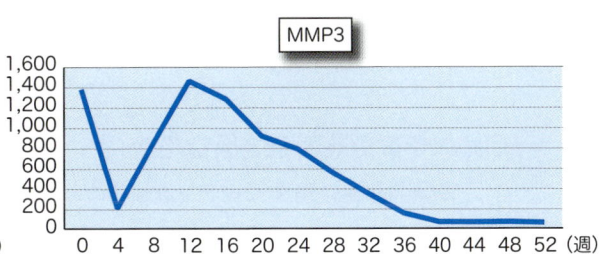

図10 アダリムマブ導入後の疾患活動性の推移

の追加併用療法をお勧めする．ただし，有害事象（感染症，薬剤アレルギーなど）に関して注意が必要であり，諸検査後，安全性が確認された後で投与を開始する．日本で使用可能なTNF阻害薬は現在3製剤あり，投与形態（点滴，皮下注射）の違いなどを説明し，さらに経済的負担にも配慮してインフォームド・コンセントを施行する．アダリムマブを選択された場合，希望に応じて自己注射指導を開始する．

▶症例のポイント

高MMP3血症を有し，主たる滑膜病変が両膝という高度な疾患活動性を有すMTX不応性のRAに対し，第一選択薬としてアダリムマブを使用し緩徐であるが有効性が認められ，MMP3の正常化とともに膝痛が解消し，低疾患活動性に至った症例であった．

症例3　インフリキシマブ投与時に頻回のinfusion reactionを併発したため，アダリムマブへ変更した1例

65歳女性．罹病期間5年4ヵ月，Stage Ⅰ，Class2

2003年2月		右小指から発症したRA．当院で診断，治療開始
	3月～8月	経口金剤オーラノフィンで加療・・・無効
2004年		MTX 4 mg/週で開始　DAS28-ESR4 4.95
2005年		MTX 6 mg/週へ　DAS28-ESR4 4.61
2006年		MTX 6 mg/週＋インフリキシマブ（レミケード®）導入
		DAS28-ESR4 5.49 → 1年後 1.98（remission）

しかし，インフリキシマブ投与時に頻回に中等度から軽度のinfusion reaction（発熱，発疹）がH₁阻害薬の前投薬を投与しても起こる

2008年	若干の効果減弱とinfusion reactionを理由にインフリキシマブから
	アダリムマブへ変更
	DAS28-ESR4 3.73（moderate disease activity）
2009年	開始後1年，薬剤アレルギーはなく，DAS28-ESR4 1.55
	臨床的寛解となる．薬剤は継続中

🖉 行われた治療法と投与された薬剤

治療法：インフリマキシブからアダリムマブへの変更
使用薬剤：MTX（カプセル2mg）
　　　　　　アダリムマブ（ヒュミラ® 皮下注40mgシリンジ0.8mL）

▶なぜこの薬剤を選択したか

着目ポイント 効果減弱とinfusion reaction

現在，MTX併用インフリキシマブの効果がやや減弱しており，また，前処置を十分に行っているにもかかわらず，投与中に薬剤アレルギーが頻回に起きている．一方，同じTNF-α

モノクローナル抗体製剤であるアダリムマブは，抗体成分であるタンパク配列が完全ヒト由来であるため，理論的に生体適合性が高く，アレルギー反応は起こしにくい．よって，アダリムマブで有効性の維持と薬剤アレルギーの解消が期待できる．

▶投与スケジュール

> **Rp** MTX 6 mg/週＋ヒュミラ®隔週40 mg皮下注射投与

▶この症例で注意すべきこと

注射部位反応，広範な薬疹などの同様の薬剤アレルギー，免疫抑制による感染症の合併など，p150～151で述べた有害事象に注意を要する．

▶この処方でうまくいかなかった時

3ヵ月以上使用し，十分な疾患活動性の制御が得られなかった際は，エタネルセプトなど他のTNF阻害薬，IL-6阻害薬のトシリズマブ，T細胞選択的共刺激調節薬アバタセプトなどの他の生物学的製剤への変更，MTXの増量，タクロリムスの追加併用療法などを検討する．

薬剤アレルギーに関して，AAAの関与が疑われる症例では，前述したAAA産生抑制を考慮したステロイド前投与，ヒスタミン遊離抑制作用を有するH_1H_2ブロッカー併用などの対処法が挙げられる（p150参照）．

▶患者への説明

現在，MTX併用下のインフリキシマブの効果がやや減弱しており，また，前処置を十分に施行しているにもかかわらず，インフリキシマブ投与中に薬剤アレルギーが頻回に起きている．同じTNF-αモノクローナル抗体製剤であるアダリムマブは抗体成分であるタンパク配列が完全ヒト型であり，アレルギー反応は理論上は起こしにくい．よって，アダリムマブへの変更で，有効性の維持と薬剤アレルギーの解消が期待できる．ただし，有害事象（感染症，薬剤アレルギーなど）に関して同様の注意が必要であり，諸検査後，安全性が確認された後で投与を開始する．アダリムマブを選択された場合，希望に応じて自己注射指導を開始する．

▶症例のポイント

本邦初の生物学的製剤として2003年に臨床応用が開始された生物学的製剤がキメラ型抗TNFモノクローナル抗体，インフリキシマブであった．キメラ型であり，異種のタンパク成分を含むため，点滴投与中のアレルギー反応（infusion reaction），点滴後の数日後の遅延型アレルギー反応が見られることがある．

一方，アダリムマブは抗体成分であるタンパク配列が完全ヒト由来のTNF-αモノクローナル製剤であるため，理論的に生体適合性が高く，アレルギー反応は起こしにくい．MTX併用で使用された本症例は，その事実を如実に表した症例であり，現在は薬剤の継続も安全かつ臨床的寛解に至っている．

症例 4　エタネルセプトで薬疹の既往ある症例に対し，MTX 非使用下でアダリムマブを選択，初回投与後に体幹に広範囲に薬疹を認めた RA の 1 例

44 歳女性．罹病期間 29 年，Stage Ⅳ，Class2

1980 年（高校 2 年生）	母が RA で当院通院中．両手関節より発症．当院で RA の診断
1984 年	注射用金剤で治療開始．3 年で効果減弱
1987 年	ブシラミン使用．92 年に軽度の湿疹で中止
1992 年	スルファサラゾピリジン使用．93 年に口内炎，無効で中止
1993 年	DFPP（血漿交換療法）＋右手関節滑膜切除術 その後，MTX 開始．効果なく半年後に MTX＋ミゾリビン併用 1 年半使用，食思不振，脱毛で中止
1994〜97 年	抗リウマチ剤使用せず
1997〜2004 年	注射用金剤，再投与，効果なし
2004〜2005 年	MTX 再投与，食思不振，胃痛で中止
2005 年 5 月	MTX 非使用下でエタネルセプト皮下注射 4 回目後 delayed multiple injection site reaction を合併，中止
2005〜2008 年	タクロリムスを 1〜2 mg/日の内服加療．増量で頭痛がするなどで十分量使用できず，疾患活動性は中等度から高度の状態が持続していた
2008 年	アダリムマブの市販が可能となったことを契機にアダリムマブを MTX 非併用下に 40 mg の投与開始．しかし，初回投与後 10 日目に注射部位を中心に右腹部から腰部にかけて浮腫性紅斑が出現，体幹に拡がる（図 11）．薬疹は数日で消退したが，患者が再投与を希望されず
2009 年	トシリズマブ開始．2010 年 7 月現在，経過良好

行われた治療法と投与された薬剤

治療法：エタネルセプトからアダリムマブへの変更．さらにトシリズマブへの変更．
使用薬剤：アダリムマブ（ヒュミラ® 皮下注 40mg シリンジ 0.8mL）

▶なぜこの薬剤を選択したか

　　増量で頭痛がするなどタクロリムスを 1〜2 mg/日の不定期な内服をしており十分量使用できず，疾患活動性は中等度から高度の状態が持続している．薬剤の変更が必要な状態で，現在，RA 治療のアンカードラッグである MTX に関しても長い病歴の中で過去に副作用歴もあり，恐怖心もあって使用不可能である．残された治療選択肢も少なく，アダリムマブの市販がされたことを契機にアダリムマブ単独投与を選択した．

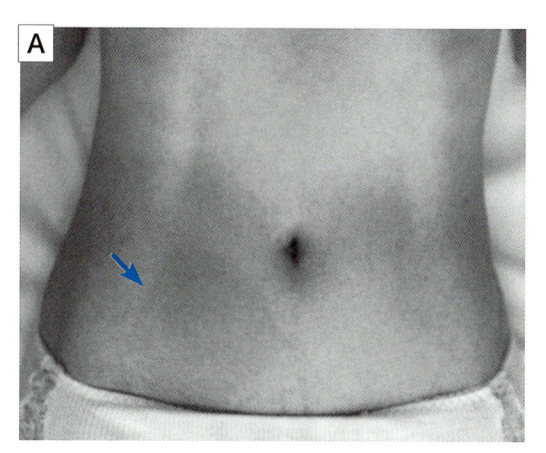

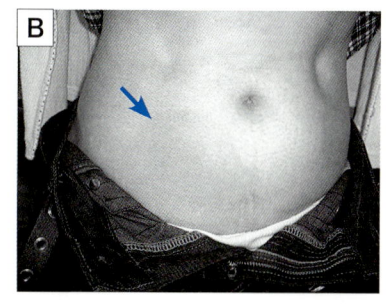

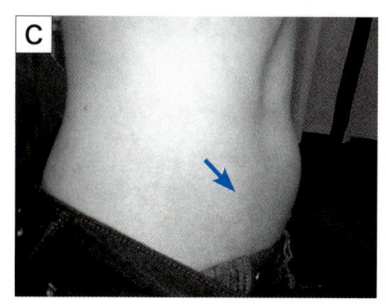

図11 アダリムマブ初回投与後にみられた広範囲の薬疹

アダリムマブ初回投与後10日目に注射部位を中心に右腹部から腰部にかけて浮腫性紅斑が出現〔巻頭カラー参照〕

▶投与スケジュール

> **Rp** ヒュミラ® 隔週40 mg皮下注射投与

▶この症例で注意すべきこと

　注射部位反応，広範な薬疹などの同様の薬剤アレルギー，免疫抑制による感染症の合併など，p150～151で述べた有害事象に注意を要する．特にMTX非併用下であるため，薬剤アレルギーを併発する可能性が高い．

▶この処方でうまくいかなかった時

　使用当時は前述したようなAAAの知識などはなく，実際，うまくいかなかった．本症例は初回投与で広範囲の薬疹を併発し，薬剤に関する恐怖心もあって，アダリムマブは中止となった．しかし，高度の疾患活動性は持続しており，MTX非併用下でも治療効果が期待できるIL-6阻害薬のトシリズマブを次の治療法として選択した．現在，トシリズマブに関して薬剤アレルギーはなく2年間，継続加療できている．

▶患者への説明

　増量で頭痛がするなどタクロリムスを1～2 mg/日の不定期な内服をしており十分量使用できず，疾患活動性は中等度から高度の状態が持続している．薬剤の変更が必要な状態で，MTXに関しても過去に副作用歴があって使用不可能であり，残された治療選択肢も少ない．有害事象（感染症，薬剤アレルギーなど）の懸念はあるが，諸検査後，安全性が確認された後でアダリムマブの投与をお勧めする．アダリムマブを選択された場合，希望に応じて自己注射指導を開始する．

第4章 §3 文献・参考にしたいガイドラインとエビデンス

1) Weinblatt ME, Keystone EC, Furst DE, et al. : Adalimumab, a fully human anti-tumor necrosis factor α monoclonal antibody, for the treatment of rheumatoid arthritis in patients taking concominant methotrexate the ARMADA trial. Arthritis Rheum, 48 : 35-45, 2003
2) Breedveld FC, Weisman MH, Kavanaugh AF, et al. : A multicenter, randomized, double-blind clinical trial of combination therapy with adalimumab plus methotrexate versus methotrexate alone or adalimumab alone in patient with early, aggressive rheumatoid arthritis who had not had previous methotrexate treatment. Arthritis Rheum, 54 : 26-37, 2006
3) van der Heijde D: Initial combination of adalimumab and methotrexate for patients with early RA leads to better outcomes at year 5 of the PREMIER trial. EULAR2009 Poster #THU0193
4) Miyasaka N : The CHANGE study investigators : Clinical investigation in highly disease-affected rheumatoid arthritis patients in Japan with adalimumab applying standard and general evaluation : the CHANGE study. Mod Rheumatol, 18 : 252-262, 2008

memo

第4章 生物学的製剤

§4 トシリズマブ

1. トシリズマブの特徴

トシリズマブの概要

　トシリズマブ（アクテムラ®またはRoActemra®）は日本国内で開発された**ヒト化抗ヒトインターロイキン6（以下IL-6）受容体モノクローナル抗体**（図1）で，IL-6受容体におけるIL-6の結合を阻害して，IL-6の細胞内シグナルをブロックする生物学的製剤である．現在市販されている関節リウマチに対する生物学的製剤が腫瘍壊死因子（tumour necrosis factor：TNF）を標的にしているのに対して，トシリズマブはIL-6が標的である（表1）．本邦で行われた第Ⅲ相試験SAMURAIの結果から，トシリズマブ単独投与52週における総Sharpスコア（total Sharp score：TSS）の増加は平均2.3であり（図2）[1]，既存治療（6.1）に対して有意に骨破壊抑制効果を示した．このことから，**トシリズマブの効能には「関節の構造的損傷の防止」が記載されている**．他の製剤についてはインフリキシマブが2009年に取得しているが，エタネルセプトならびにアダリムマブは効能追加の臨床試験を実施中であり，現在記載されていない．

　一方他の疾患に対しては，トシリズマブはキャッスルマン病，多関節に活動性を有する若年性特発性関節炎，全身性若年性特発性関節炎に対して効能を有しているが，抗TNF製剤が有している尋常性乾癬・関節症性乾癬・強直性脊椎炎・クローン病（インフリキシマブ，アダリムマブ），乾癬性紅皮症・膿疱性乾癬・ベーチェット病による難治性網膜ぶどう膜炎（インフリキシマブ）に対しては効能を有しておらず，**標的とするターゲットが異なることで，関節リウマチ類似疾患の適応が異なる**．

図1　トシリズマブの構造模式図
（中外製薬株式会社資料集から引用）

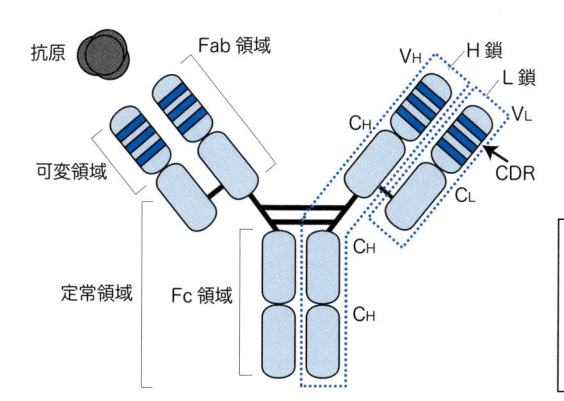

CDR：相補性決定領域
V_H：重鎖可変部
V_L：軽鎖可変部
C_H：重鎖定常部
C_L：軽鎖定常部

表1 生物学的製剤の特徴

	トシリズマブ（アクテムラ®）	インフリキシマブ（レミケード®）	エタネルセプト（エンブレル®）	アダリムマブ（ヒュミラ®）	アバタセプト（オレンシア®）
作用	抗体製剤	抗体製剤	受容体融合タンパク	抗体製剤	受容体融合タンパク
構造	ヒト	マウス＋ヒト	ヒト	ヒト	ヒト
拮抗点	IL-6受容体	TNF-α	TNF-α, β (LT-α)	TNF-α	CD80/CD86
半減期	7〜9日	8〜10日	3〜5日	14日	
MTX併用	必要に応じて	必須	必要に応じて	必要に応じて	必要に応じて
投与方法	点滴静注 1回/月	点滴静注 8週ごと	皮下注射 2回/週	皮下注射 2回/月	点滴静注 1回/月
開発状況	市販後2年	市販後7年	市販後5年	市販後2年	上市直後
関節破壊抑制	○	○	試験中	試験中	試験予定

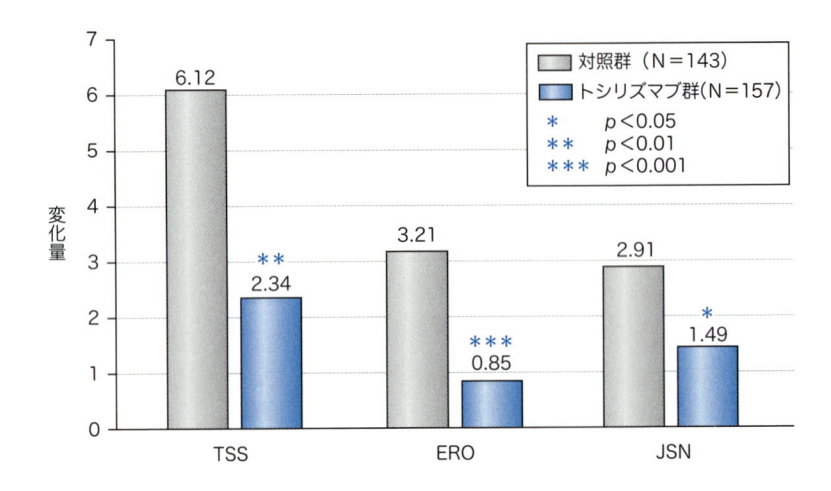

図2 radiographic（X線）スコア の平均変化量（52週後）

TSS：total Sharp score（総Sharpスコア），ERO＝erosion（骨びらん），
JSN＝joint space narrowing（関節裂隙狭小化）
（文献1より引用）

トシリズマブの位置づけ

　トシリズマブは世界に先駆けて本邦で承認され，数多くの臨床試験（第II相長期継続試験STREAM[2]，第III相試験SATORI[3]，RESTORE[4]，DREAM[5]）が行われているが，2009年にEUで，2010年に米国で承認された．欧米でも数多くの臨床試験（CHARISMA[6]，OPTION[7]，RADIATE[8]，TOWARD[9]，AMBITION[10]，LITHE[11]）が行われたが，TNF不応例を対象としたRADIATE試験では，使用した抗TNF製剤の数には無関係に，約50％の患者が米国リウマチ学会の評価基準であるACR（American college of rheumatology）20％の効果を示した．AMBITION試験とCHARISMA試験の一部以外はメトトレキサート（MTX）併用下での試験であり，米国では添付文書上，抗TNF製剤に続く第二選択薬とし

表2 トシリズマブの各試験における寛解率比較

試験名	試験実施地域	試験デザイン	治療群	期間	寛解率（%）
STREAM	日本	安全性	トシリズマブ 8mg/kg	5年	55.3
SATORI	日本	二重盲検試験	MTX トシリズマブ 8mg/kg	24週	1.6 43.1
SAMURAI	日本	二重盲検試験	DMARDs トシリズマブ 8mg/kg	1年	3 59
OPTION	海外	二重盲検試験	MTX トシリズマブ 4mg/kg + MTX トシリズマブ 8mg/kg + MTX	24週	0.8 13 27
AMBITION	海外	二重盲検試験 MTX併用期間 6ヵ月未満	MTX トシリズマブ 8mg/kg	24週	12.1 33.6
RADIATE	海外	二重盲検試験 抗TNF製剤不応例	MTX トシリズマブ 4mg/kg + MTX トシリズマブ 8mg/kg + MTX	24週	1.6 7.6 30.1
TOWARD	海外	二重盲検試験	DMARDs トシリズマブ 8mg/kg + DMARDs	24週	3 30
LITHE	海外	二重盲検試験	MTX トシリズマブ 4mg/kg + MTX トシリズマブ 8mg/kg + MTX	1年	8 30 47

ての位置づけとなっている．本邦では抗TNF製剤と同じ位置づけで選択されており，その理由としてはMTXの使用量が少ないこと，MTX不応例が比較的多いこと，本邦で行われた試験における寛解率の高さなどが考えられる（表2）．

第4章　生物学的製剤

§4　トシリズマブ

2. トシリズマブの作用機序

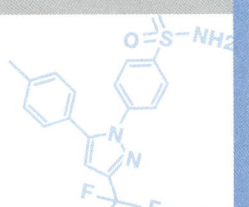

IL-6の役割

　トシリズマブがターゲットとしているIL-6は，関節リウマチの病態において重要な役割を果たしている．IL-6はT細胞，B細胞，単球，マクロファージ，滑膜線維芽細胞など炎症をつかさどる多くの細胞より産生されていることが知られ，関節リウマチ患者の血清中や関節液ではIL-6値は上昇しており，**IL-6の上昇と関節リウマチの臨床症状や検査値は相関している**との報告がある[12]．

　IL-6のシグナル伝達は以下のように考えられている．すなわちIL-6はIL-6受容体に結合して，複合体を形成する．IL-6受容体には細胞膜上に存在する膜結合性と血清中に浮遊している可溶性の2種類があるが，これらの受容体はIL-6と結合したのち，細胞上のgp130と結合してIL-6とIL-6受容体とgp130の三量体となり，細胞内のシグナル伝達を行う（図3）．

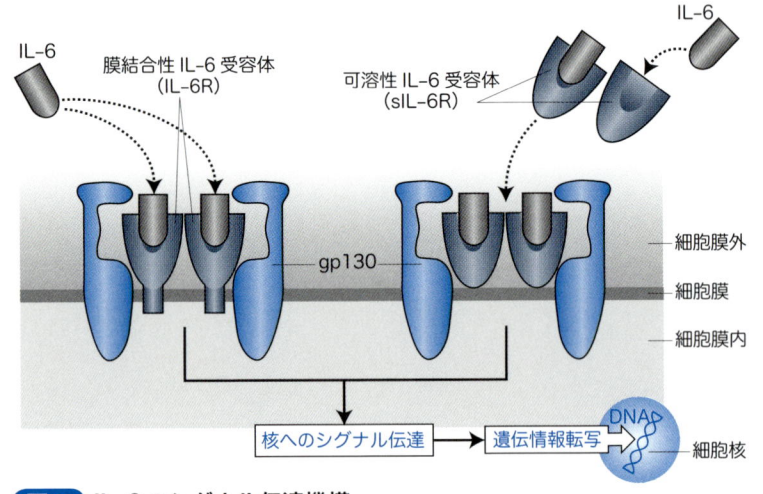

図3　IL-6のシグナル伝達機構
（中外製薬株式会社資料集から引用）

トシリズマブのIL-6抑制

　トシリズマブは膜結合性および可溶性の双方の受容体に結合することにより，IL-6より誘導される炎症を抑制している（図4）．

図4 トシリズマブの作用機序
(中外製薬株式会社資料集から引用)

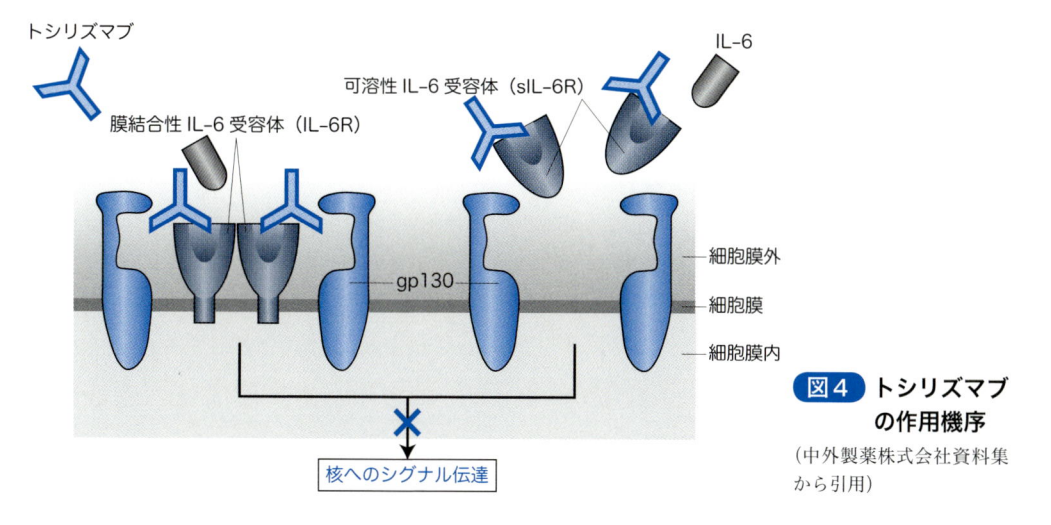

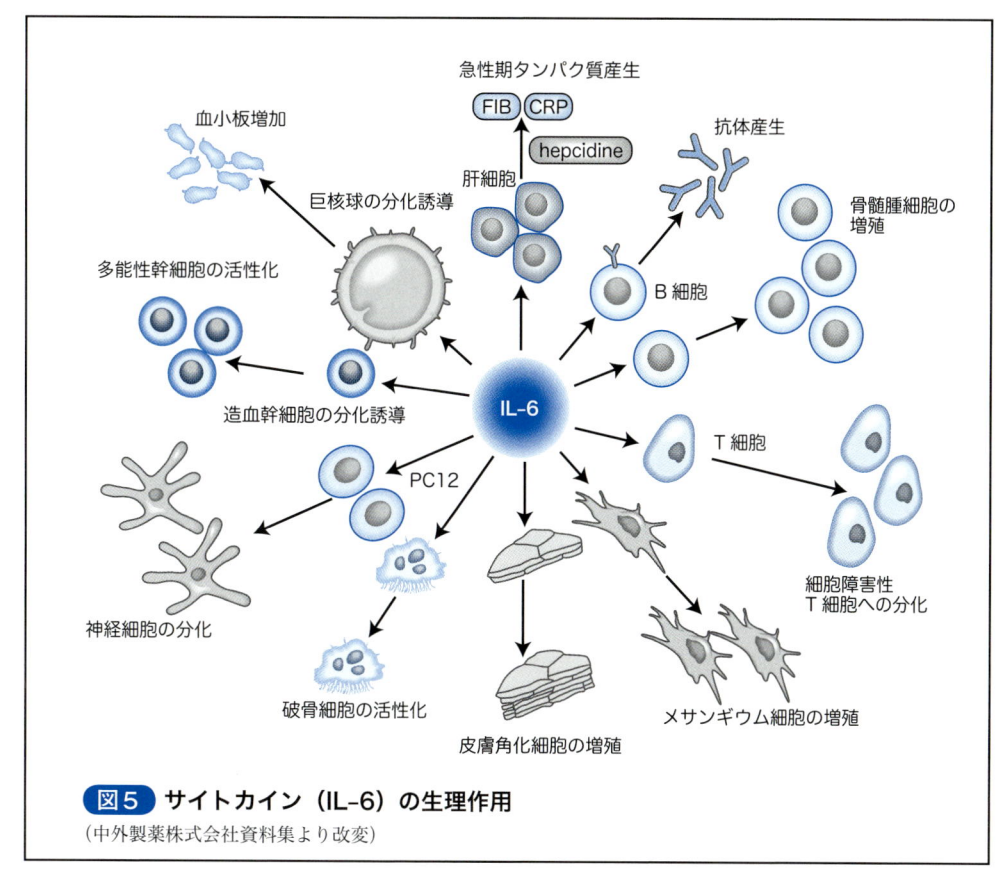

図5 サイトカイン（IL-6）の生理作用
(中外製薬株式会社資料集より改変)

また，トシリズマブはIL-6を直接ブロックするわけではないことから，トシリズマブ投与初期は注意する必要がある．すなわちIL-6値が高い症例においては，本剤投与初期に血中濃度が十分でない場合があり，一時的に症状の悪化をみることがある．血中濃度のモニタリングはCRPにて行うことが可能であり，複数回の投与によりIL-6産生は抑制され，症状

の改善をみるが，抗TNF製剤より効果発現が遅い理由の一つとしてこのトシリズマブの作用機序を考えておく必要がある．

　IL-6の抑制は関節リウマチの病態の一つである血小板の亢進，CRPの上昇などを抑制するが，一方でIL-6抑制によって肝代謝酵素の上昇や組織修復の遅延などが副作用の一つとして現れることがある．したがって**IL-6抑制効果がもたらす作用を十分考え，効果と副作用のバランスを考える必要**がある（図5）．

第4章 生物学的製剤

§4 トシリズマブ

3. トシリズマブの使い方

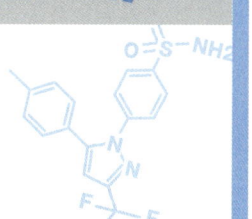

こんな時に使う

　生物学的製剤の使用方法ならびにリスク管理について，日本リウマチ学会が提唱しているトシリズマブ使用ガイドライン（表3，4）[13]）とTNF阻害療法施行ガイドラインに大きな差は認められない．しかしトシリズマブはMTX非併用例においても良好な成績を有していることから，**MTXを安全性の問題から使用できない患者が対象となる場合が多い．また抗TNF製剤不応例または二次無効例も対象**となる．

　現在集計が行われている全例調査（2009. 7. 15現在）[14]）においては約30％の患者が前歴に生物学的製剤使用歴はなく，生物学的製剤の第一選択薬をトシリズマブとする場合もあるが，他の生物学的製剤との使い分けについては，今後の解析を待つ必要がある．一方トシリズマブ特有の副作用には注意する必要がある．したがって下記に示す患者がもっとも対象と

表3　トシリズマブ使用ガイドライン（日本リウマチ学会）

対象患者
1．既存の抗リウマチ薬（DMARD）註1）通常量を3ヵ月以上継続して使用してもコントロール不良の関節リウマチ患者．コントロール不良の目安として以下の3項目を満たす者 　・疼痛関節数6関節以上　・腫脹関節数6関節以上　・CRP　2.0mg/dL以上あるいはESR　28mm/時間以上 これらの基準を満たさない患者においても， 　・画像検査における進行性の骨びらんを認める　・DAS28-ESRが3.2(moderate activity)以上 のいずれかを認める場合も使用を考慮する
2．さらに，日和見感染に対する安全性を配慮して以下の3項目も満たすことが望ましい 　・末梢血白血球　4,000/mm^{3}以上　・末梢血リンパ球数　1,000/mm^{3}以上　・血中β-D-グルカン陰性
⇒ この基準は他の抗TNF製剤と同じ

投与禁忌
1．重篤な感染症を合併している 　・明らかな活動性を有している感染症を保有する患者においては，その種類に関係なく感染症の治療を優先し，感染症の治癒を確認後に本剤の投与を行う．本剤は，CRPなどの炎症マーカーや，発熱などの症状を鮮明に抑制するため，感染症の悪化を見過ごす可能性がある 　・慢性活動性EBウイルス感染（CAEBV）を伴う関節リウマチ患者に本剤の投与がなされ，その急激な悪化により死亡した症例の報告1）があり，CAEBVを伴う患者への本剤の投与は避ける 　・B型肝炎ウイルス（HBV）感染者に対しては，安全性が確立されていないため投与すべきではない． ⇒ 他の抗TNF製剤ではこれ以外に結核患者，うっ血性心不全患者，悪性腫瘍，脱髄性疾患が投与禁忌に入っている
2．本剤は，トシリズマブに過敏症を示した患者には投与すべきではない

青字は著者註（文献13「関節リウマチ（RA）に対するトシリズマブ使用ガイドライン(2010年改訂版)」より引用）

なると考えられるが，基本的には前述のガイドラインが提唱する生物学的製剤適応患者がすべて対象となると考えて問題はない．

> ① 憩室炎などトシリズマブが持つ特有の副作用リスクが少ない
> ② MTXが使用できず，他のDMARDsでコントロール不良
> ③ 抗TNF製剤で効果が認められなかった，あるいは二次無効

表4 トシリズマブ要注意事項

1. 感染症が最多の重篤有害事象である
   ① 肺炎などの感染症，② 結核・非結核性抗酸菌症，③ ニューモシスチス肺炎，④ ウイルス性肝炎
   （投与の際の注意事項の詳細は文献13を参照のこと）

2. 心機能障害の合併・既往のある患者では，必要に応じて心筋梗塞二次予防に関するガイドライン（2006年改訂版）などを参考に慎重に投与する．コレステロール，中性脂肪等の脂質系の検査項目の上昇がしばしば認められるため，必要に応じて，高脂血症治療ガイドラインにのっとり高脂血症治療薬の投与を行うことが推奨される

3. 肝機能障害の危険因子として，肝機能障害の合併，MTX併用が認められたため，これらの患者では定期的に肝機能検査を実施することが望ましい

4. 間質性肺炎の危険因子として，間質性肺炎の既往・合併，65歳以上の高齢，感染症の合併が認められた．これらの患者の投与に際しては発熱，咳，呼吸困難等の呼吸器症状に十分注意し，異常が認められた場合には，速やかに胸部X線検査，CT検査等を実施する

5. 本剤投与中に消化管穿孔を起こした症例の報告がある．憩室炎の既往・合併例には慎重な投与が必要である．なお，消化管穿孔が疑われる症状が認められた場合には，腹部X線検査，CT検査等を実施する

6. 副腎皮質ステロイドは，感染症発症の重要な危険因子であることが示されており，トシリズマブが有効な場合には減量を進め，可能であれば中止することが望ましい

7. アナフィラキシーショックを含む重篤なinfusion reactionが起こる可能性があることを考慮し，点滴施行中のベッドサイドで気道確保，酸素，エピネフリン，副腎皮質ステロイドの投与など，緊急処置が直ちにできる環境が必要である

8. 手術後の創傷治癒が遅延する可能性がある．本剤の血中濃度が残っている間に手術が施行されると，感染があってもCRPが上昇しない可能性がある．本剤投与中に手術を施行する場合にはCRPに依存せず，白血球などの推移に注意して感染症をチェックする

9. 妊娠，授乳は回避することが望ましい．意図せず胎児への暴露が確認された場合は，ただちに母体への投与を中止して慎重な経過観察のみ行うことを推奨する

10. 悪性腫瘍の既往歴・治療歴を有する患者，前癌病変（食道，子宮頸部，大腸など）を有する患者への投与は避けるのが望ましい

（文献13「関節リウマチ（RA）に対するトシリズマブ使用ガイドライン（2010年改訂版）」より抜粋．詳細は文献を参照のこと）

処方の実際

適応

『トシリズマブ使用ガイドライン』[13)] に適合する関節リウマチ患者.

上記対象には抗リウマチ薬で効果不十分であった症例，他の生物学的製剤で効果不十分であった症例，MTXが使用できない症例，を含む．

処方

＜8 mg/kgで4週間隔の投与＞

投与直前に体重を測定し，体重に応じたトシリズマブを輸液（生理食塩液など）にミキシングする．トシリズマブは液体であり，必要量をバイアルから抜き取って，混注するが，トシリズマブは3規格のバイアル（400 mg，200 mg，80 mg）があるため，体重に応じたもっともロスが少ないバイアルを選択して調整する．

> **Rp** ＜例＞体重50kgの患者
> トシリズマブ　8 mg/kg × 50 = 400 mg（1 バイアル）　1時間で点滴
> 投与間隔4週間ごと

ほとんどの症例において添付文書記載の処方量で効果があるが，血清中のIL-6濃度により，当初のトシリズマブ投与間隔を若干短くする必要がある症例が存在する．**トシリズマブがトラフ値を満たしているかどうかは，血清中のCRP濃度が陰性となっているかどうかにより判断が可能であるため，炎症所見としてではなく，トシリズマブのトラフ値としてCRPを測定していく必要がある**．また症例の中には，4週以上の投与間隔で投与が可能な症例も存在する（p175，症例3参照）．このような症例の場合は投与後半年までは4週ごとの投与間隔とし，以後症例の病態に合わせて投与間隔を延ばすことが可能である．

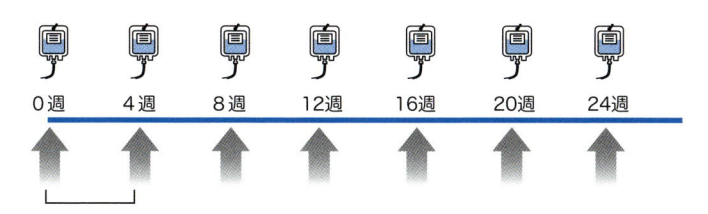

図6　トシリズマブ投与方法例

一方MTXの併用については**トシリズマブの副作用に肝代謝酵素異常（約10％）があるため，トランスアミナーゼ値上昇に注意する**などの観察が必要である．本邦ではMTX併用にて行った臨床試験のエビデンスは少ないが，全例調査結果によれば約54％の症例でMTXが使用されており，当院でも抗TNF製剤2剤以上で効果不十分であったような症例には，MTX併用のままトシリズマブを使用している．海外ではMTX併用によるエビデンスがほとんどであり，今後本邦においてもエビデンスが構築されていくと思われる．

　一方他の併用薬剤（内服ステロイド・消炎鎮痛剤・DMARDs）については前述したトシリズマブの作用機序から効果が出現するまでは中止または減量せず，トシリズマブの効果を確認後，調整する方が望ましい（図6）．投与2回目など初期に病態が一時的悪化する症例があった場合は，局所のステロイド注射などを併用する．

同種・類似薬との使い分けのポイント

Point 1 MTXの使用

　他の生物学的製剤との使い分けのポイントはMTX使用可能かどうかである．抗TNF製剤のうちエタネルセプトとアダリムマブはMTX併用が必須ではないが，種々のエビデンスからMTX併用が望ましい．したがってMTX使用不可で，関節リウマチの活動性がかなり高い場合は，トシリズマブの単独使用による効果がもっとも適していると考えられる．

Point 2 抗TNF製剤二次無効例

　抗TNF製剤二次無効例でもほとんどの症例においてトシリズマブはリスポンダーであったことを考えると，二次無効となる症例（HACAやHAHAを産生するような症例）にも適していると考えられるが，抗TNF製剤二次無効例を投与前に判定する方法は確立されていない．

Point 3 患者既往歴

　憩室炎の既往歴がある症例あるいは重篤な感染症が頻発しているような症例にはトシリズマブは使用しにくい．特に感染症に関しては十分留意する必要があるため，重篤な感染症（肺炎，腎盂腎炎など）をたびたび起こす症例には血中半減期が短い薬剤（例えばエタネルセプト）が適している．

第4章 生物学的製剤

§4 トシリズマブ

4. 副作用と投与時の留意事項

注意すべき副作用（表5）

感染症

　副作用の中でも感染症に関してはもっとも留意すべきである．特にトシリズマブはその作用機序からCRPを陰性化してしまい，軽い感染症発症の場合は血液検査値に現れにくい．また初期症状としての発熱もまれである．そのため患者の自覚症状が乏しく，主治医に相談しない場合もあるため，**トシリズマブ投与患者には感染症予防対策への教育を徹底させるべき**である．それとともに投与前には必ず胸部X線撮影を行い，十分な問診を行うとともにわずかな白血球値の上昇などにも気を付ける必要がある．抗TNF製剤ではないため，当初結核についてはあまり注目されていなかったが，結核も発生しており，日和見感染症も少なくはない．したがってツベルクリン反応やクオンティフェロンなどの結核の精査，β–D–グルカンの定期的な検査も行い，**早期に感染症を発見することがもっとも重要である**．

肝代謝酵素異常や脂質代謝異常

　肝代謝酵素異常や脂質代謝異常も頻度が多い副作用だが，一時的に上昇する症例もあるため，定期的な観察を行い，減少が認められない場合はスタチン製剤などで対処する．特にMTX併用時における肝代謝酵素異常は，全例調査の結果，MTX非併用時と比較して高値を示しているため，MTXの減量なども視野に入れながら検査を定期的に行う必要がある．

白血球・好中球・血小板減少

　白血球減少や血小板減少は治療の奏効とともに起こる現象ではあるが，正常値以下になった場合は，投与間隔などの調整を行う，あるいは中止するなどの対策をとる必要がある．

アナフィラキシーショック（投与時反応，infusion reaction）

　重度の投与時反応は極めてまれであるが，他の製剤と同様にアナフィラキシー反応のことも留意し，投与開始半年くらいは，モニター装着，救急カートなど用意して投与に臨む必要がある．何らかの理由で8mg/kgより低濃度で投与する場合は，アナフィラキシーが起こりやすいので注意する．

表5 関節リウマチを対象とする臨床試験時に発生したトシリズマブの副作用一覧

副作用の種類	%	副作用の種類	%
感染症および寄生虫症	78.0	血液障害	11.1
良性，悪性等の新生物	5.0	呼吸器，胸郭および縦隔障害	28.5
血液およびリンパ系障害	4.5	胃腸障害	47.4
免疫系障害	3.5	肝胆道系障害	6.3
内分泌障害	1.2	皮膚および皮下組織障害	37.1
代謝および栄養障害	5.8	筋骨格系および結合組織障害	12.6
精神障害	2.5	腎および尿路障害	4.8
神経系障害	15.0	生殖系および乳房障害	4.5
眼障害	15.5	全身障害および投与局所様態	14.0
耳および迷路障害	3.8	臨床検査異常	72.5
心臓障害	4.8	傷害，中毒および処置合併症	1.3

関節リウマチ　601例解析結果：アクテムラ資料より

トシリズマブ特有の副作用

憩室炎や**創傷治癒遅延**などが報告されている．憩室炎の既往歴がある症例には下部消化管の内視鏡検査を行うなどの注意が必要である．またトシリズマブを投与中の患者が手術を行う場合は，術後の合併症として感染症だけでなく，創傷治癒遅延についても考慮しておく必要がある．

それ以外の副作用

トシリズマブの副作用はIL-6を阻害することによって起きるものである．したがってp165の図5にあるようなIL-6の分化・増殖機能をトシリズマブがストップする可能性があることを留意しておくべきである．

第4章 生物学的製剤

§4 トシリズマブ

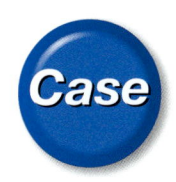

Case 症例でわかるトシリズマブの使い方

実際にトシリズマブを投与した症例の中から，①MTX適応不能症例，②抗TNF製剤効果不十分例，③トシリズマブ投与間隔調整例，④MTX併用例の4症例について解説する．

トシリズマブ適応症例はこれに限るものではないが，他の方法がないこのような症例でも効果が認められることは重要である．

症例1　MTX適応不能症例

68歳，男性，罹病歴2年（stage Ⅱ，class 2）．他院にて関節リウマチを診断され，リマチル®の投与を開始したが間質性肺炎発症により中止となり，関節リウマチ活動性悪化のため，トシリズマブ投与となった．

行われた治療法と投与された薬剤

治療法：MTX不応例へのトシリズマブの投与
使用薬剤：アクテムラ®点滴静注用 80・400mg

▶投与スケジュール

Rp　アクテムラ®　8mg/kg　を4週間隔で点滴静注
（100〜250mLの生理食塩液に加え希釈のこと）

▶この薬剤を選択した理由

着目ポイント　薬剤性間質性肺炎の既往歴/MTX使用不可

生物学的製剤使用は初めてであるが，MTX使用が難しいため，もっとも短期間で効果を出すにはトシリズマブが最適であると考えられた．

▶具体的な改善度

投与前　DAS28-ESR 6.71，CDAI 40.0であったが，投与後24週　DAS28-ESR：2.29，CDAI：14.4，投与後48週　DAS28-ESR：1.92，CDAI：8.8となった．投与後半年で寛解に達成した．投与15回にて副作用は生じていない．

▶この症例で注意すべき点

薬剤性肺炎は常に起こる可能性があるため，投与前に胸部X線撮影は必要である．

▶トシリズマブでうまくいかなかった場合

MTXが併用必須でない他の生物学的製剤を使用する．

▶患者への説明

薬剤性間質性肺炎の既往があることから，風邪に似た症状が出現した時はすぐに来院するよう指導する．

症例2　抗TNF製剤効果不十分例

63歳，女性，罹病歴17年（stage Ⅳ，class 2）．MTXによる間質性肺炎ならびに気管支炎の既往歴があり，MTX以外のDMARDsも副作用が出現して使用できず，病態悪化のため2006年にエタネルセプトを導入したが，投与後1年目にて二次無効となり，トシリズマブ投与となった．

行われた治療法と投与された薬剤

治療法：エタネルセプト二次無効例，MTX不応例へのトシリズマブの投与
使用薬剤：アクテムラ®点滴静注用 400mg

▶投与スケジュール

Rp アクテムラ®　8mg/kg　を4週間隔で点滴静注　（希釈法は症例1参照）

▶この薬剤を選択した理由

着目ポイント エタネルセプト二次無効/MTX使用不可

MTXが使用できない症例には他の生物学的製剤の効果は期待できず，トシリズマブがもっとも適していると思われる．

▶具体的な改善度

投与前のDAS28-ESR：6.33，CDAI：31.3であったが，投与後24週でDAS28-ESR：1.68，CDAI：0，投与後48週でDAS28-ESR：2.78，CDAI：9.0と治療効果は持続し，現在も継続中．投与期間において重篤な有害事象の発生はなく，投与の延期などもない．

▶この症例で注意すべき点

気管支炎の合併症を有しているため，感染症特に呼吸器疾患に関しては注意を要する．

▶トシリズマブでうまくいかなかった場合

MTXが使用できないため，アダリムマブまたはアバタセプトの投与を考慮する．

▶患者への説明

気管支炎の合併症を有しているため，風邪などの症状を呈した場合，すぐに来院するよう指導する．

症例 3　トシリズマブ投与間隔調整例（再投与例）

58歳，女性，罹病歴5年（stage Ⅱ，class 2）．治験終了後1年間の休薬ののち，関節リウマチが再燃したため，トシリズマブを再投与した．治験中も投与間隔は7週間であったが，投与再開後約半年で治験と同じ投与間隔で維持が可能となった．

行われた治療法と投与された薬剤

治療法：トシリズマブ寛解休楽後のトシリズマブの再投与
使用薬剤：アクテムラ®点滴静注用 80・400mg

▶投与スケジュール

> **Rp** アクテムラ®　8mg/kgを半年までは4週間隔，以後7週間隔　（希釈法は症例1参照）

▶この薬剤を選択した理由

着目ポイント　短期間で寛解まで維持でき，かつ他の併用薬剤がない

上記症例はステロイド，他のDMARDs，NSAIDsの併用はない．投与間隔が4週間隔よりどこまでのばせるかは，**CRPが陰性化しているかどうか，投与間隔をのばしても寛解を維持できているかどうかによる**．8週くらいまでは投与間隔をのばせる症例がある．

▶具体的な改善度

投与前DAS28-ESR：4.28，CDAI：11.3であったが，約半年後それぞれDAS28-ESR：1.86，CDAI：3.00となり，寛解状態まで回復した．

▶この症例で注意すべき点

再投与によっても二次無効例は少ないとの報告があるが，寛解になるまでは4週間隔の投与を継続維持する．

▶トシリズマブでうまくいかなかった場合

再投与でうまくいかなかった場合はまずは併用薬剤の検討を行い，以後他の生物学的製剤を試みる．

▶患者への説明

再投与時には同じ投与間隔で同様の効果が得られないことがあることを認識してもらい，その点を留意してもらう．

症例 4　MTX併用例

60歳，女性，罹病歴12年（stage Ⅲ，class 2，）インフリキシマブ二次無効例のため，MTXは8 mg/週で使用中．

行われた治療法と投与された薬剤

治療法：インフリキシマブ二次無効例へのトシリズマブとMTXの投与
使用薬剤：アクテムラ®点滴静注用 400mg
　　　　　　リウマトレックス®カプセル2mg

▶投与スケジュール

> **Rp**　アクテムラ®　8mg/kg　を4週間隔で点滴静注　（希釈法は症例1参照）
> 　　　リウマトレックス®　8mg/週

▶この薬剤を選択した理由

着目ポイント　抗TNF製剤二次無効症例

今後MTXの減量または中止を考える可能性はあるが，**トシリズマブスイッチ直前の活動性がかなり高い状態であっても半年後に寛解へ導くことができた理由としてMTXの併用が考えられる**．抗TNF製剤抵抗性の患者は活動性が高いため，DMARDsの併用（特にMTXの併用）は早い時期に寛解へもっていくために重要である．

▶具体的な改善度

投与前DAS28-ESR：6.83，CDAI：43.5であったが，約半年後DAS28-ESR：1.82，CDAI：3.90とほぼ寛解となった．

▶この症例で注意すべき点

MTXとの併用では肝機能異常が生じることがあるため，血液検査の値に注意する．また間質性肺炎などの肺障害に対しても胸部X線やCTの撮影を行って注意する．

▶トシリズマブでうまくいかなかった場合

抗TNF製剤で二次無効となっているため，違う作用機序を有するアバタセプトの適応について考慮する．

▶患者への説明

かなり強い免疫抑制状態にあることを説明し，感染症への注意喚起を常に行う．

おわりに

　トシリズマブの継続率は高いとの報告があり，二次無効症例は少ないと考えられるが，長い投与期間の間には重篤な感染症の併発も考えられるため，両刃の剣と考えて使用することがもっとも重要である．トシリズマブを中止できるかどうか，中止した後再燃時には再投与が可能かどうかは，DREAM試験ならびにRESTORE試験として発表されているが，トシリズマブは本邦で開発された薬剤で，本邦での臨床試験などのエビデンスも数多くあることから，その特徴をつかみ，使い分けしていくことが重要である．

第4章 §4 文献・参考にしたいガイドラインとエビデンス

1) Nishimoto N, Hashimoto J, Kishimoto T, et al.：Study of active controlled monotherapy used for rheumatoid arthritis, an IL-6 inhibitor (SAMURAI)：evidence of clinical and radiographics benefit from an x ray reader-blinded randomized controlled trial of tocilizumab. Ann Rheum Dis, 66：1162-1167, 2007
2) Nishimoto N, Miyasaka N, Yamamoto K, et al.：Long -term safty and efficacy of tocilizumab, an anti-interleukin-6 receptor monoclonal antibody, in monotherapy, in patients with rheumatoid arthritis (the STREAM study)：Ann Rheum Dis, 68：1580-1584, 2009
3) Nishimoto N, Miyasaka N, Yamamoto K, et al.：Study of active controlled tocilizumab monotherapy for rheumatoid patients with an inadequate response to methotrexate (SATORI)：significant reduction in disease activity and serum vascular endothelial growth factor by IL-6 receptor inhibition therapy. Mod Rheumtol, 19: 12-19, 2009
4) Nishimoto N, et al.：Retreatment efficacy and safety of tocilizumab in patients with rheumatoid arthritis at recurrence (RESTORE study). Ann Rheum Dis, 69：537, 2010
5) Nishimoto N, et al.：Drug free remission after cessation actemra monotherapy (DREAM study). Ann Rheum Dis, 69：98, 2010
6) Maini RN, Taylor PC, Szechinski J, et al.：Double-blind randomized controlled clinical trial of the interleukin-6 receptor antagonist, tocilizumab, in European patients with rheumatoid arthritis who had an incomplete response to methotrexate. Arthritis Rheum, 54：2817-2829, 2006
7) Smolen JS, Beaulieu A, Rubbert-Roth A, et al.：Effect of interleuikin-6 receptor inhibition with tocilizumab in patients with rheumatoid arthritis (OPTION study)：a double -blind, placebo-controlled, randomised trial. Lancet, 22：371 (9617)：987-997, 2008
8) Emery P, Keystone E, Tony H-P, et al.：Il-6 receptor inhibition with rheumatoid arthritis refractory to anti-TNF biologics：results from a 24-week multicentre randomized placebo controlled trial. Ann Rheum Dis, 67：1516-1523, 2008
9) Genovese MC, McKay JD, Nasonov EL, et al.：Interleukin-6 receptor inhibition with with tocilizumab reduces disease activity in rheumatoid arthritis with inadequate response to disease-modifying antirheumatic drugs: the tocilizumab in combination with traditional disease-modifying antirheumatic drugs therpy study. Arthritis Rheum, 58：2968-2980, 2008
10) Jones G, Sebba A, Gu J, et al.：Comparison of tocilizumab monotherapy vesus methotrexate monotherapy in patients eith rheumatoid arthritis：AMBITION study. Ann Rheum Dis, 69：88-96, 2010
11) Kremer JM, Fleischmann RM, Halland AM, et al.：Tocilizumab inhibits structural joint damage in rheumatoid arthritis patients with inadequate response to methotrexate：the LITHE study [abstract no. L14]. 72nd Annual Scientific Meeting of the Association of Rheumatology Health Professionals; Oct 24-29; San Flancisco, 2008
12) Hossiau FA, Devogelaer J-P, Van Damme J, et al.：Interleukin-6 in synovial fluid and serum of patients with rheumatoid arthritis and other inflammatory arthritides. Arthritis Rheum, 31：784-788, 1988
13) 日本リウマチ学会：『関節リウマチ（RA）に対するトシリズマブ使用ガイドライン（2010年改訂版）』, http://www.ryumachi-jp.com/info/guideline_TCZ_100716.html, 2010
14) アクテムラ点滴静注用安全性情報全例調査の中間報告vol. 2, 2009, 中外製薬

第4章 生物学的製剤

§5 アバタセプト

1. アバタセプトの特徴・分類および作用機序

特徴と分類

アバタセプト（商品名：オレンシア®）はヒトCTLA-4の細胞外ドメインとヒトIgG1のFcドメインからなる可溶性融合タンパクである（図1）．アバタセプトは，既存のTNF-α阻害薬やIL-6阻害薬などのサイトカインを阻害する薬剤とは違って，T細胞の活性化に必要とされている共刺激シグナルを選択的に阻害することによってT細胞の活性化を抑制し，T細胞の活性化により産生されるTNF-α，IL-6などのサイトカインや自己抗体，MMP（マトリックスメタロプロテアーゼ）などの産生を抑え，抗リウマチ作用を果たしている．

海外の臨床試験（AIM試験）[1]においては，長期（5年間）にわたってACR改善率や身体機能が高い割合で維持されていることがわかった．また，アバタセプトは静脈点滴投与の薬剤であるが，点滴速度の調節は不要で，30分かけて点滴することが可能な薬剤である．

アバタセプトの薬効分類は，T細胞選択的共刺激調整薬である．

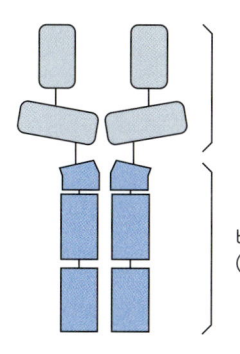

図1 アバタセプト（CTLA4-Ig）の構造
- ヒトCTLA-4の細胞外ドメイン
- ヒトIgG1のFcドメイン（Fc領域に変異が加えられている）

作用機序（図2）

関節リウマチなどの自己免疫疾患では，自己抗原が抗原提示細胞によってT細胞に提示され，自己反応性T細胞の活性化によって発症するとされている．T細胞の活性化には，抗原特異的シグナル（第1シグナル）および共刺激シグナル（第2シグナル）の2種類のシグナルが同時に伝わる必要がある．第1シグナルは，抗原提示細胞（APC）が抗原ペプチドを細胞表面の主要組織適合遺伝子複合体（MHC）よりT細胞受容体（TCR）に提示することによってT細胞に伝えられる．第2シグナルは共刺激分子（主にAPC表面のCD80/86分子とT細胞表面のCD28分子）を介して伝達される．

T細胞の活性化は，この2つのシグナルが同時にT細胞に伝わることによって達成される．関節リウマチにおいては，活性化された自己反応性T細胞がTNF-αやIL-6などの炎症性

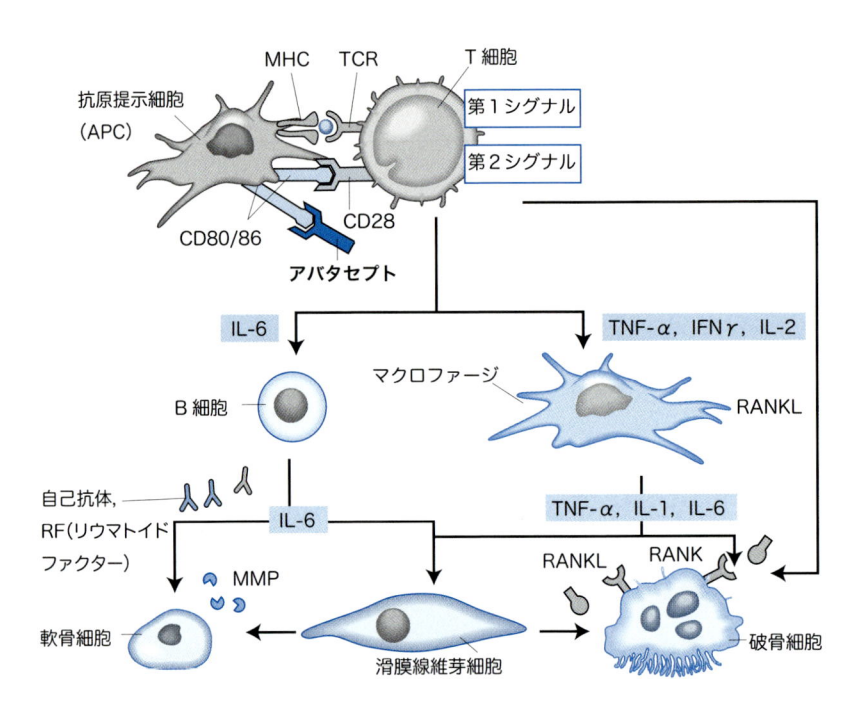

図2 アバタセプトの作用機序

T細胞の活性化には，抗原特異的シグナル（第1シグナル）および共刺激シグナル（第2シグナル）の2種類のシグナルが同時に伝わる必要がある．第1シグナルは，抗原提示細胞（APC）が抗原ペプチドを細胞表面の主要組織適合遺伝子複合体（MHC）よりT細胞受容体（TCR）に提示することによってT細胞に伝えられる．第2シグナルは共刺激分子（主にAPC表面のCD80/86分子とT細胞表面のCD28分子）を介して伝達される．T細胞の活性化は，この2つのシグナルが同時にT細胞に伝わることによって達成される．関節リウマチにおいては，活性化された自己反応性T細胞がその下流にあるB細胞やマクロファージを活性化し，自己抗体またはTNF-αやIL-6などの炎症性サイトカインの産生を促進し，軟骨細胞や破骨細胞を活性化し関節の炎症や骨破壊をもたらす．アバタセプトは，抗原提示細胞表面のCD80/86に結合することによってT細胞の活性化を抑制し，その下流にあるBマクロファージやB細胞の炎症性サイトカインやメディエーターの産生を抑制する．

サイトカインを産生しその下流にあるB細胞やマクロファージを活性化する．活性化されたB細胞は自己抗体やリウマトイドファクター（RF）などを産生し軟骨組織などに傷害をもたらす．一方，活性化されたマクロファージは関節内に遊走し，RANKを発現して破骨細胞表面のRANKLに結合してそれを活性化し関節の炎症や骨破壊をもたらす．

CTLA-4は，生理的な状況下では，活性化されたT細胞表面に発現されるT細胞の活性調節タンパクで，CD28分子と競合してAPC上のCD80/86に結合して選択的に共刺激シグナルを阻害しT細胞の活性化を抑制する．

アバタセプトはCTLA-4タンパクのT細胞の機能を調節する特性を利用して創薬された遺伝子組み換えタンパクで，ヒトCTLA-4の細胞外ドメインとヒトIgG1のFcドメインより構成され，抗原提示細胞表面のCD80/86に結合することによってT細胞の活性化を抑制し，その下流にあるBマクロファージやB細胞の炎症性サイトカインやメディエーターの産生を抑制する．

第4章　生物学的製剤

§5　アバタセプト

2. アバタセプトの実際の使い方

こんな時に使う

アバタセプトは，関節リウマチと診断されて，少なくとも1剤の抗リウマチ薬による適切な治療を行っても効果不十分の場合*に投与する．アバタセプトの投与により関節リウマチの**症候および症状，身体機能，健康関連QOLの改善効果**が期待される．アバタセプトと**抗TNF製剤との併用は，感染症の発現頻度が上昇するため避けるべき**である．**他の生物学的製剤との併用は安全性および有効性が確立されていないため，同様に避ける**べきである．また，**重篤な感染症の患者および本剤の成分に対して過敏症の既往歴のある患者**には投与しない．

*効果不十分の目安
・疼痛関節数6関節以上　　・腫脹関節数6関節以上
・CRP 2.0mg/dL以上またはESR 28mm/時間以上

処方の実際

目　的
- 関節リウマチの症状の改善，疾患活動性の抑制，身体機能の改善

処　方
- 体重別の用量（下表参照）を1バイアルあたり10mLの日局注射用水（日局生理食塩液も使用可）で溶解後，日局生理食塩液（100mL）で希釈し，30分かけて点滴静注する．
- 初回投与後，2週，4週に投与し，以後4週間の間隔で投与を継続する（図3）．
- 用量は体重別固定用量で以下のようになる

患者の体重	投与量	バイアル数
60kg未満	500 mg	2バイアル
60kg以上100kg以下	750 mg	3バイアル
100kgを超える	1g	4バイアル

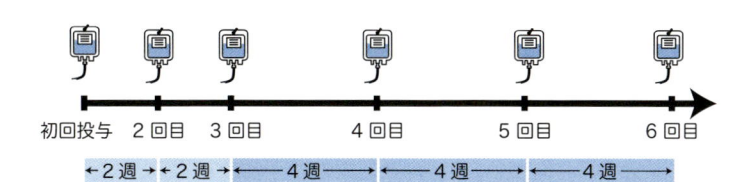

図3　アバタセプトの投与スケジュール

同種・類似薬との使い分けポイント

Point 1 MTX不応例

MTXで効果不十分な症例にアバタセプトを追加することによって臨床的効果が期待される[2]．

Point 2 抗TNF製剤不応例

既存の抗TNF製剤でコントロールできない症例に，アバタセプトに切り替えることによって臨床的効果が期待される[3]．

Point 3 MTX以外のDMARDs不応例

MTX以外のDMARDsで効果不十分な症例に，アバタセプト＋MTXの投与でMTX単剤より高い臨床的効果が期待される[4]．

Point 4 MTX不忍容症例

有害事象等でMTXが使えない症例には，アバタセプト単剤でも臨床的効果が期待される．

Point 5 タクロリムスとの併用に関して

T細胞を抑制するタクロリムスなどのカルシニューリン阻害薬との併用は，安全性が確立されていないため避けるべきである．

第4章 生物学的製剤

§5 アバタセプト

3. 副作用と投与時の留意事項

注意すべき副作用

①重篤な感染症

敗血症，肺炎，蜂巣炎，局所感染，尿路感染，気管支炎，形質炎，急性腎盂腎炎などの重篤な感染症が現れることがあるため，患者の状態を十分に観察し，以上が認められた場合には投与中止等の適切な処置を行う．

②重篤な過敏症

ショック，アナフィラキシー様症状および低血圧，蕁麻疹，呼吸困難等の重篤な過敏症が現れることがあるため，観察を十分に行い，そのような反応が認められた場合には速やかに投与を中止し，適切な処置を行う．

③間質性肺炎

間質性肺炎が現れることがあるため，発熱，咳嗽，呼吸困難等の呼吸器症状に十分注意し，異常が認められた場合には，速やかに胸部X線検査，胸部CT検査および血液ガス検査等を実施し，本剤の投与を中止するとともに適切な処置を行う．

表1 関節リウマチ患者を対象にした国内臨床試験時に発生した副作用一覧（対象症例：223例）

副作用の種類	頻度（％）	副作用の種類	頻度（％）
血液およびリンパ系障害	1.3	臨床検査値異常	51.6
心臓障害	2.7	代謝および栄養障害	2.7
耳および迷路障害	1.8	筋骨格系および結合組織障害	4.5
内分泌障害	0.4	良性，悪性および詳細不明の新生物	1.8
眼障害	4.9	神経系障害	8.5
胃腸障害	30.9	精神障害	1.8
全身障害および投与局所様態	9.9	腎および尿路障害	3.1
肝胆道系障害	4.0	呼吸器，胸郭および縦隔障害	17.9
免疫系障害	0.9	皮膚および皮下組織障害	9.4
感染症および寄生虫症	51.6	血管障害	7.2

投与時の留意事項

日本リウマチ学会のアバタセプトの使用ガイドラインでは，留意事項について表2のように記載されている[5]．

表2 アバタセプト使用の要注意事項（アバタセプト使用ガイドライン）（文献5より引用）

1. アバタセプトの本邦での臨床試験および海外での臨床試験と市販後調査において，重篤な有害事象では感染症が最多である[*1]．特に呼吸器感染はその頻度と生命予後への影響から重要であり，副作用対策の観点から，以下の項目に注意して投与を行う必要がある．
   - 胸部X線撮影が即日可能であり，呼吸器専門医，放射線専門医による読影所見が得られることが望ましい．
   - 日和見感染症を治療できる．スクリーニング時には問診・ツベルクリン反応・胸部X線撮影を必須とし，必要に応じて胸部CT撮影などを行い，肺結核を初めとする感染症の有無について総合的に判定する．その他，インターフェロン-γ遊離試験キット（クオンティフェロン）は結核スクリーニングの補助的診断として有用である．結核感染リスクが高い患者では，アバタセプト投与開始3週間前よりイソニアジド（INH）内服（原則として300mg/日，低体重者には5 mg/kg/日に調節）を少なくとも6〜9ヵ月行うことが望ましい．
   - 重篤な感染症罹患歴を有する場合は，リスク因子の存在や全身状態について十分に評価した上で本剤投与を考慮する．
   - アバタセプト投与中に発熱，咳，呼吸困難などの症状が出現した場合は，細菌性肺炎・結核・ニューモシスチス肺炎・薬剤性肺障害・原疾患に伴う肺病変などを想定した対処を行う．
   - 呼吸器感染症予防のために，インフルエンザワクチンは可能な限り接種すべきであり，65歳以上の高齢者には肺炎球菌ワクチン接種も考慮すべきである．
   - 本邦の関節リウマチ患者において，ニューモシスチス肺炎の合併が近年重要視されており，リスクが高い患者（高齢，肺合併症，副腎皮質ステロイド投与，末梢血リンパ球減少など）ではST合剤などの予防投与を考慮する．
   - 非結核性抗酸菌感染症に対しては有効な抗菌薬が存在しないため，同感染患者には投与すべきでない．
   - 副腎皮質ステロイド投与は，感染症合併の危険因子であることが示されている．アバタセプトが有効な場合は，副腎皮質ステロイドの減量を進め，可能であれば中止することが望ましい．
   - 本剤とTNF阻害薬の併用では感染症および重篤な感染症のリスクを増加させることがあるため，併用をすべきではない．また，他の生物学的製剤との併用に関しては経験が少ないため併用を避けるべきである．

2. 慢性閉塞性肺疾患のある患者に本剤を投与する場合には，慢性閉塞性肺疾患の増悪や気管支炎を含む重篤な副作用が発現するリスクが増加する[*2]ため，十分に注意しながら投与する必要がある．

3. 本剤投与により，アナフィラキシーショックを含む重篤なinfusion reactionが起こる可能性があることを考慮し，点滴施行中のベッドサイドで気道確保，酸素，エピネフリン，副腎皮質ステロイドの投与など，緊急処置が直ちにできる環境が必要である．

4. ワクチンの予防接種に関しては，本剤投与中および投与中止後3ヵ月間は，生ワクチン接種により感染する潜在的リスクがあるため，生ワクチン接種は行うべきではない．

5. B型肝炎ウイルスの再活性化に関しては，生物学的製剤を含む抗リウマチ薬投与により増加する恐れがあるため，本剤投与に先立って肝炎ウイルス感染の有無をスクリーニングする必要がある．

6. 手術後の創傷治癒，感染防御への影響に関しては経験が少なく確定はしていないが，創傷治癒が遅延したり，感染リスクが上昇したりする可能性がある．したがって本剤投与中に手術を施行する場合は，アバタセプトの半減期（約10日）を考慮して，最終投与より一定間隔を空けて行うことが望ましい．手術後は創がほぼ完全に治癒し，感染の合併がないことを確認できれば再投与が可能である．

7. アバタセプトは胎盤，乳汁への移行が確認されている．胎児あるいは乳児に対する安全性は確立されていないため，アバタセプト投与中は妊娠，授乳は回避することが望ましい．現時点では，動物実験およびヒトへの使用経験において，胎児への毒性および催奇形性を明らかにした報告は存在しないが，意図せず胎児への暴露が確認された場合は，ただちに母体への投与を中止して慎重な経過観察を行うことを推奨する．

8. 海外の臨床試験および市販後成績では，アバタセプトの投与により悪性腫瘍の発生頻度が経時的に増加することは認められていない[*3]が，長期的な影響に関しては国内の市販後調査などの検討が待たれるところである．現時点では，悪性腫瘍の既往歴・治療歴を有する患者，前癌病変（食道，子宮頸部，大腸など）を有する患者への投与は避けることが望ましい．

[*1]: J Rheumatol. 2009 Apr;36(4):736-42　　[*2]: Arthritis Rheum. 2006 Sep;54(9):2807-16
[*3]: Ann Rheum Dis. 2009 Dec;68(12):1819-26

第4章 生物学的製剤

§5 アバタセプト

Case 症例でわかるアバタセプトの使い方

アバタセプトの国内臨床治験症例の中から，RA発症長期でMTX効果不十分な症例，RA発症早期のMTX効果不十分症例，TNF-α阻害薬で効果不十分症例の3症例について提示する．

症例1　RA発症8年でMTX（8 mg/週）で効果不十分な症例

64歳，女性．8年前にRAと診断され，ステロイドおよびMTX（8 mg/週）で12週以上治療され，効果不十分．生物学的製剤治療歴なし．class分類2，stage分類Ⅳ．圧痛関節数22，腫脹関節13，患者総合VASが100mmで，血清CRPが3.4 mg/dLで，DAS28-CRPが6.3で疾患活動性が高い状態だった．

行われた治療法と投与された薬剤

治療法：関節リウマチの疾患活動性をコントロールするための薬物治療
使用薬剤：オレンシア®（アバタセプト）点滴静注用250 mg，MTX錠2 mg

▶この症例での薬剤選択のポイント

着目ポイント　MTX 8 mg/週でなお疾患活動性が高い

関節リウマチが発症して8年でMTX 8 mg/週でなお疾患活動性が高く，できるだけ早く生物学的製剤を導入すべき症例である．

▶この薬剤を選んだ理由

着目ポイント　生物学的製剤使用歴なし

アバタセプトは抗原提示細胞に作用してT細胞活性化を調節し自己免疫反応の上流に作用するため，RA発症早期の患者により高い効果が期待されるが，生物学的製剤使用歴のない症例にも同様に効果が期待される．

▶具体的な投与スケジュール

> **Rp** MTXは8 mg/週で経口投与（第1日早朝4 mg，夕方および第2日早朝それぞれ2 mg）
> アバタセプト®（10 mg/kg体重別固定用量）を0週，2週，4週に投与し，その後は4週間に1回30分かけて点滴静脈内投与する

▶この症例で注意すべき点

この症例は疾患活動性がかなり高いため，アバタセプト投与してから効果が出現するまで

ある程度時間が必要だと予想される．実際明らかに効果が出たのが約12週後であった．この症例は投与24週後にDAS28寛解（＜2.3）に至った．

▶ **この処方でうまくいかなかった時**

症例によってはアバタセプトの効果が出現するまで3ヵ月以上を要する場合があるため，症状を抑えるために一時的にステロイドやNSAIDsを投与する必要があるかもしれない．

▶ **患者への説明**

アバタセプトは生物学的製剤で，完全ヒト型とはいえ，タンパク製剤であるため，投与によりinfusion reactionやアナフィラキシーを起こす可能性があることを患者および家族に十分説明する必要がある．また，T細胞に直接作用はしないが結果的に抗原提示を抑えサイトカインの産生を抑制するため，肺炎などの重篤な感染症のリスクが高くなる可能性があることについても詳しく説明する．

症例2　発症早期でMTX（8 mg/週）で効果不十分な症例

RA発症27歳，女性．14ヵ月前にRAを発症し，プレドニゾロン5 mg/日とMTX 6 mg/週で12週以上治療され，効果不十分．生物学的製剤治療歴なし．class分類1，stage分類Ⅱ．圧痛関節数24，腫脹関節22，患者総合VASが80mmで，血清CRPが3.6 mg/dLで，DAS28-CRPが6.2と高疾患活動性であった

🔖 行われた治療法と投与された薬剤

治療法：関節リウマチの疾患活動性をコントロールするための薬物治療
使用薬剤：オレンシア®（アバタセプト）点滴静注用250 mg，MTX錠2 mg

▶ **この症例での薬剤選択のポイント**

着目ポイント　**RA発症早期でMTXおよびステロイドでなお疾患活動性が高い**

RA発症早期で早期に生物学的製剤を導入した症例である．

▶ **この薬剤を選んだ理由**

着目ポイント　**RA発症早期であること**

関節リウマチでは，特に発症早期においてはT細胞への自己抗原提示が重要な役割を果たしているため，抗原提示細胞に作用してT細胞活性化を調節するメカニズムから，アバタセプトはRA発症早期の患者により高い効果が期待されている．

▶ **具体的な投与スケジュール**

Rp　MTXは6 mg/週で経口投与する（第1日早朝，夕方および第2日早朝それぞれ2 mg）
アバタセプト（2 mg/kg体重用量：治験参加症例のため2 mg/kg群に割り付けられたため）を0週，2週，4週に投与し，その後は4週間に1回投与し，計8回の点滴静脈内投与を行った．その後長期投与試験に参加し，10 mg/kg体重別固定用量を4週間に1回投与

▶この症例で症例で注意すべき点

この症例はRA発症早期とはいえ，疾患活動性が非常に高いため，アバタセプト2 mg/kg投与では十分な効果が出現しなかった（投与6ヵ月時点でDAS28CRPが3.4であった）が，長期試験で10 mg/kg投与して24週でDAS28が2.5，48週で2.2と臨床的寛解に達した．

▶この処方でうまくいかなかった時

アバタセプトを10 mg/kg用量を投与して6ヵ月で低疾患活動性に入らない場合は他の生物学的製剤への変更を考慮する．

▶患者への説明

アバタセプトは自己免疫疾患発症に関わるT細胞の活性化を抑える作用機序を持つ生物学的製剤であるため，特にRA発症早期に効果が期待される薬剤である．

症例3　TNF-α阻害薬で効果不十分な症例

45歳，女性．RA発症5年，class分類2，stage分類Ⅳ．ステロイドおよびMTX（6 mg/週）で治療され，効果不十分のためTNF-α阻害薬にて1年ほど治療を受けた．圧痛関節数12，腫脹関節11，患者総合VASが75mmで，血清CRPが4.1 mg/dLで，DAS28-CRPが6.0で高疾患活動状態だった．

🔹行われた治療法と投与された薬剤

治療法：関節リウマチの疾患活動性をコントロールするための薬物治療
使用薬剤：オレンシア®（アバタセプト）点滴静注用250 mg，MTX錠2 mg

▶この症例での薬剤選択のポイント

着目ポイント　TNF-α阻害薬とMTX 6 mg/週の併用で効果不十分

生物学的製剤（TNF-α阻害薬）とMTXで1年ほど治療しなお疾患活動性が高く，できるだけ早く他の生物学的製剤に切り替える必要のある症例である．

▶この薬剤を選んだ理由

着目ポイント　他の生物学的製剤で効果不十分

アバタセプトはTNF-α阻害薬やIL-6阻害薬などの炎症性サイトカイン阻害薬とは作用機序が異なるため，これらの生物学的製剤で効果不十分の場合でも臨床的効果が期待される．

▶具体的な投与スケジュール

> **Rp**　MTXは6 mg/週で経口投与する（第1日早朝，夕方および第2日早朝それぞれ2 mg）
> アバタセプト（10 mg/kg体重別固定用量）を0週，2週，4週に投与し，その後は4週間に1回30分かけて点滴静脈内投与

▶この症例で症例で注意すべき点

　この症例も疾患活動性がかなり高いうえ，他の生物学的製剤で効果不十分だったため，アバタセプトの効果が出現するまである程度時間が必要だと予想される．実際は投与12週でDAS28CRPが2.7まで低下し，投与36週で2.2，投与48週時点ではDAS28CRPが1.8と深い寛解を達成した．

▶この処方でうまくいかなかった時

　TNF-α阻害薬や他の生物学的製剤で効果不十分な場合では，症例によってはアバタセプトの効果が出現するまで3ヵ月以上を要する場合がある．この場合では症状を抑えるために一時的にステロイドやNSAIDsを投与する必要がある可能性があるが，6ヵ月投与しても疾患活動性が低下しない場合は他の生物学的製剤への変更を考慮すべきである．

▶患者への説明

　アバタセプトは既存のTNF-α阻害薬やIL-6阻害薬などの炎症を直接的なターゲットとした薬剤とは違い，T細胞の活性を調節するため，これらの生物学的製剤で効果不十分な場合でも臨床的効果が期待できる．ただし，この場合では効果が出現するまで多少時間を要することがある．また，多くの生物学的製剤の使用により，アバタセプト使用後でも重篤な感染症や日和見感染のリスクが高くなる可能性があることについても詳しく説明する．

第4章 §5 文献・参考にしたいガイドラインとエビデンス

1) Westhovens R, et al.: Safety and efficacy of the selective costimulation modulator abatacept in patients with rheumatoid arthritis receiving background methotrexate: a 5-year extended phase IIB study. J Rheumatol, 36 : 736-742, 2009
2) Kremer JM, et al. : Effects of abatacept in patients with methotrexate-resistant active rheumatoid arthritis: a randomized trial. Ann Intern Med, 144 : 865-876, 2006
3) Genovese MC, et al. : Abatacept for rheumatoid arthritis refractory to tumor necrosis factor alpha inhibition [published erratum appears in N Engl J Med, 353 : 2311, 2005]. N Engl J Med 353 : 1114-1123, 2005
4) Westhovens R, et al. : Clinical efficacy and safety of abatacept in methotrexate-naive patients with early rheumatoid arthritis and poor prognostic factors. Ann Rheum Dis, 68 : 1870-1877, 2009
5)「関節リウマチ（RA）に対するアバタセプト使用ガイドライン」（一般社団法人日本リウマチ学会生物学的製剤使用ガイドライン策定小委員会）．http://www.ryumachi-jp.com/info/guideline_ABT_100930.html

memo

第4章 生物学的製剤

§6 周術期における生物学的製剤

1. 生物学的製剤と整形外科的手術の関係

使用頻度の高い薬剤

一般名	商品名	剤型	色	販売元
インフリキシマブ	レミケード	注射	白色	田辺三菱
エタネルセプト	エンブレル	注射	無色〜微黄色澄明	ファイザー，武田
トシリズマブ	アクテムラ	注射	無色〜微黄色	中外
アダリムマブ	ヒュミラ	注射	無色澄明またはわずかに乳白光を呈する	アボット ジャパン，エーザイ
アバタセプト	オレンシア	注射	白色〜微黄白色	ブリストル・マイヤーズ

　RAの治療は，早期にRAの診断を行った上で，まずDMARDsや生物学的製剤などの薬物療法を駆使して可及的早急に関節炎を鎮静化させることが重要である．しかし，それでも単〜少関節炎が残存する場合がある．まず，残存した関節炎に対してステロイドやヒアルロン酸などの関節注射を行う．それでも改善しない場合，骨軟骨破壊がない症例では滑膜切除を行う．特に，膝関節のような大関節では大量の増生滑膜を除去することができるため，生物学的製剤の効果が増強することが期待できる．骨軟骨破壊が既に存在する症例には人工関節置換術を行う．同時に滑膜切除を行うことができるため，当該関節の機能再建が期待できるとともに，薬物療法の効果が増強することが期待できる．

表1 RA手術の臨床的効果

- 薬物療法の効果の増強
- 大量の増生滑膜の除去（滑膜切除）
- 当該関節の機能の再建（人工関節置換術）

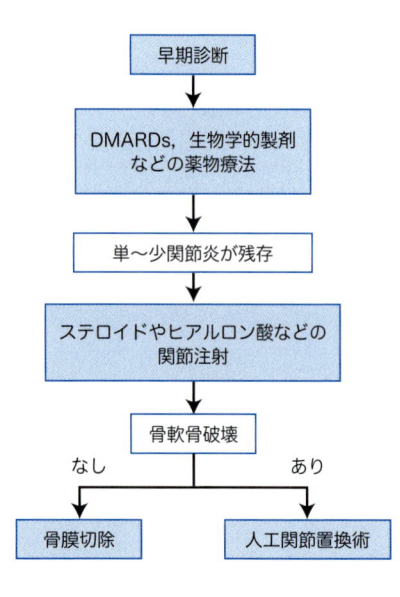

図1 RA治療における手術の位置づけ

第4章 生物学的製剤

§6 周術期における生物学的製剤

2. 生物学的製剤投与時の周術期管理の方法

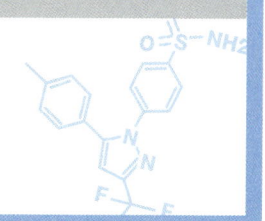

　RAで全身的コントロールが不良な場合はまず薬物的治療を行って，全身の炎症を抑制すべきである．したがって，**初診時に全身のコントロール不良で，しかも関節破壊も著明であり機能障害を生じている症例の場合でも，まず生物学的製剤まで用いて薬物療法を最大限行う**．生物学的製剤を用いた場合には，その薬剤が有効であることを確認し，最大限その薬剤の効果が発揮された後に手術を考量する．少なくとも，初回投与から3ヵ月以上経過をみた後に行うことが望ましい．

　次に，個々の製剤での周術期における休薬期間については，インフリキシマブ（レミケード®）の場合，最終投与から4週間で手術を行う．エタネルセプト（エンブレル®）は術前1〜2週間程度の休薬が望ましい．アダリムマブ（ヒュミラ®）についても術前2週間程度の休薬を行う．トシリズマブ（アクテムラ®）は休薬の必要はないとする報告もあるものの，当科では術前2週間の休薬を行っている（表2）．

　術後生物学的製剤の再開は，2週程度で感染や抜糸の後に創治癒遅延がないことを確認した後に行う．IL-6は肝細胞に作用し急性炎症タンパクであるCRPなどの産生を誘導するため，抗IL-6製剤であるトシリズマブ（アクテムラ®）はその投与中にCRPが上昇しない．トシリズマブ（アクテムラ®）を投与している患者の術後に感染が生じてもCRPが上昇しないため，創状態の観察や白血球数を慎重に観察する必要がある

表2 生物学的製剤の周術期の投与

	術前休薬期間	術後の再開	注意
インフリキシマブ（レミケード®）	4週間	2週間程度 感染や抜糸の後に創治癒遅延がないことを確認してから	半減期が長いため，休薬期間も長くする
エタネルセプト（エンブレル®）	1〜2週間		
トシリズマブ（アクテムラ®）	2週間（当科の場合）		感染が生じてもCRPが上昇しないため，慎重に観察観察する
アダリムマブ（ヒュミラ®）	2週間		
アバタセプト（オレンシア®）	2週間		

第4章　生物学的製剤

§6　周術期における生物学的製剤

3. 周術期における生物学的製剤使用の問題点

生物学的製剤使用患者における外科的手術の安全性について

　生物学的製剤などの免疫系を抑制する薬剤を使用している場合，手術部位の感染や創傷治癒が遅れるといった周術期合併症が懸念される．日本リウマチ学会のガイドライン[1]では「**手術後の創傷治癒，感染防御に影響がある可能性があり，外科手術はTNF阻害薬の最終投与より2～4週間（インフリキシマブ（レミケード®）では半減期が長いため4週間）の間隔の後に行うことが望ましい．手術後は創がほぼ完全に治癒し感染の合併がないことを確認できれば再投与が可能である**」としている．British society of rheumatologyの抗TNF製剤ガイドライン[2]では，インフリキシマブ（レミケード®），エタネルセプト（エンブレル®），アダリムマブ（ヒュミラ®）のいずれも術前2～4週間の休薬，術後は感染がなく創治癒を認めた時点で再投与するように勧めている．American college of rheumatologyが2008年に発表したRAに対する抗リウマチ薬および生物学的製剤投与のrecommendation[3]では，いずれの生物学的製剤でも術前1週間以上の休薬を勧めている．

　アバタセプト（オレンシア®）について，手術時の休薬期間を検討した報告はない．当科では，治験実施中に数例整形外科的手術を行っているが，術前・術後2週間ずつの休薬としている．アバタセプト適性使用ガイドによると，2～16 mg/kgを30分かけて投与した場合の半減期は10日であり参考となる．

　周術期における生物学的製剤使用に対する報告としては，BibboらはRAの足部手術例において抗TNF製剤投与の有無で術後感染，創傷治癒に差はなかったとした[4]．一方，Gilesらの報告では抗TNF療法が**術後感染症**発症に有意な影響があると報告しており[5]一致していない．しかし，これらは小規模な調査である．比較的大規模な調査としてはden Broederらがretrospectiveに大規模調査を行い，抗TNF療法は**術後感染症**，**創傷治癒遅延**に影響しないと報告した[6]．抗IL-6製剤においては報告が少ないものの，Hianoらはトシリズマブ（アクテムラ®）投与中の手術例では術後感染や創治癒遅延は生じなかったと報告している[7]．

当科で生物学的製剤を使用中に整形外科的手術を行った症例について

　当科で，2003年7月1日から2009年12月31日までの期間において，生物学的製剤を投与中のRA患者のうち，整形外科的手術を行った症例について調査した．対象となる生物学的製剤は，インフリキシマブ（レミケード®），エタネルセプト（エンブレル®），トシリズマブ（アクテムラ®），アダリムマブ（ヒュミラ®）である．

　調査項目としては，手術内容，術後感染の有無，創治癒遅延の有無，合併症，術前後CRP

の推移，術前後でのDAS28-CRP4の推移を検討した．生物学的製剤使用中に整形外科的手術を行った症例は計65人77手術であった．製剤ごとの内訳はインフリキシマブ（レミケード®）29人33手術，エターネルセプト（エンブレル®）23人30手術，トシリズマブ（アクテムラ®）6人7手術，アダリムマブ（ヒュミラ®）7人7手術であった（表3）．手術の内訳は表の通りである（表4）．

明らかな手術部位感染を生じた症例はなかった．創治癒遅延が生じたのはトシリズマブ（アクテムラ®）投与中の5例とアダリムマブ（ヒュミラ®）投与中の1例であった．トシリズマブ（アクテムラ®）に多い印象であったが，いずれの症例も感染はなく，保存的治療で完治した（表5）．CRPは術直後には上昇する症例があるものの徐々に低下しむしろ術前より低下する例が多かった（図2）．DAS28-CRP4の測定は術直後では困難であるが，抜糸が終わり創状態が良好となり，後療法が完了した時点で評価すると，術前より術後の方が低下していた（図3）．

表3 生物学的製剤投与中の手術例

	INF	ETN	TCZ	ADA	計
人数	29	23	6	7	65
手術件数	33	30	7	7	77
年齢（歳）	63.3	59.7	72.6	59.0	62.3
性別 男：女	1：28	3：20	0：6	0：7	4：61

2003年7月～2009年12月31日

表4 手術内容

	INF	ETN	TCZ	ADA	計		INF	ETN	TCZ	ADA	計
人工股関節全置換術(THA)	5	3	3	1	12	手指伸筋腱形成術	2	4	0	0	6
股人工骨頭挿入術(BHA)	2	0	0	0	2	手指人工関節術	4	1	0	0	5
人工膝関節全置換術(TKA)	5	2	0	1	8	手指関節固定術	1	2	0	0	3
人工足関節全置換術(TAA)	2	1	1	0	4	手根管開放術	0	1	0	0	1
人工肩関節全置換術(TSA)	1	0	0	0	1	膝窩囊腫切除	0	0	1	0	1
人工肘関節全置換術(TEA)	0	1	0	0	1	前足部形成術	1	2	0	2	5
滑膜切除術	2	2	1	2	7	足指関節固定	1	1	0	0	2
肘関節形成術	1	0	0	0	1	観血的骨接合術	1	0	1	0	2
手関節形成術	3	7	0	1	11	抜釘術	2	3	0	0	5

表5 合併症

	INF	ETN	TCZ	ADA	計
手術部位感染	0	0	0	0	0
創傷治癒遅延	0	0	5	1	6
DVT / PE	0	0	0	0	0
狭心症	0	1	0	0	1
肺炎	1	0	0	0	1

創傷治癒遅延を生じた症例は，いずれも感染はなく，保存的治療で完治している

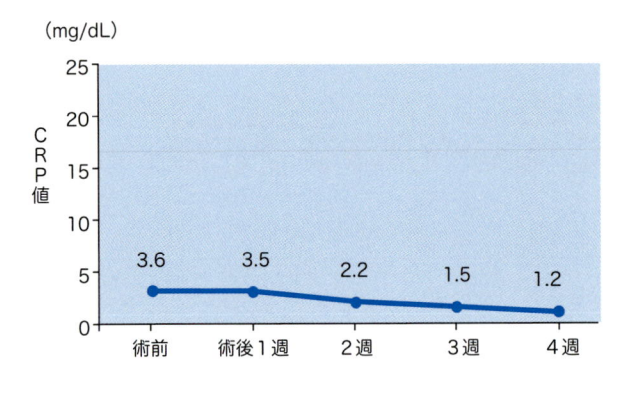

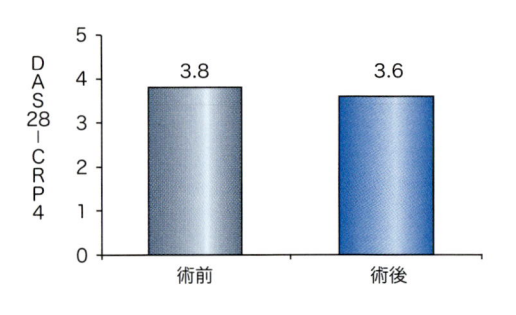

図2 CRPの推移

図3 DAS28-CRP4 の推移

　全体としては，手術により機能的改善が得られ，生物学的製剤を休薬することによる関節炎の再燃は少なく，手術後にむしろ鎮静化している印象であった．術後の関節炎再燃については，手術部位に対して集中的治療が行われているため，全身の関節所見が記録が困難であること，患者自身も手術部位以外の訴えをすることが少ないため，休薬によりどの程度再燃しているかの評価が正しくできているとはいい難い．エタネルセプトは半減期が短く，術後関節炎が再燃していると思われる症例がある．休薬期間を短縮できるか否かは，今後の検討課題である．しかし，生物学的製剤再開後は，関節炎のコントロールは良好であり，DAS28の値も低下していることから，手術および生物学的製剤の休薬そのものが，内科的治療に悪影響をもたらしたということはないようである．

おわりに

　周術期における生物学的製剤使用については，各国からガイドラインが提示され，現在われわれもそれに基づいて治療を行っているものの，確固としたエビデンスは存在しないのが現状である．現時点では，ガイドラインに則って治療を行うべきではあるが，休薬期間が必要であるのか，各製剤とも一様の休薬期間でいいのかなど問題が山積している．

第4章 生物学的製剤

§6 周術期における生物学的製剤

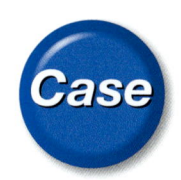

Case 症例でわかる周術期における生物学的製剤の使い方

症例1 RAの活動性が高く，膝関節変形も強い症例

76歳，女性，(stage Ⅲ，class 3)．10年前から変形性膝関節症と診断されていた．1年前から多関節痛が出現し，関節リウマチと診断され他院で通院加療を受けていた．しかし，両膝関節痛が増強し歩行困難となったため当科に紹介された．前医での内服は，MTX 4 mg/週，プレドニゾロン10 mg/日であった．初診時のCRP 24.2 mg/dL，MMP-3 470.0 ng/mL，DAS28-CRP4 7.24であった．RAの活動性が強いためRAコントロールを優先することとした．まず，MTX 8 mg/週に増量し，紹介から5日目にエタネルセプト(25 mg，週2回投与)を開始した．エタネルセプト開始3ヵ月で，多関節痛は軽減し，CRP 1.8 mg/dLと低下した．しかし，両膝関節痛は残存し，X線上両膝関節は関節裂隙の狭小化が著明なため(図4 A)，人工膝関節置換術を行うこととした．MRI上関節液貯留を認めたが，骨内病変は軽度であった．術前2週間からエタネルセプトを休止．術後2週で抜糸が終了し創が治癒したことを確認して再開した．創傷治癒は良好で，感染徴候もなく経過良好であった．

使用薬剤と行われた手術

使用薬剤：エタネルセプト（エンブレル®）
行われた手術：人工膝関節全置換術（TKA）

▶この症例での治療ポイント

X線上，両膝関節は内側の関節裂隙の狭小化と骨棘形成を認め(図4 A)，変形性関節症(OA)の所見である．しかし，関節腫脹は著明でMRI上も関節液貯留，滑膜炎増生を認める．10年前からOAがあり，さらにRAが発症したと思われる．CRP 24.2 mg/dL，DAS28-CRP4 7.24と高活動性であり，まずRAのコントロールを急ぐ必要があると考えた．

▶なぜこの薬物を選択したか

生物学的製剤使用がなく，まず抗TNF製剤の中からの選択とした．MTXは内服可能なため，いずれの薬剤でも可能であったが，即効性があり本人が皮下注射を希望したため，エタネルセプトを選択した．

▶具体的な投与スケジュール

まず，MTXを4 mg/週から8 mg/週に増量した後に，エタネルセプト(50 mgを週1回投与)を開始した．エタネルセプトの効果発現は著明であり，投与開始後関節痛は軽減し，

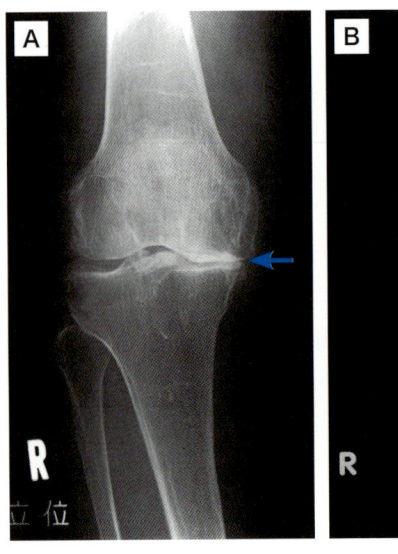

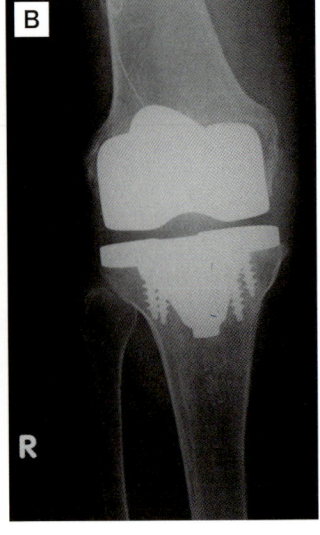

図4 右膝関節X線 前後面像
A) 内側関節裂隙の狭小化，骨棘形成を認める
B) 人工膝関節置換術（TKA）後

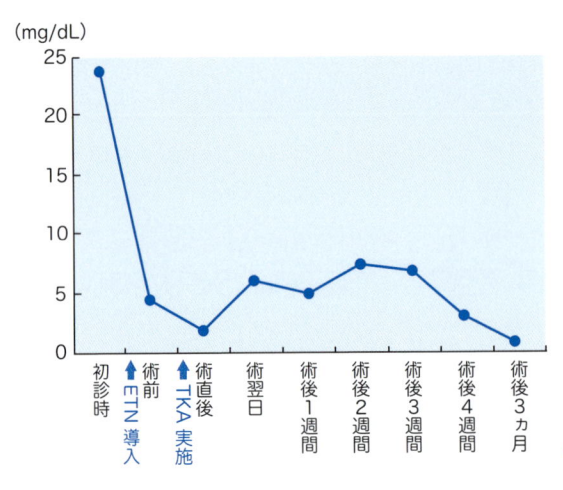

図5 CRPの推移

　車椅子での入院であったが，入院2週でT字杖歩行にて退院となった．その後，通院でエタネルセプト50 mg/週の投与を行っていたが右膝関節痛は残存するため，エタネルセプト開始3ヵ月で右人工膝関節手術を行うこととした．生物学的製剤導入後，有効性や副作用発現の確認のため，当科では3ヵ月期間を開けている．術前後の休止期間は術前2週間，術後2週間で抜糸終了後とした．MTXも手術実施週のみ休薬としたが，現在では周術期のMTX中止は不要であると報告されている．術後，手術部の感染はなく，創の治癒遅延もなく経過良好であった．

▶この症例で注意すべきこと

　術後2週でのCRPは上昇傾向にあり（図5）本人の自覚症状はないものの，RA関節炎の再燃が示唆される．エタネルセプトは血中半減期が短く，休止することにより再燃が懸念される．活動性が高い症例では休止期間の短縮を考える必要がある．

▶患者への説明

　周術期は休薬が必要なこととそれぞれの施設で定めている休薬期間，感染症発生の可能性，創傷治癒遅延などの可能性（できれば施設での実績），および休薬によるRA再燃の可能性について説明する必要がある．

症例2　アダリムマブ投与中に膝関節炎が残存したため関節鏡視下滑膜切除を行った症例

　61歳，女性，（stage Ⅲ, class 2）．25年前発症，5年前当院当院内科に初診．インフリキシマブ，エタネルセプトに対して効果不十分であったため，アダリムマブを開始．しかし，アダリムマブ開始後2ヵ月頃から右膝関節炎が再出現した．術前CRP 0.8 mg/dL，MMP-3 105.4 ng/mL，DAS28-CRP4 4.78であった．膝X線上は関節裂隙の狭小化を認め，膝MRI上は関節液の貯留とGd造影で滑膜増生を認めた（図6～8）．

使用薬剤と行われた手術

術前の内服薬：MTX 6 mg/週，プレドニゾロン3 mg/日であり，アダリムマブ40 mg/2週
行われた手術：右膝関節鏡視下滑膜切除

▶この症例の治療ポイント

　この症例では，インフリキシマブ，エタネルセプトの効果が不十分であり，抗TNF製剤のアダリムマブが投与されている．今回のエタネルセプトからアダリムマブへの変更は，主として患者の経済的な理由からであった．

▶具体的な投与スケジュール

　アダリムマブ40 mg皮下注射を行った2週間後に右膝関節鏡視下滑膜切除術を行った．術後2週間で抜糸後にアダリムマブを再開した．つまり，アダリムマブ投与は1回スキップすることとなる．

　手術による感染や創治癒遅延などはなかったものの，術後も関節液貯留が持続した．アダリムマブの投与を継続するとともに関節液穿刺・ステロイド関節注射を行っていたが軽減せず，人工膝関節置換術の説明を行ったが，患者は再度の滑膜切除を希望したため，1度目の手術から3ヵ月後に再度滑膜切除術を行うこととした．CRPは2度目の術前7.8 mg/dLであったものが，術後1週で1.2 mg/dL，2週で1.7 mg/dLと短期的には低下を認めた（図9）．しかし，右膝関節炎は再度再発し，2度目の手術から2ヵ月後にトシリズマブへの変更となった．

▶この症例で注意すべきこと

　生物学的製剤投与中に単あるいは少関節炎が持続する症例に対しては滑膜切除術を追加す

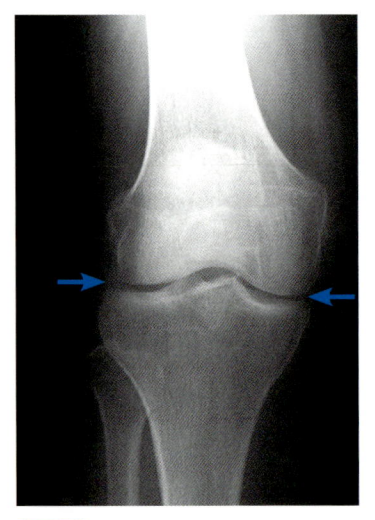

図6 術前の右膝関節X線前後面像
関節裂隙の狭小化を認める

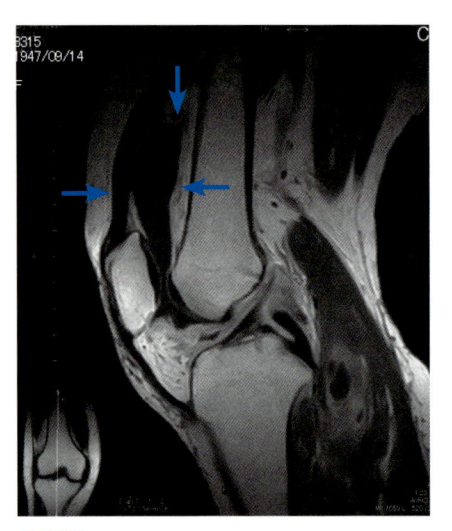

図7 右膝関節MRI T1WI Gd造影像
関節液の貯留，滑膜増生を認める

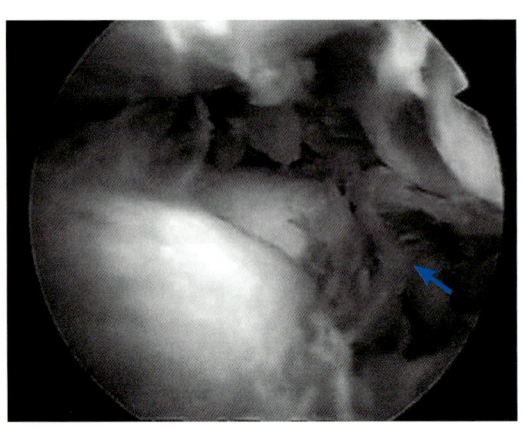

図8 右膝，関節鏡視下所見
絨毛状滑膜の著明な増生を認める〔カラーアトラス参照〕

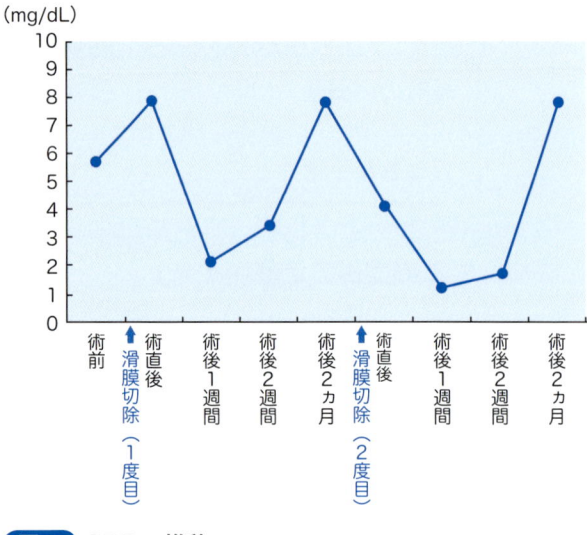

図9 CRPの推移

ることによって，当該関節炎の鎮静化が可能な場合がある．しかし，関節炎が重度であり生物学的製剤の効果が不十分であるところへ滑膜切除を行った場合，その効果は限定される可能性がある．次の生物学的製剤が使用可能なら変更を行うか，関節の破壊を認めるならば人工関節を行うことも考えるべきである．

▶患者への説明

生物学的製剤投与時に滑膜切除術を行うとcombination therapyとして効果を発揮することが期待できる反面，薬物療法の効果が不十分である場合，手術の効果は限定される可能性がある．患者にはそのことを十分に説明する必要がある．

第4章 §6　文献・参考にしたいガイドラインとエビデンス

1) 有限責任中間法人 日本リウマチ学会 リウマチ性疾患治療薬検討委員会：「関節リウマチ（RA）に対するTNF阻害療法施行ガイドライン（改訂版）」http://www.ryumachi-jp.com/info/080201.html, 2008
2) Ledingham J, et al. : Update on the British society for rheumatology guidelines for prescribing TNFα blocker in adults with rheumatoid arthritis (update of previous guideline of April 2001). Rheumatology (Oxford), 44 : 157-162, 2005
3) Saag KG, et al. : American college of rheumatology 2008 recommendation for the use of nonbiologic and biologic disease-modyfing antirheumatic drugs in rheumatoid arthritis : Arthritis Rheum, 59 : 762-784, 2008
4) Bibbo C, et al. : Infection and healing complications after elective orthopaedic foot and ankle surgery during tumor necrosis factor-α inhibition therapy: Foot Ankle Int, 25 : 331-335, 2004
5) Giles JT, et al. : Tumor necrosis factor inhibitor therapy and risk of serious postoperative orthopedic infection in rheumatoid arthritis. Arthritis Rheum, 55 : 333-337, 2006
6) den Broeder AA, et al. : Risk factor for surgecal site infection and other complications in elective surgery attention for anti-tumor necrosis factor : large retrospective study. J Rheumatol, 34 : 689-695, 2007
7) Hirano M, et al. : Laboratory and febrile features after joint surgery in patients with rheumatoid arthritis treated with tocilizumab. Ann Rheum Dis, 68 : 654-657, 2009

memo

資料

資料1 SteinblockerのClass分類

Class 1	身体機能は完全で不自由なしに日常動作を行える
Class 2	運動制限はあっても普通の活動なら何とかできる（仕事はできるが趣味ができなくなる）
Class 3	仕事や身の回りのことがごくわずかにできるか，ほとんどできない（仕事もできない）
Class 4	寝たきりor車椅子に座ったきりで，身の回りのこともほとんどor全くできない（日常動作もできない）

資料2 SteinblockerのStage分類

Stage Ⅰ（初期）	・X線上に骨破壊像はない．X線学的骨粗鬆症はあってもよい
Stage Ⅱ（中等期）	・X線学的に軽度の軟骨下骨の破壊を伴う，あるいは伴わない骨粗鬆症がある（軽度の軟骨破壊はあってもよい） ・関節運動は制限されていてもよいが，関節変形はない ・関節周辺の筋萎縮がある ・結節および腱鞘炎のような関節外軟部組織の病変はあってもよい
Stage Ⅲ（高度進行期）	・骨粗鬆症に加えX線学的に軟骨および骨の破壊がある ・亜脱臼，尺足変形，あるいは過伸展のような関節変形がある ・線維性または骨性強直を伴わない ・結節および腱鞘炎のような関節外軟部組織の病変はあってもよい
Stage Ⅳ（末期）	・線維性あるいは骨性強直がある ・それ以外はStage Ⅲの基準を満たす

資料3 mHAQ（modified health assessment questionnaire）

MHAQは質問項目数が少なく，患者自身が身体機能を自己査定する方式の実用的なQOLの評価方法

各項目の日常動作について，この1週間のあなたの状態を平均して右の4つから1つを選んでレ印をつけてください．	何の困難もない（0点）	いくらか困難である（1点）	かなり困難である（2点）	できない（3点）
[1] 衣類着脱，及び身支度 A．靴ひもを結び，ボタンかけも含め自分で身支度できますか	☐	☐	☐	☐
[2] 起床 B．就寝，起床の動作ができますか	☐	☐	☐	☐
[3] 食事 C．いっぱいに水が入っている茶碗やコップを口元まで運べますか	☐	☐	☐	☐
[4] 歩行 D．戸外で平坦な地面を歩けますか	☐	☐	☐	☐
[5] 衛生 E．身体全体を洗い，タオルで拭くことができますか	☐	☐	☐	☐
[6] 伸展 F．腰を曲げ床にある衣類を拾い上げられますか	☐	☐	☐	☐
[7] 握力 G．蛇口の開閉ができますか	☐	☐	☐	☐
[8] 活動 H．車の乗り降りができますか	☐	☐	☐	☐

[1]～[8]の各カテゴリーの中の最高点をその点数とし，最高点総和／回答したカテゴリー数を求める
例）1～8項目で回答を得られ，合計12点：MHAQ＝12/8＝1.5　昨年が2.0だった場合　2.0－1.5＝0.5で有意な改善

資料4　DAS28

EULARが推奨する評価法で疾患活動性の絶対値が算出できる．手指で評価する関節は，左右MCP，PIP，およびIP関節である．
武田薬品工業やエーザイからDAS計算機が配布されている．計算式・CalculatorはDASホームページからダウンロードも可能：http://www.das-score.nl/

DAS28で用いる28関節

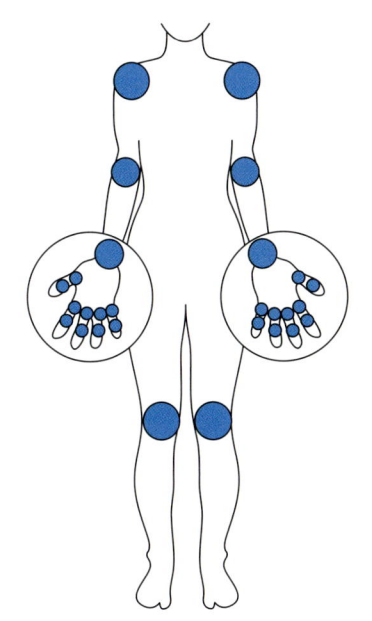

DAS28の計算

（ESRを用いる場合）
$$DAS28 = 0.56 \times \sqrt{T28} + 0.28 \times \sqrt{S28} + 0.70 \times \ln(ESR) + 0.014 \times GH$$

（CRPを用いる場合）
$$DAS28 = 0.56 \times \sqrt{T28} + 0.28 \times \sqrt{S28} + 0.36 \times \ln(CRP+1) + 0.014 \times GH + 0.96$$

- 圧痛関節数（T28）
- 腫脹関節痛（S28）
- 赤沈値（ESR，mm／時）lnは自然対数
- 全般的健康状態（GH，0～100mmのVAS）
  （ACRコアセットの疾患活動性の全般的評価と同一とみなしてよい）

DAS28を用いたEULAR改善基準

現在のDAS28	DAS28改善*		
	改善＞1.2	0.6＜改善≦1.2	0.6≦改善
＜3.2 低疾患活動性	反応良好		
3.2～5.1 中等度疾患活動性	中等度反応		
＞5.1 高度疾患活動性			反応なし

＊治療前のDAS28−現在のDAS28

資料5　RA寛解基準

		寛解	低疾患活動性	中程度疾患活動性	高度疾患活動性
従来の汎用基準	DAS（44）	＜1.6	＞5.1	2.4—3.4	＞3.7
	DAS 28	＜2.6	＜3.2	3.2—5.1	＞5.1
推奨される新基準	SDAI＝腫脹関節数（28）＋圧痛関節数（28）＋患者による疾患活動性全般評価（VAS 0～10cm）＋医師による疾患活動性全般評価（VAS 0～10cm）＋CRP（mg/dL）				
		＜3.3	＜11	11—26	＞26
	Boolean：腫脹関節数（28），圧痛関節数（28），患者による疾患活動性全般評価（VAS 0～10cm），医師による疾患活動性全般評価（VAS 0～10cm），CRP（mg/dL）				
		すべて1以下			
実地臨床では推奨とされるCRPを除いた基準	CDAI＝腫脹関節数（28）＋圧痛関節数（28）＋患者による疾患活動性全般評価（VAS 0～10cm）＋医師による疾患活動性全般評価（VAS 0～10cm）				
		＜2.8	＜10	10—22	＞22
	Boolean：腫脹関節数（28），圧痛関節数（28），患者による疾患活動性全般評価（VAS 0～10cm），医師による疾患活動性全般評価（VAS 0～10cm）				
		すべて1以下			

（日本リウマチ財団ニュースno. 104, p6, 表1, 2011より引用）

資料

資料6 mTSS（modified Sharp/van der Heijdeスコア）

総スコアは0～448（骨びらんスコア＋関節裂隙狭小化スコア）

骨びらんスコア（手0～160, 足0～120）

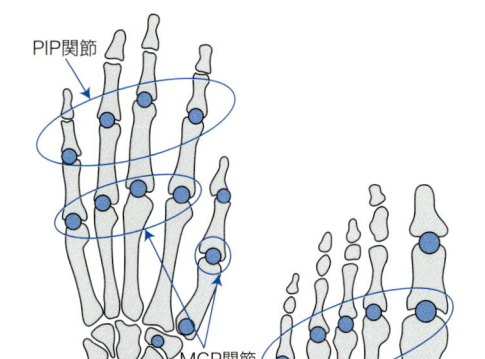

上図の関節（手16関節, 足6関節）を両側で評価．
関節部位の表面積におけるびらんの範囲から判定
- 手の関節は0～5の6段階
  （0＝びらんなし, 5＝表面積の50％以上）
- 足の関節は0～10の11段階
  （0＝びらんなし, 10＝表面積の50％以上）

関節裂隙狭小化スコア（手0～120, 足0～48）

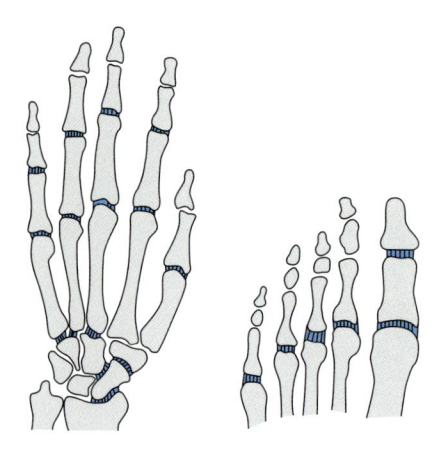

上図の関節（手15関節, 足6関節）を両側で評価．
関節腔の消失および脱臼の程度から0～4〔0＝異常なし, 1＝局所的または疑い, 2＝全般的（関節腔の50％以内の消失）, 3＝全般的（関節腔の50％以上の消失）もしくは亜脱臼, 4＝関節の強直もしくは完全脱臼〕の5段階で判定

資料7 日本で市販されているRAに対する生物学的製剤

一般名	インフリキシマブ	エタネルセプト	アダリムマブ	トシリズマブ	アバタセプト
商品名	レミケード	エンブレル	ヒュミラ	アクテムラ	オレンシア
構造	キメラ型 抗TNF-α抗体	TNF受容体-IgG1融合タンパク	完全ヒト型 抗TNF-α抗体	ヒト化抗IL-6受容体抗体	ヒト化CTLA-4 IgG1Fc融合タンパク
標的	TNF-α	TNF-α, LT-α	TNF-α	膜型・可溶性IL-6受容体	CD80/CD86
半減期	8～10日	3～5日	14日	7～9日	約10日
投与法	点滴静注	皮下注	皮下注	点滴静注	点滴静注
使用量	3～10 mg/kg	10～25 mg	40 mg（～80mg）	8 mg/kg	10 mg/kg（体重別固定）
使用間隔	0, 2, 6週, 以後4～8週ごと	週2回	2週ごと	4週ごと	0, 2, 4週, 以後4週ごと
MTX併用	必須	推奨	推奨	単独	単独
市販	2003年7月	2005年3月	2008年6月	2008年4月	2010年9月

索引 INDEX

欧　文

▶ A・B ◀

AAA（anti-adalimumab antibody） ……………………………… 147
ADAPT …………………………… 50
ADCC（antibody-dependent cellular cytotoxicity） ……… 100
APC ……………………………… 179
APC試験 ………………………… 49
APPROVe試験 …………………… 49
ASPIRE試験 ……………………… 97
ATTRACT試験 …………………… 96

BeSt試験 ………………………… 98
Bevans型 ………………………… 26
BSRBR …………………………… 131
Bywaters型 …………………… 25, 26
B型肝炎ウイルス（HBV） ……… 127
B型肝炎ウイルスキャリア ……… 127
B細胞 …………………………… 180

▶ C・D ◀

CD80/86 ………………………… 180
CDC（complement-dependent cytotoxicity） ……………… 100
CHANGE試験 …………………… 147
CLASS試験 ……………………… 47
COMET …………………………… 126
CONDOR試験 …………………… 55
COX（cyclooxygenase） ………… 34
COX-1 …………………………… 38
COX-2 …………………………… 38
COX-2阻害薬 ………………… 34, 52

CTLA-4 ………………………… 180
CTLA-4の細胞外ドメインとヒトIgG1のFcドメインからなる可溶性融合タンパク ……… 179

DAS28（disease activity score） …………………… 126, 201
DMARDs ………………………… 62
drug-free remission …………… 105

▶ G～L ◀

gp130 …………………………… 164

H_2受容体拮抗薬 ……………… 47
HACA …………………………… 99
HAQ寛解 ………………………… 105

IL-6 ………………………… 161, 165
infusion reaction …… 111, 156, 171

JBASIC ………………………… 128
JESMR試験 ………… 119, 124, 128

LORHENレジストリー ………… 120

▶ M・N ◀

mHAQ（modified health assessment questionnaire） ……… 200
MHC …………………………… 179
MMP-3 ………………………… 115
mTSS（modified Sharp/van der Heijdeスコア） ……………… 202
MTX …………………… 51, 68, 71, 86
MTX適応不能症例 ……… 173, 182
MTX不応例 …… 113, 152, 185, 186
MTX併用例 …………… 154, 176

NSAIDs（nonsteroidal anti-inflammatory drugs） …………… 34
NSAIDs潰瘍 …………………… 46
NSAIDs起因性小腸病変 ……… 48
NYHA（New York heart association）心機能分類 ………… 104

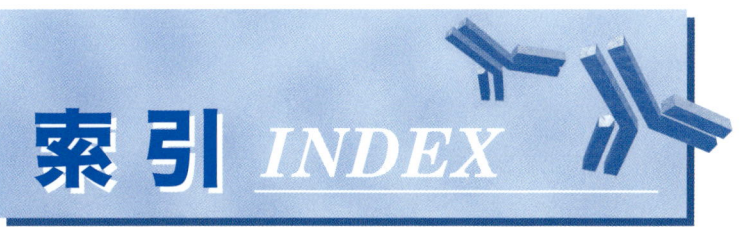

▶ P～R ◀

PG（prostaglandin） …………… 34
PGE_2 …………………………… 41

RA（rheumatoid arthritis） 34, 118
RA lung ………………………… 29
RANKL（receptor activator of NF-κB ligand） ………… 41, 180

▶ S～V ◀

SteinblockerのClass分類 ……… 200
SteinblockerのStage分類 ……… 200

TBC（Tsurumai biologics communication） ………………… 144
TEMPO ………………… 119, 127
TNF（tumor necrosis factor） … 123
TNF-αの解離 ………………… 100
TNF阻害薬 ……………………… 92
TNF阻害療法施行ガイドライン
　………………… 101, 126, 131
T細胞選択的共刺激調整薬 …… 179

VIGOR試験 ……………………… 49

和　文

▶ あ行 ◀

悪性関節リウマチ …………… 18, 25
悪性腫瘍 ……………………… 104
アクテムラ® …………………… 161
アザルフィジン®EN ………… 68, 69
アスピリン喘息 ……………… 50, 52
アセトアミノフェン …………… 48
アダリムマブ ………………… 138

アダリムマブのベストユース……144
アバタセプト……179
アラキドン酸……37
アラバ®……69, 72
アルツハイマー病の予防試験……49
アンチセンス……41

胃潰瘍……22, 55
易感染性……22
一次無効……149
胃腸障害……44, 46, 54
インドメタシン……44
インフリキシマブ……92

うっ血性心不全……127

エタネルセプト……118
エタネルセプト全例調査……119, 126, 130
エトドラク……39, 55
エトリコキシブ……39
エモルファゾン……52
エンハンサー……16
エンブレル®……118

オメプラゾール……55
オレンシア®……179

▶ か行 ◀

過酸化反応……37
画像的寛解……105
活動性結核……127
合併症……193
滑膜切除……197
滑膜組織……41
過敏症……183
カプセル内視鏡……48
可溶型TNF-α……100
可溶性TNF受容体……118
肝炎・肝障害合併リウマチ……29
寛解基準……201

間質性肺炎……19, 27, 133, 134, 183
肝障害……29, 45, 48
関節破壊……96, 102, 115, 126
関節破壊の抑制……96
関節リウマチ……34, 118
感染症……109, 151, 171, 183
完全ヒト型抗TNFモノクローナル抗体……138
キメラ型抗TNF-αモノクローナル抗体……93, 95
共刺激シグナル……179
挙児希望……53, 135
金チオリンゴ酸ナトリウム……63, 66, 68, 70, 77

外科手術……112
外科的手術……192
結核……109, 131
結核の既感染……114
血管炎（全身性）……19
血小板減少……151, 171
血中半減期……13, 35
ケトプロフェン……44
減量……12

抗TNF製剤不応例……174, 187
抗アダリムマブ抗体……147
抗炎症作用……12, 15
抗結核薬……131
抗原提示細胞……179
抗サイトカイン療法……92
抗体依存性細胞傷害……100
抗体依存性細胞媒介型細胞傷害……123
高齢者……22, 133
骨折……50
骨粗鬆症対策……23
骨破壊……96
骨破壊の抑制……96
コルチゾール……13
コントロール不良な疾患活動性の高い関節リウマチ……114

コントロール不良の目安……102

▶ さ行 ◀

細菌性肺炎……110
サイトカイン産生抑制作用……15
サイドポケット……40
サラゾスルファピリジン……54, 68, 69
シオゾール®……68, 70
シクロオキシゲナーゼ……34
ジクロフェナク……44
自己注射……122, 142
自己注射指導……141
術後感染症……192
授乳婦……129
消化管障害……43
上部消化管潰瘍発生率……55
心血管障害……43, 45
腎障害……45, 48, 56
人工膝関節全置換術……195

スイッチ例……133
水痘・帯状疱疹ヘルペス……110
ステロイド……12, 34
ステロイドカバー……24
ステロイド受容体……16
ステロイドパルス……20
ステロイド離脱症候群……23
スリンダク……45, 56, 57
スルホンアミド側鎖……40

整形外科的手術……190
生物学的製剤……92, 202
セレコキシブ……39, 52, 55
全身性動脈炎型……26

臓器病変を伴う重症の関節リウマチ……18
相互作用……51
創傷治癒遅延……192
ソル・メドロール®……20

▶ た行 ◀

胎児動脈管の早期閉鎖	51
胎盤	21
胎盤，乳汁への移行	112
多関節に活動を有するJIA	118
タクロリムス水和物	65, 67, 69, 72, 79, 182
脱髄疾患	104, 127
多発関節炎	27
チアラミド	52
注射時疼痛	140
注射部位反応	150
中等度以上の疾患活動性	102
中和	100
中和抗体	99, 147
デキサメタゾン	41, 54
デポ・メドロール®	20
転写促進	16
転写抑制	16
点滴静注	96
点滴静脈注射	107
糖尿病	22
動脈硬化	23
投与時反応	111
投与量の増量	107
トシリズマブ	161
トラフ値	169

▶ な行 ◀

二次無効	150
ニューモシスティス肺炎	110
妊娠	19, 51, 135, 136
妊婦	21, 129

▶ は行 ◀

敗血症	127
肺線維症を合併した例	27
破骨細胞形成因子	41
白血球減少	151, 171
バルデコキシブ	39
パレコキシブ	39
半減期	21
非ステロイド性抗炎症薬	34
ヒト化抗ヒトインターロイキン6受容体モノクローナル抗体	161
ヒドロコルチゾン	13
皮膚アレルギー	150
皮膚症状	23
ヒュミラ®	138
病診連携	139
ピロキシカム	44, 57
貧血	50
ファルネゾン®	20
副腎不全	23
ブシラミン	68, 70, 73
ブレディニン®	69, 71
プレドニン®	19
プレフィルドシリンジ	140
プログラフ®	65, 67, 69, 72, 79
プロスタグランジン	34
プロスタノイド受容体	37
プロドラッグ	35, 43
プロトンポンプ阻害薬	47, 55
プロモーター／エンハンサー	16
ベタメタゾン	54
ヘリコバクター・ピロリ感染	46
補体依存性細胞傷害	100, 123

▶ ま行 ◀

膜結合型TNF-α	100
マクロファージ	180
末梢性動脈炎型	26
ミソプロストール	47, 48, 56
ミゾリビン	69, 71
無菌性髄膜炎	50
メチルプレドニゾロン	20
メトトレキサート	51, 68, 71, 86
メロキシカム	39, 55
免疫抑制効果	15

▶ や行 ◀

| 薬疹 | 150, 159 |
| 予防投与 | 110 |

▶ ら行 ◀

ラベプラゾール	56
ランソプラゾール	56
リウマチ肺	29
リウマトレックス®	68, 71
リマチル®	68, 70, 73
リメタゾン®	20
両親媒性	16
臨床的寛解	105
臨床的寛解率	124
ルミラコキシブ	39
レバミピド	48, 56
レフルノミド	69, 72
レミケード®	93
ロキソプロフェン	44, 57
ロフェコキシブ	39

● 編者紹介

松原　司（まつばら　つかさ）

松原メイフラワー病院 院長

［学歴］
- 1979年　神戸大学医学部卒業，学士（医学）取得
- 1984年　神戸大学大学院医学研究科（外科学系整形外科専攻）修了，医学博士取得

［職歴］
- 1984年　兵庫県のじぎく療育センター 整形外科医員
- 1985年　テキサス大学医学部（ダラス）リウマチ科研究教官
- 1986年　神戸大学整形外科講座 助手
- 1991年　同上　講師
- 1994年　松原クリニック 院長
- 1999年　同上　退職（現在，理事長）
- 1999年　松原メイフラワー病院 院長（現在に至る）

［資格］
日本リウマチ財団登録医，日本整形外科学会専門医，日本リウマチ学会専門医，日本リウマチ学会指導医

［学会活動］
日本リウマチ学会評議員・理事，日本臨床リウマチ学会評議員・理事，日本リウマチ財団評議員，日本リウマチ関節外科学会評議員，日本炎症・再生医学会評議，日本骨代謝学会評議員，日本整形外科学会会員，中部日本整形外科災害外科学会会員，アメリカリウマチ学会会員

よくわかるリウマチ治療薬の選び方・使い方
症例でわかる抗リウマチ薬・生物学的製剤の使い分け

2011年4月15日　第1刷発行	編　集	松原　司
2014年6月10日　第2刷発行	発行人	一戸裕子
	発行所	株式会社　羊　土　社
		〒101-0052
		東京都千代田区神田小川町2-5-1
		TEL　03（5282）1211
		FAX　03（5282）1212
		E-mail　eigyo@yodosha.co.jp
		URL　http://www.yodosha.co.jp/
	装　幀	竹田壮一朗
ISBN978-4-7581-1703-6	印刷所	株式会社　平河工業社

本書の複写にかかる複製，上映，譲渡，公衆送信（送信可能化を含む）の各権利は（株）羊土社が管理の委託を受けています．
本書を無断で複製する行為（コピー，スキャン，デジタルデータ化など）は，著作権法上での限られた例外（「私的使用のための複製」など）を除き禁じられています．研究活動，診療を含み業務上使用する目的で上記の行為を行うことは大学，病院，企業などにおける内部的な利用であっても，私的使用には該当せず，違法です．また私的使用のためであっても，代行業者等の第三者に依頼して上記の行為を行うことは違法となります．

JCOPY　＜（社）出版者著作権管理機構　委託出版物＞
本書の無断複写は著作権法上での例外を除き禁じられています．複写される場合は，そのつど事前に，（社）出版者著作権管理機構（TEL 03-3513-6969，FAX 03-3513-6979，e-mail：info@jcopy.or.jp）の許諾を得てください．

memo

リウマチ診療に役立つ書籍

すぐに使える
リウマチ・膠原病診療マニュアル

目で見てわかる，関節痛・不明熱の鑑別，治療，専門科へのコンサルト

岸本暢将／編

リウマチを専門としていない医師にオススメ！リウマチ性疾患の"一発診断"に役立つ情報が充実，写真やイラストも豊富で，外来・病棟・救急などのさまざまな場面でよく出合う症状へのアプローチがわかる実践書！

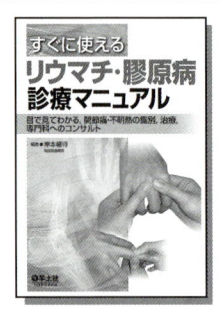

■ 定価（本体 5,000円＋税）
■ B5判　■ 277頁　■ ISBN 978-4-7581-0662-7

リウマチ診療のための
関節エコー評価ガイドライン
滑膜病変アトラス

日本リウマチ学会
関節リウマチ超音波標準化小委員会／編

日本リウマチ学会による，異常所見の解釈・評価の標準化を目指したガイドライン．重症度を「正常，軽度，中等度，高度の異常」に分類．観察が推奨される部位ごとに，すべての重症度の画像を収録し，解説しています．

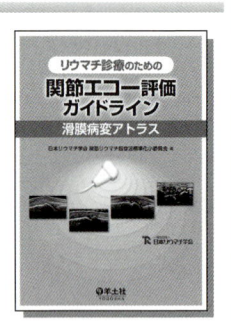

■ 定価（本体 5,500円＋税）
■ A4判　■ 184頁　■ ISBN 978-4-7581-1751-7

関節リウマチ治療における
メトトレキサート（MTX）診療ガイドライン
2011年版

日本リウマチ学会MTX診療
ガイドライン策定小委員会／編

関節リウマチ治療のスタンダード薬であるMTXを有効活用するための学会ガイドライン．
国内外のエビデンスに基づき，投与の基準や副作用対策など日常診療での適切な使用法を解説しています．

■ 定価（本体 1,800円＋税）
■ B5判　■ 63頁　■ ISBN 978-4-7581-1708-1

リウマチ診療のための
関節エコー撮像法ガイドライン

日本リウマチ学会
関節リウマチ超音波標準化委員会／編

日本リウマチ学会から待望のガイドラインが登場！
撮像部位ごとに正常像，病的画像とそのシェーマをセットで掲載しており，画像の比較から読影のポイントがよくわかります．

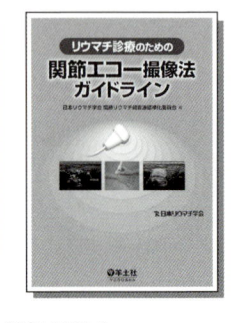

■ 定価（本体 3,800円＋税）
■ A4判　■ 84頁　■ ISBN 978-4-7581-1707-4

発行　羊土社 YODOSHA

〒101-0052　東京都千代田区神田小川町2-5-1　TEL 03(5282)1211　FAX 03(5282)1212
E-mail：eigyo@yodosha.co.jp
URL：http://www.yodosha.co.jp/

ご注文は最寄りの書店，または小社営業部まで